攻克肿瘤难点

服务健康中国

二〇一八年九月

吴孟超

肝癌门静脉癌栓治疗

Diagnosis and Treatment of Hepatocellular Carcinoma with Portal Vein Tumor Thrombosis

主　　编　程树群　吴孟超

编　　者　（以姓氏汉语拼音为序）

蔡权宇　柴宗涛　程　凯　程树群　程玉强
葛乃建　郭　磊　郭卫星　蒋亚波　李小龙
刘　华　刘淑鹏　刘子鑫　石　洁　孙居仙
唐裕福　王　康　卫旭彪　吴孟超　禹鸿鸣
张存圳　张　龙　张修平　钟承千　周　彬

学术秘书　王　康

编者单位　海军军医大学东方肝胆外科医院

人民卫生出版社

图书在版编目（CIP）数据

肝癌门静脉癌栓治疗 / 程树群，吴孟超主编. —北京：人民卫生出版社，2018

ISBN 978-7-117-27529-3

Ⅰ．①肝… Ⅱ．①程… ②吴… Ⅲ．①肝脏肿瘤—诊疗 Ⅳ．①R735.7

中国版本图书馆 CIP 数据核字（2018）第 221718 号

| 人卫智网 | www.ipmph.com | 医学教育、学术、考试、健康，购书智慧智能综合服务平台 |
| 人卫官网 | www.pmph.com | 人卫官方资讯发布平台 |

肝癌门静脉癌栓治疗

主　　编：程树群　吴孟超
出版发行：人民卫生出版社（中继线 010-59780011）
地　　址：北京市朝阳区潘家园南里 19 号
邮　　编：100021
E - mail：pmph @ pmph.com
购书热线：010-59787592　010-59787584　010-65264830
印　　刷：北京画中画印刷有限公司
经　　销：新华书店
开　　本：787×1092　1/16　印张：16
字　　数：389 千字
版　　次：2018 年 11 月第 1 版　2018 年 11 月第 1 版第 1 次印刷
标准书号：ISBN 978-7-117-27529-3
定　　价：195.00 元

打击盗版举报电话：010-59787491　E-mail：WQ @ pmph.com
（凡属印装质量问题请与本社市场营销中心联系退换）

主编简介

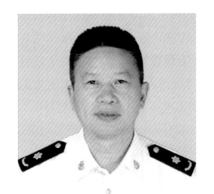

程树群　教授

主任医师，教授，博士生导师，教育部长江学者特聘教授，国家杰出青年基金、国务院特殊津贴获得者，国家百千万人才工程有突出贡献中青年专家，全军创新人才工程拔尖人才，上海市医学领军人才。1996年获复旦大学医学院外科学博士学位，1998年上海东方肝胆外科医院外科博士后出站。现任海军军医大学附属东方肝胆外科医院肝外六科、肝外七科（安亭）主任、海军军医大学门静脉癌栓专病诊治中心负责人。中国医师协会肝癌专业委员会副主委兼总干事、青年专委会和门静脉癌栓多学科专委会主任委员，中国医师协会第四届理事会理事，中国研究型医院学会数字医学临床外科专委会副主委、中国医师协会临床精准医疗专委会常委、中国图学会分子影像专业委员会副主委、全军转化医学委员会常委、中华外科学会肝脏外科学组青年委员、国际肝癌协会（ILCA）会员、欧洲肝病协会（EASL）会员、国际转化医学协会（ISTM）会员等。

程树群教授长期从事肝肿瘤外科及肝癌转移临床与基础转化医学研究，每年主刀肝癌切除400余例，已积累7000余例肝切除临床经验，尤其对肝癌合并门静脉癌栓诊治具有独特技术和经验。对复杂及疑难的巨大肝癌、合并门静脉主干/下腔静脉癌栓肝癌、尾状叶肝癌、肝门区肝癌切除术成功率居国内前列。在临床上提出的肝癌门静脉癌栓分型被国际外科界称为"程氏分法"，有助于指导肝癌门静脉癌栓的科学规范治疗；首创门静脉癌栓术前降期切除并3D数字成像指导手术治疗明显提高了门静脉癌栓病人的生存时间；提出的肝癌病人早期应用抗病毒药物治疗可降低肝癌术后复发、提高总生存率被国内外权威共识和规范采用；对中晚期肝癌如肺、骨及腹腔转移病人实施以视黄酸（维甲酸）为代表的创新个性化治疗，病人生存期明显延长；首次建立的能模拟人门静脉癌栓发生的两株细胞系（CSQT-1、CSQT-2）为门静脉癌栓基础研究提供了工具和动物模型，并在门静脉癌栓发生机制方面发现了多个分子靶标和重要信号通路。已在 *J Clin Oncol*、*Gastroenterology*、*Hepatology*、*J Hepatology*、*Cancer cell*、*Nat Com* 和 *Clin Cancer Res* 等发表论文 100 多篇。主编《肝癌门静脉癌栓治疗》（第 1 版，第二军医大学出版社），参编专著 10 部。授权发明专利 10 项。以第一责任人承担国家杰出青年基金、国家科技部"十二五"肝炎肝癌重大专项、"973"项目子课题、国家自然基金重点项目等 10 多项，经费共计 1000 多万元。作为核心成员获 2012 年首届国家科技进步创新团队奖。以第一完成人获上海市科技进步奖一等奖、二等奖各 1 项，上海市医学科技奖二等奖 1 项。入选"国家杰出青年基金"、"军队创新人才工程拔尖人才"、"上海市新百人计划"、"上海市优秀学科带头人"、"上海市曙光学者"、"上海市科技启明星"、"上海市医苑新星"等人才项目。获吴孟超医学青年基金奖、全军育才奖银奖。2015 年 9 月作为负责人在国内外推出《肝癌合并门静脉癌栓多学科诊治——东方肝胆外科医院专家共识》。2016年牵头制定并在国内、国际推出《肝癌合并门静脉癌栓多学科诊治——中国专家共识》。

主编简介

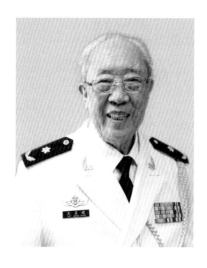

吴孟超　院士

1922年生，国际著名肝胆外科专家，中国科学院院士，一级教授，博士生导师，临床医学博士后流动站导师。2005年度国家最高科学技术奖获得者。1949年毕业于上海同济大学医学院。现任海军军医大学东方肝胆外科医院院长暨东方肝胆外科研究所所长，兼任中德医学协会副理事长、全国医学专业学位教育指导委员会副主任、解放军医学科学技术委员会副主任、解放军总后勤部专家组副组长、中日消化道外科学会顾问、《黄家驷外科学》(第6版)副主编、第7版主编、第8版主编(在编)以及《第二军医大学学报》等20多种医学专业刊物的主编、副主编、编委或顾问等。

我国肝脏外科的开拓者和主要创始人之一。从医50余年来，先后获各类医学专业奖项24项，发表论文220余篇，SCI引文374篇次，中文引文354篇次。培养博士后研究员18名、博士研究生70名、硕士研究生105名。出版医学专著18部。1996年1月被中央军委授予"模范医学专家"荣誉称号。还先后获得何梁何利医学基金奖、全国百名优秀医生奖、全国"侨界十杰"荣誉称号、全军科技重大贡献奖等荣誉。荣立个人一等功一次，二等功二次，获国务院颁发的科学技术突出贡献证书并终身享受特殊津贴。

序 一

原发性肝癌（简称肝癌）仍然是我国需要认真对待的癌症，而门静脉癌栓则是肝癌治疗上的一个瓶颈。门静脉癌栓体现了肝癌侵袭转移的特性，是值得认真研究的核心问题。当前人们对癌症已有进一步认识，笔者管见，癌症是内外环境失衡导致的机体内乱，以部分细胞遗传特性明显改变为特征，是多基因参与、多阶段形成的全身性、慢性和动态变化的疾病。既然是"内乱"（因为癌细胞是正常细胞变来的），不同于"外敌"入侵，为此需要用"改造"战略（改造残癌，改造微环境）补充"消灭"战略的不足；既然是全身性疾病，就需要关注全身性干预（改造机体，提高抗病能力）；既然是慢性疾病，就需要打持久战，重视"一榔头"后的后继防治措施，尤其是那些所谓"小打小闹"的办法（包括适度运动等生活方式）。

2009年程树群教授和吴老共同编写了《肝癌门静脉癌栓治疗》一书，我在序中曾推荐此书"是一本既有学术价值又有临床意义的肝癌研究参考书"。今天，我们喜看程树群教授的团队持之以恒，艰苦耕耘：成立了门静脉癌栓多学科（MDT）专病诊治中心，提出了新理念，提供了特殊的诊治通道；提出了新方法，如门静脉癌栓术前3D成像指导手术、术前放疗癌栓降期联合手术切除、不能手术病人采用放疗联合TACE、改良系统化疗等，使"不治"变为"部分可治"；在《肝癌合并门静脉癌栓多学科诊治——东方肝胆外科医院专家共识》的基础上，2016年又牵头推出了《肝细胞癌合并门静脉癌栓多学科诊治——中国专家共识》；发表了有影响的论文，在该领域已形成一定的特色。

老子说，"千里之行，始于足下"，九年过去，树已成荫。我祝贺《肝癌门静脉癌栓治疗》再版，相信此书将进一步推动我国肝癌门静脉癌栓研究的深入，为病人带来更多的好处。

复旦大学肝癌研究所所长

中国工程院院士

汤钊猷

2018年5月

序　二

　　原发性肝癌（以下简称肝癌）是全世界的高发肿瘤之一。近年来，由于外科技术的进步和影像技术的发展，肝癌的总体疗效有了一定的提高，但不少病人就诊时由于合并门静脉癌栓，手术切除率低，术后复发率高，总体疗效仍很不满意。肝癌生长到一定程度很容易侵犯门静脉而形成门静脉癌栓，癌栓是影响肝癌预后的一个主要因素。

　　门静脉癌栓是肝癌发生、发展、转移的一种特有现象。过去由于受到影像技术的限制，对其研究较少。在治疗方面也认为是肝癌的晚期表现，都持消极无奈态度。近年来随着医学的进步，尤其是影像技术和外科技术的发展，门静脉癌栓的诊治水平得到了很大的提高，对其发生机制和生物学特性也有了更深一步的认识。

　　门静脉癌栓是国际公认的肝癌治疗难题，有趣的是，国际国内专门研究癌栓的组织或团队很少。在吴老的指导下，程树群教授和他的团队 10 多年来一直从事肝癌门静脉癌栓的临床和基础研究，将门静脉癌栓作为唯一目标团队攻关，实属不易。我自受邀担任东方肝胆外科研究所名誉所长以来，也一直关注、支持他们的研究方向和进展，并给以他们积极的指导、帮助和向国际同行推荐。令人欣喜的是，近年来他们在门静脉癌栓研究方面确实做出了一些成绩，如他们很早在国际上提出了癌栓的分型标准，在国内首先成立门静脉癌栓多学科（MDT）诊治中心，开设了包括外科、微创介入科、放疗科及放射科等多个学科的联合门诊。他们提出的门静脉癌栓术前 3D 成像技术指导手术切除、术前放疗降期手术切除以及放疗联合 TACE、改良系统化疗等新技术新方法，多篇文章发表在国际知名杂志上，受到了国际同行的重视。他们首先在国际、国内推出了《肝癌合并门静脉癌栓多学科诊治——东方肝胆外科医院专家共识》，在此基础上，又联合广州中山大学肿瘤防治中心与北京医科院肿瘤医院，邀请 7 位院士和 80 多位国内顶尖肝癌专家共同推出了《肝细胞癌合并门静脉癌栓多学科诊治——中国专家共识》，并于 2016 年同时在国内《中华医学杂志》等主流杂志和国际知名杂志 Oncotarget 发表。这些工作不仅有利于指导肝癌门静脉癌栓规范诊治的应用和推广，造福更多肝癌病人，同时在国际学术界也具有一定影响力。

　　程树群教授和吴老在第 1 版《肝癌门静脉癌栓治疗》基础上，再次编著《肝癌门静脉癌栓治疗》第 2 版，不仅是对他们近年来取得的成果进行总结，同时是对近年来国内外门静脉癌栓研究进展进行总结，值得庆贺。我乐意推荐该书再版，并乐意推荐从事肝癌以及其他恶性肿瘤研究的同事们参考和查阅，希望对攻克门静脉癌栓治疗方面有所帮助。

香港中文大学
中国科学院院士

刘允怡

2018 年 4 月

前　言

众所周知，原发性肝癌（以下简称肝癌）是最常见的恶性肿瘤之一，据 2014 年 WHO 世界癌症报告，全球每年新发肝癌病例 78 万人，中国占一半以上（50.5%）。肝癌是我国第二位的肿瘤死亡原因，我国每年约有 11 万人死于肝癌，严重危害我国人民的健康。而门静脉癌栓又是肝癌中晚期的一个主要特征，发生率 44.0%～62.2%。即使是早期肝癌，门静脉癌栓发生率也高。门静脉癌栓也是导致肝癌转移复发的罪魁祸首，因此门静脉癌栓是影响肝癌预后的主要因素。

2009 年我们编写了《肝癌门静脉癌栓治疗》，系统回顾和总结了当时国内外对门静脉癌栓临床和基础研究的成果，重点介绍了海军军医大学东方肝胆外科医院门静脉癌栓研究团队在门静脉癌栓诊断和治疗方面的经验和体会。这本书出版后得到很好的反响，很多病人买了书来求诊，并从中知晓该病的特征和处理的知识；很多临床医生反映这本书对临床实践有帮助，可以更全面、更个性化地治疗每一个病人；很多研究生反映这本书带给了他们肝癌研究的灵感，从临床观察中找到课题的方向。这些都对我们是极大的鼓舞和支持。我们深知门静脉癌栓是肝癌临床诊治和研究的主要难点，病人的数量和需求特别大，因此，如何找到门静脉癌栓有效治疗新技术和新方法并延长这些病人的生命，我们深感责任重大。

近 10 年来，门静脉癌栓诊治已越来越受到国际和国内临床医生的重视，在肝癌领域已成为研究热点。过去国际上对门静脉癌栓的治疗趋于保守，不主张手术、介入治疗等，而近年来有积极治疗的倾向；微癌栓（MVI）的早期诊治也越来越受到临床病理和医生的重视，并引领基础研究的深入；以放疗为主的精准、多学科综合治疗改变了门静脉癌栓不可治或治疗差的困境；对门静脉癌栓发生机制的研究进一步拓宽了临床治疗的思路和方法。总之，门静脉癌栓研究热潮的兴起既是对数量众多的中晚期肝癌病人治疗的重视，同时也是提高肝癌整体疗效的必经之路。

2009 年出版了《肝癌门静脉癌栓治疗》后，我们的研究团队更是只争朝夕、坚持不懈对门静脉癌栓进行攻关。在吴老的指导下，我们率先提出了肝癌合并门静脉癌栓的规范化多学科综合诊治理念，最早在国内成立门静脉癌栓多学科（MDT）诊治中心，开设了包括外科、微创介入科、放疗科及放射科等多个学科的联合门诊，为门静脉癌栓患者提供了特殊的诊治通道。我们提出的门静脉癌栓术前 3D 成像技术、术前放疗降期手术切除以及放疗联合TACE、改良系统化疗等新技术新方法，逐渐被国际同行认可并得到普及和推广，使很多曾经不能医治的病人变为可治或部分可治。我们的门静脉癌栓诊治中心也已成为国内具有影响力的临床诊治中心和学术高地。

国际上对肝癌门静脉癌栓的治疗意见不统一，如欧美国家主张单用分子靶向药物索拉非尼作为唯一的治疗方式，而东南亚国家包括中国不完全同意欧美国家的意见，认为应该综合手术、介入、放疗和索拉非尼等多种治疗方案。东西方国家对门静脉癌栓诊治方案的不同，说明门静脉癌栓诊治的困难与建立规范诊治的必要性和重要性。鉴于此，我们于2015年在国内首先推出了《肝癌合并门静脉癌栓多学科诊治——东方肝胆外科医院专家共识》，并在此基础上，联合广州中山大学肿瘤防治中心与北京医科院肿瘤医院，邀请7位院士和80多位国内顶尖肝癌专家共同推出了《肝细胞癌合并门静脉癌栓多学科诊治——中国专家共识》，于2016年同时在国内《中华医学杂志》等主流杂志和国际知名杂志 *Oncotarget* 发表。该共识具有鲜明的中国特色和中国智慧，是目前国内国际第一个聚焦门静脉癌栓诊治、反映中国专家诊治经验和水平的共识和指南，填补了国际国内这个领域的空白。该共识的发布不仅有利于指导肝癌门静脉癌栓规范诊治的应用和推广，同时也会造福更多肝癌病人。

为了对上述成果及时进行总结，同时对近年来国内外门静脉癌栓研究进展进行更新，我们决定在本书第1版基础上，再次编著《肝癌门静脉癌栓治疗》第2版。本书共分20章节，包括癌栓细胞系建立、癌栓分子生物学及发生机制、临床的肝脏门静脉解剖、病理、临床表现、医学影像特征、诊断、分型分期、外科与非外科治疗、综合治疗等。本书不仅保留了第1版的临床实用和浅易通俗，同时重点推出目前最新进展和研究成果，因此适合于临床肝病外科和内科高年资医生的临床实践和学习，也适合于研究生的课题选择。

本书编写过程中一直受到我的恩师吴老的关心和指导，终稿得到他孜孜不倦地审阅和修改。同时也得到本院 MDT 团队成员和创新团队研究生的支持和帮助，在此一并表示感谢！

由于水平有限，编写仓促，不足之处必然很多，再次诚恳各位专家和同道们指出宝贵意见。

程树群

2018 年 3 月

目 录

网络增值服务

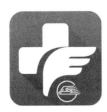

人卫临床助手
中国临床决策辅助系统
Chinese Clinical Decision
Assistant System

扫描二维码，免费下载

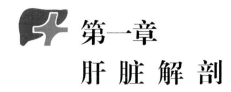

第一章
肝 脏 解 剖

第一节　肝脏大体解剖

肝脏是人体内最大的消化腺,新陈代谢活跃,功能极为复杂。肝脏重约 1200～1500g,占成人体重的 1/36;其大小因人而异,左右径约 25.8cm,前后径约 15.2cm,上下径约 5.8cm。肝内有两个不同的管道系统:Glisson 系统及肝静脉系统。前者包含门静脉、肝动脉和肝管,因包裹于由结缔组织鞘形成的鞘(即 Glisson 鞘)而得名;而肝静脉则是肝内血液的输出道.单独构成一个系统,其主干及属支位于 Glisson 系统的叶间裂或段间裂内,收集肝脏的回心血液,经肝脏后上方的腔静脉窝(亦称第二肝门)注入下腔静脉。

一、肝脏的表面结构

如图 1-1,肝脏呈楔形,右侧厚而左侧薄,外观可分左、右、前、后四缘和膈、脏两面。膈面光滑隆凸,大部分与横膈相贴附,其前上方有镰状韧带与膈肌相连,前下缘于脐切迹处有肝圆韧带与腹壁相连;镰状韧带向后上方延伸并向左、右贴附横膈而成冠状韧带,冠状韧带又向左、右伸展形成左、右三角韧带,在右冠状韧带前后页之间,有一部分肝面没有腹膜覆盖,称肝裸区。这些韧带都是将肝脏固定于横膈上的主要韧带。

肝脏的脏面有两个纵沟和一个横沟,构成"H"形,右纵沟由胆囊窝和腔静脉窝组成,其后上端为肝静脉进入下腔静脉处,即第二肝门所在;左纵沟则由脐静脉窝和静脉韧带沟组成;横沟连接于两纵沟之间,为第一肝门所在。在横沟右端伸向肝右外方,常见一侧沟,称为右切迹。从这些沟内易分离出门静脉、肝动脉和肝胆管的分支,同时这些沟又是肝脏分叶的脏面标志,故对肝脏手术有重要意义。

在肝的脏面,有肝胃韧带和肝十二指肠韧带。肝胃韧带亦称小网膜,一般只含细小的血管支;肝十二指肠韧带向上直达肝门横沟,内含门静脉、肝动脉和胆管等。另外,在右侧肝的脏面还有肝结肠和肝肾韧带(图 1-2)。

肝的前缘有时可见到 3 个切迹:在左侧有脐切迹,是左叶间裂的标志;中间有胆囊切迹,是正中裂的标志;右侧有时可见右下缘切迹,可作为右叶间裂的标志。

二、肝脏的韧带

肝脏的韧带是由腹膜皱褶演变而成的条索状结缔组织。这些韧带将肝脏与其邻近的横膈、腹壁、胃、十二指肠、肾和结肠肝曲等相连接而起到固定肝脏的作用。在肝叶切除时必须将同侧韧带切断,才能游离肝脏,以利手术进行。

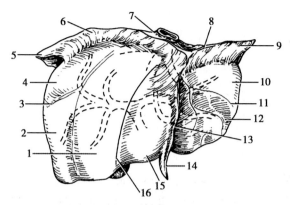

图 1-1　肝脏的膈面结构
1. 右前叶；2. 右后叶下段；3. 右段间裂；4. 右后叶上段；5. 右三角韧带；
6. 右冠状韧带；7. 下腔静脉；8. 左冠状韧带；9. 左三角韧带；10. 左外叶上段；
11. 左段间裂；12. 左外叶下段；13. 镰状韧带；14. 肝圆韧带；15. 左内叶；
16. 正中裂

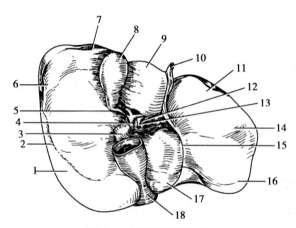

图 1-2　肝脏的脏面结构
1. 右后叶上段；2. 右段间裂；3. 尾状突；4. 胆总管；5. 右切迹；6. 右后叶下段；
7. 右前叶；8. 胆囊；9. 左内叶；10. 肝圆韧带；11. 左外叶下段；12. 门静脉；
13. 肝动脉；14. 左段间裂；15. 静脉韧带；16. 左外叶上段；17. 尾状叶；
18. 下腔静脉

肝圆韧带

　　该韧带起自脐,移行至脐切迹,经镰状韧带游离缘的两层腹膜之间达脐静脉窝,止于门静脉左干的囊部,与静脉韧带相连,是脐静脉在出生后闭合而成的纤维索。而静脉韧带是静脉导管闭合而成,止于肝左静脉下壁。肝圆韧带的前面与腹壁相连。在脐静脉造影时,可将闭合的脐静脉扩张至左门静脉的囊部,以此作为诊断肝脏占位性病变的一种方法。在肝叶切除时,将肝圆韧带切断,可作为向下牵引肝脏,以利于显露和探查肝脏的一种方法。

镰状韧带

镰状韧带将肝脏的膈面分为右大左小两部分。镰状韧带下端与脐切迹和肝圆韧带相连,上端向后上方延伸与冠状韧带相移行。镰状韧带前缘与腹前壁和横膈相连接。它较薄且有一定的宽度,可作为左外叶肝切除后覆盖肝脏断面之用。

冠状韧带

冠状韧带是肝脏膈面和脏面被膜返褶至横膈而成,有右冠状韧带和左冠状韧带。冠状韧带分前后两层,前层为镰状韧带向左、右延续部分.两层之间为肝裸区。在右冠状韧带中央部分为第二肝门,即肝静脉进入下腔静脉处,后面有下腔静脉。因此,在手术分离右冠状韧带时,应注意避免损伤这些重要血管。

三角韧带

三角韧带位于肝脏的左右两角。分左三角韧带和右三角韧带,为左、右冠状韧带前、后两页延伸汇合而成,它与横膈相连。这两条韧带比较坚韧,尤其是左三角韧带远较右三角韧带宽厚,其内往往有血管和迷走胆管等,手术切断时应予妥善缝扎。

肝胃韧带

肝胃韧带起自胃小弯与肝脏脏面的静脉韧带相连接,其右缘移行至肝十二指肠韧带。它由两层腹膜汇合而成,是一层很薄的韧带,内有小血管分布,在胃左动脉的前面,通过此韧带进入左侧肝脏。有时胃左动脉分出一支动脉供应左侧肝脏(即副肝左动脉或迷走肝左动脉),也通过此韧带的左上部入肝。

肝十二指肠韧带

肝十二指肠韧带位于肝的横沟与十二指肠第一段之间,左侧接肝胃韧带,右缘游离,后方是网膜孔。此韧带由两层腹膜组成,在两层腹膜内含有肝固有动脉、门静脉主干、胆总管、神经纤维、淋巴管和淋巴结等,又称肝蒂。手术时,可以在此处阻断肝脏血流,以控制肝脏出血。

肝肾韧带

右冠状韧带后层,越过右肝的脏面到达右肾上腺和右肾的前面,形成肝肾韧带。分离此韧带时,应注意避免损伤右肾上腺静脉。

肝结肠韧带

肝结肠韧带位于右肝下缘与横结肠肝曲之间。膈下区是指横膈之下,横结肠及其系膜以上的一个大间隙,肝脏居于其中。肝脏及诸韧带将膈下区分成若干间隙,有肝上间隙和肝下间隙。肝上间隙被镰状韧带分成右肝上间隙和左肝上间隙,右肝上间隙又被右冠状韧带和三角韧带分为右前肝上间隙和右后肝上间隙。肝下间隙被肝圆韧带和静脉韧带分为右肝下间隙和左肝下间隙,左肝下间隙又被肝胃韧带(小网膜)分为左前肝下间隙和左后肝下间隙(小网膜囊),这些间隙,加上肝后上部冠状韧带前后层之间的肝裸区,具有重要的临床意义,其中右肝上间隙和右肝下间隙为膈下脓肿的好发部位。

三、肝脏的分叶、分段

肝脏有3个主裂、2个段裂和1个背裂。

正中裂

正中裂在肝的膈面,起自胆囊切迹,向后上方抵于肝左静脉进入下腔静脉处。在肝的脏面,以胆囊窝和腔静脉窝为界(即下腔静脉)。它将肝脏分成左、右两半,右半肝要比左半肝大些,约占全肝重量的60%。正中裂的位置并不是固定地经过左、右门静脉干的分叉点,其位置经分叉点左侧的占78%,偏向右侧的占14%,仅8%与此点相交,正中裂多呈一直线,但也可呈不规则的曲线。此裂的平面与肝门平面成60°~80°角,角的开口向左,最小为45°,最大可达到125°。正中裂的平面内有肝中静脉通过。因此,在肝内可用肝中静脉作为左、右半肝的标志。

一般情况下,正中裂是通过尾状叶,并将其分成左、右两半,但也有少数情况,此裂并不完全通过尾状叶的中央,而是将尾状叶与尾状突分开,即除尾状突属于右半肝外,尾状叶全部属于左半肝。

左叶间裂

此裂起自脐切迹,向后上方抵于肝左静脉进入下腔静脉处。膈面以镰状韧带附着线为界,但稍偏向左侧,脏面则以左纵沟和静脉韧带为标志。此裂多呈直线,在裂内有肝左静脉的叶间支经过,它将左半肝分成左外叶和左内叶。

右叶间裂

右叶间裂位于正中裂右侧,起自肝的右下缘,相当于胆囊切迹与肝外缘的外、中1/3交界处,斜向右后上方抵于肝右静脉进入下腔静脉处。此裂大多呈弓形,但也有少数呈直线形,为一接近水平位的斜裂,它的平面与水平面交成30°~50°角,角的开口向右侧。右叶间裂将右半肝分成右后叶和右前叶,前者显得膈面小而脏面大,后者则相反。在裂的平面内有肝右静脉经过。

右叶间裂在肝表面标志不如正中裂和左叶间裂明显,尤其是此裂下端在肝右下缘的起点变化甚大,手术时定位比较困难。一般可根据肝的右下缘切迹或肝门右切迹向右外侧延伸线与肝下缘的交叉点,作为此裂肝下缘起点的标志。

右叶间裂的位置变化也较大,可随右半肝两个肝叶的大小而改变,而右后叶与右前叶的大小,又因肝右静脉和肝中静脉,以及右半肝门静脉的不同属支类型而变化,如右后叶大而右前叶小时,则此裂偏向前内侧,反之,则偏向后外侧。

左段间裂

左段间裂位于左外叶内。它起自肝左静脉进入下腔静脉处,与左叶间裂交成锐角,然后斜行向外侧抵于肝左缘的后、中1/3交界处,它将左外叶分成上段与下段。上段与下段之比约为1:2,但随着门静脉左干分支的不同,段的比例也略有改变,从而,此裂的平面内有肝左静脉的段间支经过。

右段间裂

右段间裂位于右后叶内。它在肝的脏面起于肝门的右切迹,横过右后叶抵于肝右缘的中点,并将右后叶分成上、下两段。

背裂

背裂位于肝脏后上缘的中部,尾状叶的前方,是肝静脉进入下腔静脉处。它在肝脏上极形成一弧形线,将尾状叶和其他肝叶隔开。

根据上述诸肝裂,可将肝脏分成五叶六段(图1-3,图1-4)。正中裂将肝分成左右两半肝;左半肝又被左叶间裂分成左外叶和左内叶,右半肝又被右叶间裂分成右后叶和右前叶;背裂划出了尾状叶。此外,左外叶被左段间裂分为上、下两段,右后叶也被右段间裂分为上、下两段；尾状叶被正中裂分为左、右两段，分别属于左、右半肝。这种肝叶的划分法，对于肝脏疾病的定位诊断和安全实的施肝脏手术具有重要的临床意义。

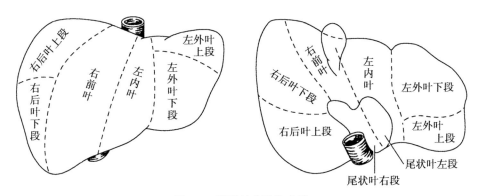

图 1-3　肝脏的分叶和分段

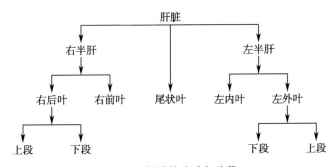

图 1-4　肝脏的分叶和分段

此外，法国的 Couinaud 曾于 1957 年对肝脏解剖进行了深入研究，根据肝内血管结构的分布规律，将肝脏分成八段：即尾状叶为第Ⅰ段，左外叶分为第Ⅱ、Ⅲ段，左内叶为第Ⅳ段，右前叶分为第Ⅴ、Ⅷ段，右后叶分为第Ⅵ、Ⅶ段。按照这种划分方法指导肝切除术，而手术名称也可以相应的命名为Ⅰ段切除术，Ⅱ、Ⅲ段切除术，Ⅴ段切除术和Ⅷ段切除术等。目前，在国内外已有许多学者按照此划分法进行肝切除术（图 1-5）。

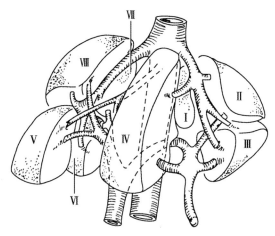

图 1-5　肝脏的 Couinaud 分段

第二节　肝脏的脉管系统及血液循环

肝脏的血供非常丰富，除了接受来自腹腔动脉的分支之一——肝动脉的血供外，还接受来自胃肠和脾脏的门静脉血供。门静脉与肝动脉进入肝脏后，反复分支，在肝小叶周围形成小叶间静脉和小叶间动脉，进入肝血窦中（肝毛细血管），再经中央静脉，注入肝静脉，最后进入下腔静脉入心脏（图1-6）。

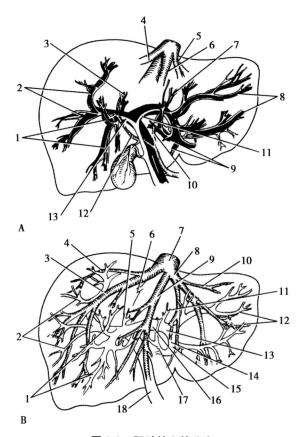

图1-6　肝脏的血管分布

A：1. 右前叶支；2. 右后叶支；3. 尾状叶支；4. 肝右静脉；5. 肝左静脉；
6. 肝中静脉；7. 尾状叶左段支；8. 左外叶支；9. 左内叶支；10. 肝左动脉；
11. 左肝管；12. 肝右动脉；13. 右肝管

B：1. 右前叶支；2. 右后叶支；3. 肝右静脉；4. 右后上缘静脉；5. 尾状叶右段支；6. 肝短静脉；7. 下腔静脉；8. 肝左静脉；9. 肝中静脉；10. 左后上缘静脉；11. 尾状叶左段支；12. 左外叶支；13. 角部；14. 矢状部；15. 囊部；16. 横部；17. 左内叶支；18. 门静脉

正常肝血液供应约70%～80%来自门静脉，仅20%～30%来自肝动脉，而供应肝脏的氧含量则相反。肝动脉输入血量不多，但其压力高达16kPa（120mmHg），血中含氧量多，氧张力为80%；而门静脉压力为0.8～1.6kPa（6～12mmHg），氧张力仅约30%。故肝脏所需的氧，主要来自肝动脉，一般认为肝动脉供给肝脏需氧量的60%～80%。

肝动脉、门静脉、肝胆管在肝门处入肝后，由一层结缔组织鞘所包裹，总称 Glisson 系统。三者在肝外的关系比较复杂，且变异较多，但进入肝实质后，三者的关系便较恒定。它们在肝内的行径基本一致，一般以门静脉的分支分布和行径较恒定，而肝动脉和肝管则攀缘门静脉各分支而分布。

一、门静脉系统

门静脉由肠系膜上静脉和脾静脉汇合而成，其汇合点位于胰腺头部和颈部交界的后方，相当于第二腰椎水平。然后斜向右上方，经十二指肠第一部之后，到达肝十二指肠韧带内，在网膜孔前方上升到肝门，分成门静脉左、右干入肝。成年人门静脉长 5.5～8.0cm，其内径约 1cm（图 1-7）。

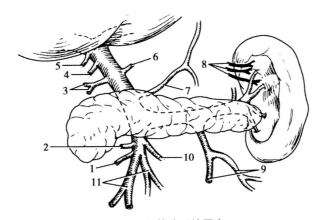

图 1-7　门静脉系统属支
1. 结肠中静脉；2. 胰十二指肠下静脉；3. 胰十二指肠上静脉；4. 幽门静脉；
5. 胆囊静脉；6. 副胰静脉；7. 冠状静脉；8. 胃短静脉；9. 肠系膜下静脉；
10. 胃网膜右静脉；11. 肠系膜上静脉

脾静脉除收集脾脏的血液外，还接受肠系膜下静脉的血液，后者收集降结肠、乙状结肠及直肠上部的静脉回血。脾静脉本干长约 11.6cm，内径约 0.45cm。它的行径比较恒定，位于胰腺之后，脾动脉的下方。脾静脉在其行程中还接受胃底部（胃短静脉和胃网膜左静脉）和胰体及胰尾的静脉支。

肠系膜上静脉收集空肠、回肠、升结肠和横结肠的静脉回血。

肠系膜上静脉和脾静脉汇合形成的门静脉，在十二指肠第一部的后方及其上缘附近，还接受来自胃的大部分、十二指肠和胰头的血液，它们是通过胃冠状静脉、幽门静脉、副胰静脉及胰十二指肠静脉直接注入门静脉。此外，在肝门附近还直接接受来自胆囊的胆囊静脉血液。因此，在门静脉吻合术时，必须妥善处理这些小静脉支，以免损伤这些小静脉而引起出血。

（一）门静脉的特点

门静脉系统的两端均属于毛细血管网，因而构成身体内独立的循环系统，它与体循环之间有四处主要交通支：即胃冠状静脉与食管下端静脉丛吻合，通过奇静脉入上腔静脉；肠系膜下静脉到直肠上静脉和直肠下静脉与肛门静脉吻合，经过阴部内静脉入下腔静脉；脐旁静脉和腹壁上、下深静脉相吻合，然后分别进入上、下腔静脉；在腹膜后，肠系膜静脉分支和下腔静脉分支相吻合（Retzius静脉），进入下腔静脉。这些吻合支在平时很细小，血流量很少，临床意义不大；但在门静脉高压时，则吻合支扩大，大量门静脉血液流经此吻合支进入体循环，特别是食管下端静脉扩大，壁变薄，可引起破裂大出血。因此，这些吻合支对门静脉高压有重要的临床意义。然而，由于门静脉内无瓣膜，故在脾静脉或肠系膜上静脉与体静脉作分流手术后，可对门静脉高压起到减压作用。

门静脉在肝门横沟处分为左、右干入肝。临床及动物实验的资料证明，门静脉的血液有分流现象，即来自肠系膜上静脉的血液大部分经门静脉右干注入右肝，而肠系膜下静脉和脾静脉的血液，经左干注入左肝。临床上可以见到某些疾病多见于右肝，而另一些疾病则多见于左肝，如某些能引起肝脏损害的，一旦自小肠吸收，多由肠系膜上静脉入右肝，则右肝的中毒性病变自然较左肝为重。反之，在缺乏胆碱和甲硫氨酸时肠系膜下静脉吸收的营养就不及来自小肠的多，因此，左肝发生肝硬化的情况就较右肝显著。

（二）门静脉的分支

门静脉位于肝十二指肠韧带内，其右前方有胆总管，左前方有肝动脉。门静脉主干抵达肝门处立即分成左、右两支者占82%，而立即分成三支者占18%，后者是由于缺乏右门静脉干，而右前叶门静脉也是直接从门静脉主干分出，且与门静脉主干呈Ψ形。构成门静脉左、右干之间的角度，大多数近180°，与门静脉主干相交成T形（约74%），仅11%的左、右干之间的角度为90°～100°，右干似为门静脉主干的直接延续，呈Ψ形。此类属支，其左、右干似较长，手术时易于暴露（图1-8）。

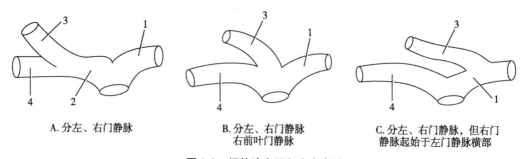

A. 分左、右门静脉　　　　B. 分左、右门静脉　　　　C. 分左、右门静脉，但右门
　　　　　　　　　　　　　　右前叶门静脉　　　　　　　　静脉起始于左门静脉横部

图1-8　门静脉主干和分支类型
1. 左门静脉；2. 右门静脉；3. 右前叶门静脉；4. 右后叶门静脉

门静脉左干

门静脉左干自门静脉主干分出后，沿肝门横沟走向左侧，至左纵沟处转向上方入肝实质，一般可分为横部、角部、矢状部和囊部。整个左半肝和尾状叶左段的门静脉血管均由这4个部发出，有时甚至右前叶门静脉也可由左干分出（8.0%）。

第一部分为横部：横部位于肝横沟内。从横部近端发出数支小的门静脉至尾状叶左段，称尾状叶左段支，通常多为1～3支，但也有少数是4～5支，分布于尾状叶左段。约有半数标本尾状叶左段支较大，分布于整个尾状叶，此时右门静脉干分出的尾状叶支则很小，仅分布于尾状突。有24%的标本从横部远端发出1～3支小的门静脉至左内叶脏面，称左内叶门静脉支。有8.0%的右前叶门静脉起始于横部。

第二部分为角部：角部是横部达左纵沟后，弯向上方转为矢状部之处，相交的角度一般为90°～130°。从角部的凸面发出1支大的门静脉，走向左叶后上方，呈扇形分布于左外叶上段，称左外叶上段支。有的标本除了 1 支较大外，还有 1~2 支小的门静脉，到左外叶上段的后上缘，称左后上缘支。有的标本还从角部凹侧发出 1~2 支小的门静脉，供应左内叶的脏面。

第三部分为矢状部：矢状部较横部短，最长为 3cm，最短仅 0.5cm，而 1~2cm 者占 90%。此部浅埋于静脉韧带沟内，是胚胎时左卵黄静脉与左脐静脉合并后的残迹。从矢状部内侧发出 2~4 支较大的门静脉分布于左内叶，称左内叶门静脉。此外，于矢状部外侧位于上段支与下段支之间发出 1 支大小不等的门静脉称中间支，此支可单独自矢状部外侧发出，也可以紧靠上段支或下段支的根部发出，它分布于左外叶上段或下段的一部分区域。

第四部分为囊部：囊部是矢状部末段的膨大部分，与肝圆韧带相连，内有闭塞的脐静脉。从囊部外侧发出 1 支较粗大的门静脉（偶尔有 2~4 支），呈扇形分布于左外叶下段区，称左外叶下段支。

门静脉左干的矢状部和囊部，位于左叶间裂内，靠近左纵沟的脏面，左叶间裂将此部划为两半，靠内侧是左内叶门静脉支起始处，而靠外侧是左外叶门静脉支的起始处。因此，在施行左外叶肝切除时，肝切面应稍偏向镰状韧带和左纵沟的外侧，以避免损伤矢状部和囊部；反之，右三叶肝切除时，肝的切面应稍偏向其内侧。

门静脉右干

门静脉右干自门静脉主干分出后，走向肝门横沟右侧，沿肝门右切迹进入肝实质分布于整个右半肝。门静脉右干较左干短而略粗，一般长 1~3cm，但也有少数（4%）仅 0.5~1.0cm。门静脉右干比左干变化大，26.0% 的标本无门静脉右干，这是由于右前叶门静脉支直接由主干发出，或来自门静脉左干的横部。

从门静脉右干近侧发出 1~3 支小的门静脉，分布于尾状叶右段，称尾状叶右段支。但有半数标本，这些血管均很小，仅供给尾状突的血运，而尾状叶主要由门静脉左干供应。在无门静脉右干时，尾状叶右段的血管则来自右后叶门静脉。

在门静脉右干的前上缘，发出 1 支较粗大的门静脉，分布于右前叶区域，称右前叶门静脉。它自右干发出后，很快分成两组门静脉，每组 1~3 支不等，一组走向前下方，分布于右前叶的前下区域；另一组走向后上方，分布于右前叶的后上区域。其分支形式一般有两种：一种是向上、下分两支后再分成细支，并分布于右前叶的后上与前下区域，此时右前叶较小，而右后叶则较大；另一种沿水平方向向左、右分开后再分成细支，此时，右前叶的范围要大一些（图 1-9）。

此外，右前叶门静脉的起始点，还有三种不同部位，一是与右后叶门静脉分成上、下段支同一起始点（74%）；二是直接从门静脉主干出发（18%），此时不存在门静脉右干；三是起始于门静脉左干的横部（8.0%）。因此，在左半肝切除时，应注意这些变异，以免损伤该门静脉支。

从门静脉右干或直接从门静脉主干发出的 1 支较大的门静脉，称右后叶门静脉，它分布于右后叶。右后叶门静脉在右前叶门静脉起点的外侧或直接在其起点处，分成两个末支，称右后叶上段支和下段支，分别分布于右后叶上段和下段区域。上段支走行方向一般有两种（图 1-10），一种呈"C"形，先走向右上方后弯向内上方，伸向肝右静脉入下腔静脉处；另一种呈"S"形，分布于右后叶的上段区域，其中有 10% 的标本，从右后叶门静脉干发出 1 支走向右后叶上段的后上缘区，称右后上缘支。于是，右后支的上段有两支门静脉供应。右后支的下段支走向右下方分布于右后叶的下段区。

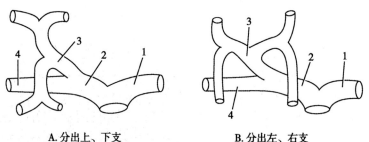

A. 分出上、下支   B. 分出左、右支

图1-9   门静脉主干和分支类型

1. 左门静脉;2. 右门静脉;3. 右前叶门静脉;4. 右后叶门静脉

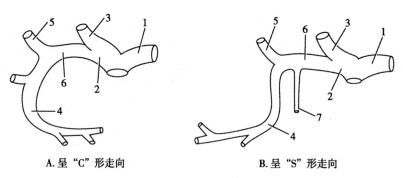

A. 呈"C"形走向   B. 呈"S"形走向

图1-10   右后叶门静脉的分支形式

1. 左门静脉;2. 右门静脉;3. 右前叶门静脉;4. 右后叶上段支;
5. 右后叶下段支;6. 右后叶门静脉;7. 右后上缘支

　　总之,门静脉在肝内的分支如图1-11。门静脉在肝内反复分支,最后在肝小叶间形成小叶间静脉,与肝动脉的小分支一起进入肝小叶内的肝血窦(又称窦状隙),经中央静脉汇入小叶下静脉,最后经肝静脉进入下腔静脉。小叶间静脉在进入肝血窦前,与肝动脉小分支之间存在交通支。在正常情况下,这些动静脉交通支并不开放,但在肝硬化窦状隙变窄时才开放,于是压力高的肝动脉血流又流入压力低的门静脉,从而使门静脉压力增高,这对门静脉高压的形成有重要意义,而且对主张结扎肝动脉治疗门静脉高压症也提供了解剖学依据。此外,依据门静脉的分支走行特点,为肝癌门静脉癌栓的诊治提供了帮助,极大地方便了治疗方法选择和临床疗效的提高。

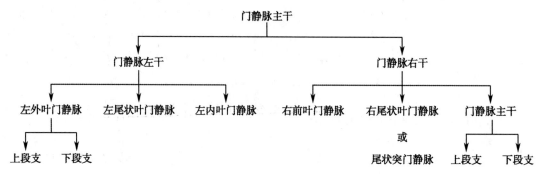

图1-11   门静脉在肝内的分支

二、肝静脉

肝静脉系统的形态结构和分支分布较 Glisson 系统简单,变异情况也不如肝动脉复杂。肝静脉系统包括左、右、中 3 支主要肝静脉和一些直接开口于下腔静脉的小肝静脉,又称肝短静脉。3 支主要肝静脉位于肝的后上缘(即第二肝门处)直接注入下腔静脉,如切开右冠状韧带前层,即可看到此静脉注入下腔静脉处。肝短静脉则靠近肝脏的脏面,直接注入下腔静脉的左、右前臂。在肝内肝静脉的行径与门静脉、肝动脉和肝管相互交叉,如合掌时各指相互交叉一样。肝右静脉走在右叶间裂内,肝中静脉走在正中裂内,肝左静脉的主干虽不在左叶间裂内,但其叶间支仍走在左叶间裂内。

3 支主要肝静脉近入下腔静脉的入口位置也不完全一致(图 1-12)。肝左静脉于下腔静脉左壁入口者占 61%,而于其左前壁者占 20.8%。肝中静脉开口于下腔静脉的左前壁占 52.8%,与其前壁占 44.4%,极个别是在其左壁开口(2.8%)。肝右静脉开口于下腔静脉的前壁为 55%,而于其右壁占 45%,其开口部位低于肝左静脉的占 78%,高于肝左静脉的占 20%,仅 2% 与肝左静脉等高位置进入下腔静脉。

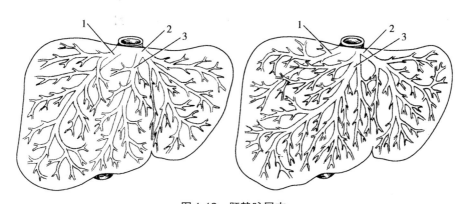

图 1-12　肝静脉属支
1. 肝右静脉;2. 肝左静脉;3. 肝中静脉

肝静脉在下腔静脉壁上开口的口径大小也不一致。当存在 3 个开口时,以肝右静脉的口径最大,平均为 1.3cm(0.8~2.0cm),肝中静脉的口径平均为 1.13cm(0.8~1.6cm),肝左静脉的口径平均为 1.05cm(0.7~1.6cm)。如肝中静脉与肝左静脉同一开口时,其口径比肝右静脉略粗些,平均为 1.42cm(0.9~2.4cm)。

除了以上 3 个主要开口处,还有来自尾状叶和右后叶的肝短静脉直接开口于下腔静脉。其中 1~2 个比较大的静脉开口于下腔静脉远侧的右前臂(出现率约为 77.8%),称肝右后侧静脉,主要收集右后叶脏面区的回血,其口径为 0.4~1.5cm(0.4~0.5cm 占 65.4%,0.5~1.0cm 占 26.9%,1.0~1.5cm 占 7.7%)。因此,在右半肝切除术时,必须妥善处理好此静脉,以免损伤而引起大出血。

(一)肝左静脉

它本身不在左叶间裂内,而是与裂成锐角交叉,在裂内仅是它的一个小的属支。肝左静脉主要接受来自左外叶的静脉回血。它起于左外叶的前下缘向后上方走行,偏左叶间裂左侧,开口于下腔静脉。约有半数可与肝中静脉汇合后进入下腔静脉。它沿途接纳

3～4 支小静脉：①左叶间静脉，走在左叶间裂内，接受部分左内叶和左外叶下段的回血；②左段间静脉，走在左段间裂内，接受左外叶上、下段的部分回血；③左后上缘静脉，接受左外叶上段的回血，在快进入下腔静脉处汇入肝左静脉干，但有时此静脉可直接开口于下腔静脉左壁；④有时肝左静脉进入下腔静脉时，其内侧壁还接纳 1 支来自左内叶的小静脉。

肝中静脉

走在正中裂内，接受左内叶和右前叶的静脉回血，可单独开口于下腔静脉，也可与肝左静脉汇合后进入下腔静脉。肝中静脉常以两个大支合成一个干，一支来自左内叶，另一支来自右前叶，一般后者要大些，此时该静脉可视为肝中静脉主干的延续。这两个大支的汇合处距门静脉主干分叉点的下方 1～2cm 者占 66.4%，在其上方者占 33.6%，且位于门静脉主干分叉点左侧 0.5～2cm 处，其中约有 61% 在左侧 1cm 处。来自右前叶的静脉有时可以很粗大，呈弧形弯曲，起于肝的右外下缘，并接收右后叶下段的部分回血，此时，右前叶就显得更大一些。

肝中静脉除了接纳以上两个大支外，在它进入下腔静脉处还接纳 2～3 支来自左内叶和右前叶的后上区域的回血。此外，有时还接纳 1 支来自左外叶的小静脉。

（二）肝右静脉

走在右间裂内，开口于下腔静脉。肝右静脉是肝静脉中最大的一支，但也有少数显得较小。它沿途接纳 2～3 支小静脉，在它快进入下腔静脉前，常接纳 1 支来自右后叶上缘区的小静脉，成右后上缘小静脉。肝右静脉主要收集右后叶的静脉回血，但也收集右前叶上部的部分静脉回血。

肝右静脉主干常有两种类型，一种呈短扇状，起于右后叶的外侧缘；另一种起于右下缘，接近胆囊窝的右壁，此时右后叶可显得大些。

此外，肝右静脉的分支类型、粗细和分布范围与肝中静脉和右后侧肝静脉的大小有密切关系。如肝中静脉粗大，且本干显著偏右而收集右后叶下段的静脉回血时，肝右静脉就显得比较细小，呈扇形分布。如右后侧肝静脉特别粗大是，肝右静脉也往往短小而呈扇形。

（三）肝短静脉

除了以上 3 支主要肝静脉外，在肝的后面下腔静脉两侧还有两组短小静脉，进入下腔静脉的左前壁和右前壁。一般有 4～8 支，最少 3 支，最多达 31 支。第一组开口于下腔静脉左前壁，主要收集尾状叶的静脉回血，均较短小，多为上、下两支，有时口径可达 0.4cm。第二组开口于下腔静脉右前壁，主要收集右后叶脏面的静脉回血，此组中有 77.8% 的标本有 1～2 支较粗大的静脉，其口径最大可达 1.5cm，称右后侧肝静脉，它紧贴于肝脏脏面的浅表，向内上方靠近门静脉支的后方走行，开口于下腔静脉远端的右前壁。做右半肝切除时，必须将其结扎切断，否则易撕破而引起大出血。

下腔静脉位于肝脏脏面的长度为 7～9cm，在其最上方为 3 支主要肝静脉的入口处（此处紧贴横膈），最下方为右后侧肝静脉的入口处，在其附近还有 1 支来自尾状突的小肝静脉，开口于下腔静脉的前壁。

肝静脉之间是否有吻合支存在？观点不一，但多数人认为有吻合支存在。国内许多研究资料表明，肝静脉之间均存在吻合支。有人根据在 X 线摄片上的观察，将肝中静脉结扎后，自肝左及肝右静脉注入造影剂，可以看到肝中静脉全部显影，证明 3 支肝静脉之间互有吻合。另将 3 支肝静脉结扎，而从下腔静脉注入造影剂，也发现肝短静脉和肝左、中、右静脉之间互有吻合。

三、肝动脉

肝动脉又称肝固有动脉，多为发自腹腔动脉的肝总动脉分出胃右动脉和胃十二指肠动脉后的直接延续，在肝十二指肠韧带内与伴行的门静脉、胆总管共同上行。肝动脉通常在进入第一肝门前即发出肝左、右动脉，进而在肝内沿与门静脉类似的分布行径进入肝内，但其比门静脉更加不规则。除发出肝左、右动脉外，肝固有动脉有时可发出肝中动脉，该支动脉可起源与肝左动脉或肝右动脉，亦有报道其发于腹腔动脉、胃十二指肠动脉或者胃右动脉者。肝动脉占肝脏氧供的绝大部分，在肝固有动脉不完全甚至缺如时，有时会出现副肝动脉等补充代偿以维持供血。此外，肝动脉尚存在部分吻合支，尤其在肝门及肝包膜下多见；而肝脏周围的动脉亦可经肝周韧带与肝脏建立动脉吻合，在增加肝脏血供的同时也为其手术提供了有利条件。

四、肝脏的淋巴管和神经

肝内淋巴管起源于肝小叶间的组织间隙，分为深、浅两组，在接近肝表面处相吻合。深部淋巴管是肝淋巴的主要输出管道，其回流可分别沿 Glission 系统和肝静脉系统出肝，前者多经第一肝门沿肝十二指肠韧带输入肝门淋巴结，继而再输入腹腔淋巴结、肠淋巴管，再经乳糜池而进入胸导管（少部分也可直接注入）；后者可经肝膈面淋巴管及第二、第三肝门分别汇入下腔静脉附近的膈外侧淋巴结和膈下淋巴结，进而注入胸骨后淋巴结或纵隔淋巴结。浅淋巴管则与深淋巴管相互吻合，分别注入胸骨后淋巴及肝门淋巴结等。肝门淋巴结沿肝动脉及胆总管排列分布，以位于胆总管和胆囊管分叉处的胆囊淋巴结位置较恒定，可被肝脏的多种炎性疾病及肿瘤累及肿大。

肝内的神经纤维来自腹腔的交感和副交感神经分支，在肝十二指肠韧带中形成神经丛，自第一肝门沿干血管和胆管入肝，广泛分布于肝小叶间的结缔组织内，亦有神经纤维分布于肝细胞及血窦内皮。此外，尚有膈神经发出的分支纤维沿胆囊和胆管分布到肝内，故而，肝胆系疾病的疼痛可向右肩部放射。

五、胆道系统

胆道系统源自肝内毛细胆管逐渐汇合而成，终末端直接或与胰管汇合后止于十二指肠乳头，分为肝内和肝外两部分。肝内胆管走行与门静脉、肝动脉基本一致，并一同被 Glission 鞘所包绕，分别引流相应叶段的胆汁，并可据此命名，如第一级分支的左、右肝管，第二级分支的左外叶、左内叶、右前叶、右后叶肝管，以及第三级分支的段肝管等。与门静脉等相类似，肝内胆管也多有变异，主要是胆管的数目和开口位置，在手术过程中应严密注意，以免术后发生胆漏。

肝外胆道系统主要包括胆囊、胆囊管、肝总管、胆总管，其中胆总管根据其与十二指肠、胰腺的空间位置关系又可进一步分为十二指肠上段、十二指肠后段、胰腺段以及十二指肠内壁段。又以胆总管与胰管的汇合走行的关系存在一定变异，亦须在手术操作中加以注意。

第三节 肝门区的解剖

一、第一肝门

第一肝门包括从右切迹到左纵沟范围内的区域,临床上习惯称作肝门。这里是肝内血管分支和肝管汇合的开始部位,也是肝内管道变异的开始部位,同时还是手术中处理管道的重要部位,因此,熟悉第一肝门的解剖对肝胆手术有着重要意义。

门静脉、肝动脉、胆管以及肝脏自主神经和淋巴管、淋巴结均包在肝十二指肠韧带内,又称肝蒂。它们到达第一肝门处,分成相应的分支,通过肝门处的横沟、右切迹和脐静脉窝进入肝内。在肝脏手术中,压迫网膜孔水平处的肝蒂可达到暂时控制肝脏出血的目的。

在第一肝门处,血管与胆管的关系甚为复杂,但进入肝脏后,彼此间的关系便较恒定。通常门静脉的位置比较恒定。在第一肝门处,这三者间的位置关系是:肝动脉居左,胆总管居右,门静脉在两者的后方,大部分在胆总管的左侧。当它们到达第一肝门时,左、右肝管和肝总管在前方,左、右肝动脉在内侧,门静脉及其左、右干在后方。这三种管道的分叉部位或汇合部位的高低关系是:左、右肝管的汇合部位最高,经常埋藏在肝脏的横沟内;门静脉的分叉部位次之;肝动脉的分叉部位最低。肝固有动脉的分叉部位,不仅位置低,且明显偏左。因此,手术时在肝外分离左、右肝动脉比较容易。

(一)左半肝的肝门解剖

在第一肝门处显露左半肝的肝门结构比较容易(图 1-13)。将左内叶下缘横沟处的结缔组织分开,以拉钩将左内叶拉开 1~1.5cm,即可显露左肝管。在左肝管下缘为门静脉左干的横部所在,在横部起始附近,常可发现分布到尾状叶左段的门静脉支。沿左纵沟分开结缔组织,即可显露门静脉左干的角部、矢状部和囊部。将左内叶稍牵向右上方,从矢状部和囊部的内侧,可找到左内叶门静脉支。将左外叶牵向左上方,从角部至囊部的外侧可看到左外叶上、下段的门静脉支。

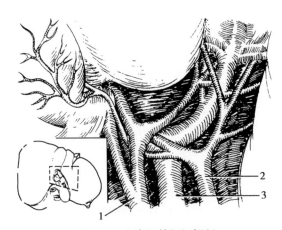

图 1-13 左半肝的肝门解剖
1. 胆总管;2. 肝动脉;3. 门静脉

左肝管的位置较门静脉左干和肝左动脉为深，左内叶肝管在门静脉左干角部的凹侧或矢状部的深面汇入左肝管，左外叶上、下段肝管多在左叶间裂或其左侧结合。

除了上述较为常见的左半肝肝门结构外，在此处尚有许多异常情况，因此，在位置关系上是较复杂的。肝门横沟左侧及左纵沟处是到左半肝去的血管和来自左半肝的肝管汇合的地方，因此这些管道的变异也多集中在这里。首先，在左门静脉横部周围，往往有发出到右前叶、左内叶及尾状叶去的动脉支和来自这些肝叶、段的肝管；有时右前叶门静脉也在这里发出。其次，左门静脉矢状部的内外前后处，是左内叶和左外叶管道汇集的地方。因此，作半肝、右三叶或左叶肝切除时，欲在肝外结扎这些管道，就必须将横沟及左纵沟很好地解剖出来，只有对着些管道的来龙去脉了解清楚，才能保证结扎的正确。此外，在左纵沟脐静脉窝处，有时还有副肝动脉，处理时也必须注意。

（二）右半肝的肝门解剖

主要指肝门横沟及右切迹处的局部解剖，包括胆囊三角区（图1-14）。在这里有门静脉右干、肝右动脉、右肝管、胆囊管等。右肝管在前方，门静脉右干在后方，肝右动脉在胆囊管上方进入右肝管和门静脉右干之间。

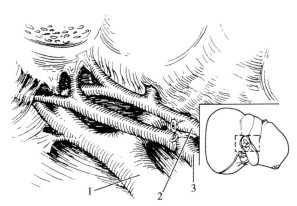

图1-14 右半肝的肝门解剖
1. 门静脉；2. 胆管；3. 肝动脉

门静脉右干较短，位于肝门右切迹内，它的后壁大部分被尾状突所掩盖。该处常分出1～2支到尾状叶右段或尾状突的门静脉支，在作右半肝切除时，当切除胆囊、结扎和切断右肝管和肝右动脉后，即可显露门静脉右干。门静脉右干在进入肝内之前分出右前叶和右后叶门静脉，从肝门右切迹稍加分离追踪，即可解剖出这两根门静脉支。

肝动脉在肝总管后面到达肝门右切迹之前，分出1支胆囊动脉，然后在肝门右切迹内分出尾状叶右动脉、右前叶和右后叶动脉，但也有在肝门右切迹处分出这3支动脉。右前叶动脉在同名门静脉的内侧，并与之伴行；而右后叶动脉则横过右前叶门静脉起始部的前方，到达其右侧，并与同名门静脉伴行。

右前叶和右后叶肝管通常是在肝门右切迹内汇合成肝管。右前叶肝管的走行方向与同名门静脉和动脉基本一致，而右后叶肝管是经过右前叶门静脉的内侧，转到其后面，然后与右后叶门静脉伴行。

总之,肝外显露门静脉右干、肝右动脉和右肝管,一般并无多大困难,它们分布到右前叶和右后叶的分支通常在肝门右切迹即可分出。

虽然右切迹是右半肝肝内管道分支的起始部位,但也是肝内管道分支变异的起始部位。主要变异有 4 种情况:①发至右前叶与右后叶的动脉和来自该两叶的肝管在这个位置上常有变化,须加注意;②有时在这里还有发至左半肝的动脉支或来自左半肝的左肝管;③尾状叶右段的动脉支与肝管,有时也在这里汇合;④还有迷走肝动脉在这里经过。因此,右切迹是处理右半肝管道的重要部位。一般只要将右切迹的 Glisson 鞘剖开,分开神经纤维和淋巴管等组织,即可找到动脉支,然后再将肝组织推开,在右门静脉的上方深面可找到肝管,其变异情况多在右前叶门静脉起始部的前后。所以,行右半肝切除时,必须在明确该部位的解剖之后,才能着手结扎血管和胆道。

二、第二肝门

第二肝门位于肝脏的膈面,是 3 支主肝静脉汇入肝上下腔静脉的地方。它的肝外标志是从镰状韧带向上后方做一延长线,此线正对着肝左静脉或肝左、中静脉合干后进入下腔静脉处。因此,当手术需要显露第二肝门时,可按此标志进行解剖。

3 支主肝静脉汇入肝上下腔静脉的情况完全不同。在大多数情况下,肝右静脉单独汇入下腔静脉,肝中静脉与肝左静脉汇合后,再注入下腔静脉。因此,行左外叶或左半肝切除时,应注意勿将肝中静脉与肝左静脉一并结扎,以免影响肝静脉回流。

在第二肝门处除肝左、中、右静脉进入下腔静脉外,有时还有附加的肝小静脉,即左、右后上缘肝静脉单独进入下腔静脉,以及偶有副肝中静脉存在,它紧靠肝中静脉右侧单独开流入下腔静脉,故在第二肝门处静脉的开口数有时可达 5～6 条,故术中解剖第二肝门时应仔细辨认。

三、第三肝门

第三肝门是指肝短静脉汇入肝后下腔静脉窝内,其左侧是尾状叶,右侧为右半肝和尾状突。肝短静脉分别开口于肝后下腔静脉前壁的两侧。左侧主要接受尾状叶、肝短静脉的回流,右侧则主要接纳来自右后叶及尾状突的数支肝短静脉。其中一支较为粗大,位于下腔静脉远端的右前壁,称为肝右后侧静脉。因此,在行右半肝切除时,应注意该支肝短静脉的走行,妥为结扎,以免造成撕裂,引起难以控制的大出血。肝切除时,必须在明确了解这个部位的解剖之后,才能着手结扎血管和胆管。

第四节　肝脏解剖与手术切除名称的统一

国际上有两组通用的肝脏解剖和手术名称。一组主要是美国通用的,以 Healey 的解剖为基础;另一组主要是欧洲通用的,以 Couinaud 的解剖为基础。为解决肝脏解剖和手术切除存在不同名称问题,国际肝胆胰协会(IHPBA)学术委员会在 1998 年底组建了一个命名委员会,新统一定名的原则是:要求名称在解剖学上正确,解剖和外科手术名称相同,用一组固定系统来命名,容易理解,语言学上正确,容易翻译成另一种精确语言。2002 年以刘允怡教授牵头的中国肝脏专家组在《中华外科杂志》发表了肝脏解剖和手术切除统一

名称的报告。这组命名由三个图表组成，依次展示三级划分，以便和国际接轨（表 1-1～
表 1-3）。

表 1-1　肝脏第一级划分

解剖名称	Couinaud 段	手术名称	图解（用灰色显示有关区域）
右半肝（right hemiliver）或右肝（right liver）	I 至 Ⅷ 段（+/−1 段）	右半肝切除（right hemihepatectomy）或右肝切除（right hepatectomy）（表明 +/−1 段 切除）	
左半肝（left hemiliver）或左肝（left liver）	Ⅱ 至 Ⅳ 段（+/−1 段）	左半肝切除（left hemihepatectomy）或右肝切除（left hepatectomy）（表明 +/−1 段 切除）	

注：肝脏分为 9 段，图解中未显示第 I、IX 段。+/- 表示有或没有；肝脏第以级划分分界线；第一级划分的分界线是由胆囊窝（gallbladder fossa）和下腔静脉窝（fossa for the ivc）为界面（plane）。这界面定名为肝中界面（midplane of the liver）。中肝静脉（middle hepatic vein）在肝中界面中。

表 1-2　肝脏第二级划分

解剖名称	Couinaud 段	手术名称	图解（用灰色显示有关区域）
右前区（right anterior section）	Ⅴ，Ⅷ 段	右前区肝切除术（right anterior sectionectomy）	
右后区（right posterior section）	Ⅵ，Ⅶ 段	右后区肝切除（right anterior sectionectomy）	
左内区（left medial section）	Ⅳ 段	左内区肝切除术（left medial sectionectomy）	
左外区（left lateral section）	Ⅱ，Ⅲ 段	左半肝切除（left lateral sectionectomy）	
右半肝（right hemiliver）加左内区（left medial section）	Ⅳ 至 Ⅷ 段（+/−1 段）	右三区肝切除术（right trisectionectomy）	
左半肝（left hemiliver）加右前区（Right anterior section）	Ⅱ 至 Ⅴ 加 Ⅷ 段（+/−1 段）	左三区肝切除术（left trisectionectomy）	

注：肝脏第二级划分分界线：第二级划分的分界线在右半肝称为又区界面（right intersectional plane）。右区界面将右半肝分为右前区（right anterior section）和右后区（right posterior section），右区界面无表面标志。右肝静脉（right hepaic vein）在右区界面中。在左半肝分界线定名为左区界面（left intersectional plane）。左区界面是由脐静脉窝通到镰状韧带，将左半肝分为左内区（left medial section）和左外区（left lateral section）

表 1-3　肝脏第三级划分

解剖名称	Couinaud 段	手术名称	图解（用灰色显示有关区域）
I～IX段	I～IX段中任何一段	段切除（segmentectomy） 如VI段切除	
两个相连段	I～IX段中任何两个相连段	两个相连段切除（Bisegmentectomy） 如肝V、VI段切除	

注：肝脏第三级划分分界线：段与段的界面定名为段界面（intersegmental plane）。左肝静脉（left hepatic vein）在II、III段界面

（表 1-1、表 1-2、表 1-3 摘自《中华肝胆外科杂志》，2002，5：53-57）

（程树群　吴孟超　程玉强）

参 考 文 献

[1] 吴孟超．肝脏外科学．上海：上海科学技术文献出版社／上海科技教育出版社，2000：3-41．

[2] 黎介寿，吴孟超，黄志强．普通外科手术学．北京：人民军医出版社．2005：516-523．

[3] 中国肝脏专家组：肝脏解剖和手术切除统一名称．中华肝胆外科杂志，2002，5：53-57．

[4] Van Leeuwen MS，Fernandez van Es HW，et al. Variations in venous and segmental anatomy of liver: two- and three-dimensional MR imaging in healthy volunteers. Am J Roentgenol，1994，162（6）：1337-1345．

[5] Gillard JH，Patel MC，Abrahams PH，et al. Riedel's lobe of the liver: fact or fiction？Clin Anat，1998，11（1）：47-49．

[6] Cho A.，S.Okazumi，et al. Proposal for a reclassification of liver based anatomy on portal ramifications. Am J Surg，2005，189（2）：195-199．

[7] Schmidt S.，N. Demartines. Portal vein normal anatomy and variants: implication for liver surgery and portal vein embolization. Semin Intervent Radiol，2008，25（2）：86-91．

[8] Abdel-MisihS. R. and M. Bloomston. Liver anatomy. Surg Clin North Am，2010，90（4）：643-653．

[9] Shi J，Lai ECH，Li N，et al. A new classification for hepatocellular carcinoma with portal vein tumor thrombus. J Hepatobiliary Pancreatic Sci，2011，18（1）：74-80．

[10] Juza R. M.，E. M. Pauli. Clinical and surgical anatomy of the liver: a review for clinicians. Clin Anat，2014，27（5）：764-769．

[11] Bismuth，H. A new look on liver anatomy: needs and means to go beyond the Couinaud scheme. J Hepatol，2014，60（3）：480-481．

[12] van den Hoven A. F.，M. S. van Leeuwen，et al. Hepatic arterial configuration in relation to the segmental anatomy of the liver: observations on MDCT and DSA relevant to radioembolization treatment. Cardiovasc Intervent Radiol，2015，38（1）：100-111．

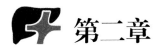

第二章
肝癌门静脉癌栓的形成

第一节　肝癌门静脉癌栓发生机制

肝癌门静脉癌栓形机制的研究是当前肝癌研究的热点。既往国际上缺乏能够直接模拟肝癌门静脉癌栓发生的细胞系及动物模型，本课题组在国际上首次建立了两株来源于人肝癌门静脉癌栓的肝癌细胞系 CSQT-1 和 CSQT-2，采用该细胞系成功建立了小鼠的肝癌门静脉癌栓动物模型，并获国家发明专利，为肝癌门静脉癌栓的研究提供了有效工具。本章着重介绍 CSQT-2 细胞系的生物学特征及其研究应用。

一、CSQT-2 细胞系的生物学特征

（一）CSQT-2 细胞系的转移性和生长能力

体外培养 PVTT 细胞系 CSQT-2，在体外观测其各方面细胞特征。首先利用 MTT 的方法来测量 CSQT-2 细胞的生长速度，利用 MHCC97-H cells 作为阳性对照（图 2-1A）。我们发现，CSQT-2 细胞与 MHCC97-H 细胞相比具有更快的增长速度。这一结果说明 CSQT-2 细胞可能具有更低程度的细胞凋亡速率以及更短的细胞周期。如图 2-1B 结果所示，大约 50% 的 CSQT-2 细胞停留在 S-G2-M 阶段，且如图 2-1C 和图 2-1D 所示，相比于 MHCC97-H 细胞，CSQT-2 具有更强的生长和迁移能力。以上结果显示，相比于 MHCC97-H 细胞，CSQT-2 细胞具有更高的转移性和生长能力。

（二）CSQT-2 细胞系的成瘤能力及癌栓小鼠模型

根据体外实验的结果，我们探究了 CSQT-2 细胞体内的特征。如图 2-2A 所示，在裸鼠体内 CSQT-2 细胞具有更强的皮下成瘤的能力。且如图 2-2B 所示，我们采用 Luc2 报告基因来标记 CSQT-2 细胞实时监控裸鼠皮下成瘤信息。图 2-2B 结果显示，CSQT-2 可以在裸鼠体内形成 HCC。之后，为了评估 CSQT-2 细胞转移的能力，我们向裸鼠心内注射 CSQT-2 细胞，如图 2-2C 所示，由于细胞转移，在小鼠的骨和淋巴结位置形成斑块。同样，在脾内注射 CSQT-2 细胞 3 周之后，可以观察到 CSQT-2 细胞转移至肝脏位置（图 2-2D）。由于 PVTT 是与 HCC 的发生发展密切相关的，因此我们检测 CSQT-2 细胞所形成的肿瘤组织与 PVTT 的相关性。结果如图 2-2E 所示，我们在裸鼠的肝脏原位移植 CSQT-2 肿瘤组织，发现在裸鼠的门静脉系统上产生了 PVTT 的病变。所有这些结果显示，CSQT-2 细胞系具有恶性 HCC 的临床特征。

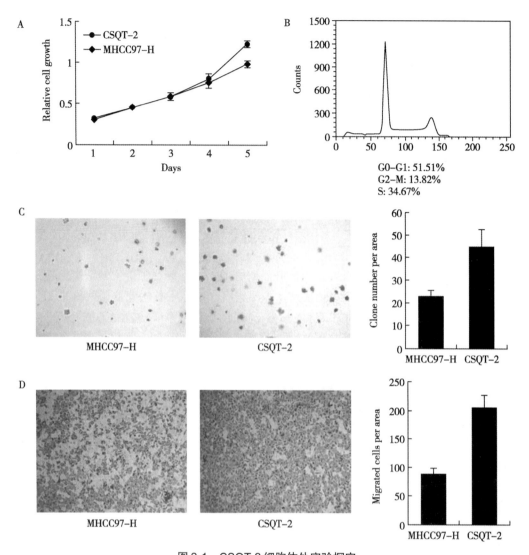

图 2-1 CSQT-2 细胞体外实验探究
A. CSQT-2 和 MHCC97-H 细胞生长情况；B. CSQT-2 细胞周期分析；
C. 不依赖支持物生长；D. CSQT-2 和 MHCC97-H 细胞迁移分析

（三）CSQT-2 细胞中肿瘤干细胞相关标志物的表达

已有文章报道，HCC 可能来源于一部分表达肿瘤干细胞相关标志物如 CD133，CD90 和 EpCAM 的癌细胞。因此我们利用流式分析仪来检测不同代数的 CSQT-2 细胞中 CD133，CD90 和 EpCAM 的表达，结果如图 2-3 所示。我们发现，在前几代中，有一部分的 CSQT-2 细胞表达 CD133，然而 30 代以后观察不到 CD133 或者 CD90 阳性的细胞。但是 EpCAM 的表达随着细胞代数的增加明显增加。

（四）CSQT-2 细胞中肿瘤转移相关基因的验证

癌症的转移是一个由多种转移相关基因的异常表达引发的，涉及细胞增殖、凋亡以及迁移，非常复杂的病理过程。因此我们探究了多种转移相关基因在 CSQT-2 细胞中的表达，结果如图 2-4 所示。其中促进肿瘤生长因子 EGFR 在 CSQT-2 细胞中明显过表达。细胞生长调节因子 Akt 的磷酸化和 cIAP1 在 CSQT-2 细胞中的表达明显增加，显示明显抑制了细胞凋亡水平。另外，我们还检测了其他转移相关基因例如 uPAR 的表达。这些结果显示，大部分的转移相关基因在 CSQT-2 细胞中都是高表达的（图 2-4）。

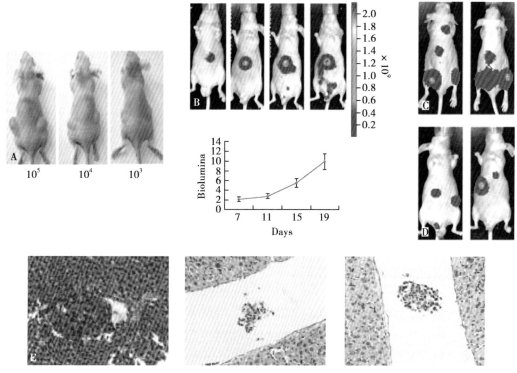

图 2-2　CSQT-2 细胞体内实验探究

A. CSQT-2 细胞皮下成瘤实验；B. 荧光标记的 CSQT-2 细胞在裸鼠体内的生长情况；C. 心内注射 CSQT-2 细胞的迁移情况；D. 脾内注射 CSQT-2 细胞的转移情况；E. CSQT-2 细胞所成的肿瘤形成的 PVTT 的 H&E 切片

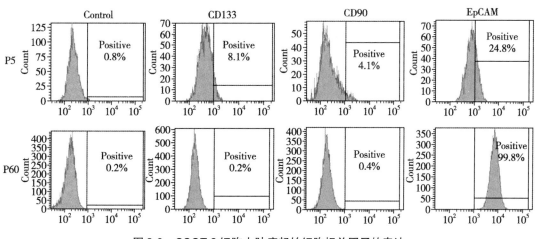

图 2-3　CSQT-2 细胞中肿瘤起始细胞相关因子的表达

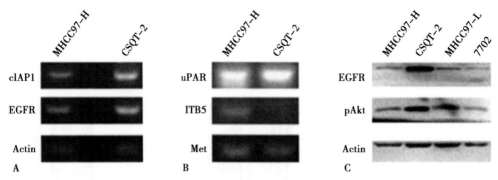

图 2-4　CSQT-2 细胞系中转移相关基因的表达

二、CSQT-2 细胞系的应用研究

CSQT-2 细胞系是目前国际上唯一能模拟癌栓发生、发展的细胞系，为癌栓研究提供了有效工具，并被多个研究应用。如应用该细胞系研究发现：HBV 引起的炎症可以通过 TGF-β/miRNA34a /CCL22/Tregs 促进 PVTT 的发生（*Cancer Cell*）、术后早期应用索拉非尼可通过阻断肝再生 ERK 信号通路有效抑制癌栓生长和肝癌转移（*Hepatology*）、全反式视黄酸可通过降低 Epcam 阳性肿瘤干细胞的比例，从而降低肿瘤干细胞的干性以及耐药性，提高疗效。该成果为解决索拉非尼或化疗药物耐药开辟了一种潜在有效的临床治疗手段（*Hepatology*、*J Hepatology*.），利用细胞黏附因子 1（ICAM1）从 CSQT-2 细胞系中分离出癌栓相关肿瘤干细胞，并发现 ICAM1 可促进 PVTT 的形成及肿瘤转移（*Gastroenterology*）。ICAM1 促进 PVTT 的形成及肿瘤转移是通过长链非编码 RNA-ICR 的调控实现的（*Clin Cancer Res*），FOXM1/miR-135a/MTSS1 信号调控通路可影响 PVTT 的发生及肿瘤转移（*J Hepatology*.），以上的研究提示 CSQT-2 细胞系在癌栓研究中发挥着重大作用。

三、肝癌门静脉癌栓发生机制的分子生物学研究进展

肝细胞癌（hepatocellular carcinoma，HCC，以下简称肝癌）是临床上最常见的恶性肿瘤之一，其发病率及死亡率分别居全球恶性肿瘤疾病的第 5 位和第 2 位。经过多年的研究和探索，肝癌患者的预后有了一定的改善，但近年来，肝癌患者的总体生存率提高不明显，因为肝癌患者起病隐匿、进展迅速，70%～80% 的患者初诊时已处于中晚期，肿瘤侵犯门静脉并形成门静脉癌栓（portal vein tumor thrombus，PVTT）发生率高。PVTT 可以导致肝癌患者肝内癌细胞的扩散、肝功能恶化甚至肝衰竭、门静脉压力升高引起顽固腹水及消化道出血等。若不进行干预，预后较差，中位生存时间仅为 2.7～4 个月，远低于不伴有 PVTT 的肝癌患者。PVTT 并非中晚期肝癌所独有，很多小肝癌患者也伴有 PVTT，导致手术切除后出现早期复发转移的现象。所以说，PVTT 被认为是影响肝癌患者预后的重要因素。因此，深入研究 PVTT 的发生机制，寻找有效的干预治疗措施，将有助于改善此类患者的预后。本章节将介绍近年来关于 PVTT 的发生机制的部分研究成果。

（一）来源于肝癌门静脉癌栓的人肝癌细胞系的建立

可供体外研究的细胞系对于肿瘤理论和应用研究具有十分重要的价值。不同组织来源的细胞，其生物特性和适用性不尽相同。虽然一系列肝癌细胞系的建立，为研究肝癌的

发病机制、寻找合适的治疗方法等提供了理想的模型，但是鲜有报道来源于 PVTT 的细胞系，所以建立来源于肝癌门静脉癌栓的细胞系显得尤为重要。Wang 等利用人肝癌门静脉癌栓新鲜组织块进行原代培养得到肝癌门静脉癌栓来源的肝癌细胞系 -1（Cheng Shu Qun Thrombus Cell Line -1，CSQT-1），并进一步利用肝癌门静脉癌栓原位移植模型，将成瘤后的裸鼠肝脏肿瘤进行细胞原代培养，建立肝癌细胞系，命名为肝癌门静脉癌栓来源的肝癌细胞系 -2（CSQT-2）。CSQT-1 和 CSQT-2 具有人肝癌组织的特性，均能稳定生长，具有无限生长的能力，同时因取材于肝癌门静脉癌栓而和其他肝癌细胞系又有诸多不同。CSQT-1 及 CSQT-2 两株肝癌细胞系是体外研究肝癌门静脉癌栓形成及防治的一个良好模型，为进一步研究 PVTT 的形成机制提供了实验工具。

（二）PVTT 形成的分子生物学基础

1. 肝癌门静脉癌栓相关基因研究　基因研究获得的信息能为一些疾病提供新的诊断和治疗方法。王葵等研究原发性肝癌伴或不伴门静脉癌栓形成的基因表达差异（表 2-1、表 2-2）。通过提取标本癌、门静脉癌栓和癌旁组织，对比表达的差异，分析得出 FACL4、MAP4K4、HMGA1、POSTN、ZNF282 表达明显上调以及 PRRX1、CCL19 表达明显下调可能在门静脉癌栓的形成发展中有潜在意义，但具体的作用机制尚不清楚，仍需进一步进行研究。Huang 等发现 KDM6A、CUL9、FDG6、AKAP3 和 RNF139 基因只存在于癌栓组织，进而推测这些突变基因与 PVTT 的形成可能存在一定的关联。此外，也有研究表明 P53 基因的突变、nm23-H1 基因杂合性丢失以及 MDM2 基因的高表达均与 PVTT 的形成密切相关。这些基因的发现有助于我们进一步了解 PVTT 的生物学特性，进而进行早期诊断和针对性治疗提供依据。此外，郑亚新等通过肝癌患者组织进行分析提示随着 DNA 增殖水平的上升，HCC 细胞获得了更强的突破包膜生长、侵袭门静脉壁、形成肝内播散等一系列侵袭和转移能力。

表 2-1　肝癌伴和不伴门静脉癌栓患者癌组织共同基因表达谱的变化（部分）

基因库登记号	基因名称	变化倍数
AF289489	aspartate beta-hydroxylase（天冬氨酸 β 羟化酶）	12.25～12.78
AL136942	lysosomal associated protein transmembrane 4 beta（LAPTM4B，溶酶体蛋白跨膜抗体）	10.77～11.07
NM 003846	peroxisomal biogenesis factor 11B（PEX11B，过氧化物酶病生物起源基因）	6.883～7.408
NM 016175	sequestosome 1（SQSTM1）	6.291～6.373
NM 005998	chaperonin containing TCP1，subunit 3（gamma）伴侣蛋白	4.381～5.931
NM 001428	enolase 1，（alpha）（ENO1，烯醇酶）	5.078～5.079
NM 006149	lectin，galactoside- binding，soluble，4（galectin 4，半乳凝素 4）（LGALS4）	3.887～4.339
NM 000567	C- reactive protein，pentraxin- related（CRP，C 反应蛋白）	4.222～4.596
BC001425	CDC28 protein kinase regulatory subunit 1B（CKS1B，角蛋白）	3.849～4.185
NM 000157	glucosidase，beta；acid（includes glucosylceramidase）（GBA，葡萄糖苷）	4.003～4.296
NM 012433	splicing factor 3b，subunit 1（SF3B1 剪接因子 3b）	3.825～3.992
NM 012458	translocase of inner mitochondrial membrane 13 homolog（yeast）（TIMM13，线粒体内膜移位酶）	3.758～3.849

续表

基因库登记号	基因名称	变化倍数
NM 006855	KDEL（Lys- Asp- Glu- Leu）endoplasmic reticulum protein retention receptor 3（KDELR3，内质网滞留受体）	13.705～3.959
NM 001304	carboxypeptidase D（CPD，羧肽酶）	3.452～3.687
NM 000773*	cytochrome P450, family 2, subfamily E, polypeptide 1（CYP2E1，细胞素色 P450 家族）	0.0414～0.0439
NM 001875*	carbamoyl- phosphate synthetase 1, mitochondrial（CPS1，氨甲基磷酸合成酶）	0.0588～0.0632
M10942*	metallothionein 2A（MT2A，金属硫蛋白 2A）	0.0644～0.0651

注：* 为表达下调者，其余为表达上调者

表 2-2　肝癌门静脉癌栓组（CD 组）中特异的部分表达异常基因

基因库登记号	基因名称	变化倍数
NM 022977	fatty- acid- Coenzyme A ligase, long- chain 4（FACL4，脂肪酸辅酶 A 连接酶），transcript variant 2	10.43
NM 004834	mitogen- activated protein kinase kinase kinase kinase 4（MAP4K4，细胞分裂素活化蛋白激酶），transcriptvariant2	5.948
NM 002131	Homo sapiens high mobility group AT- hook 1（HMGA1），transcript variant 6	5.415
NM 006475	BC009542 zinc finger protein 282（ZNF282，锌指盒蛋白）	3.4
NM 006902*	paired related homeobox 1（PRRX1，配对相关同源基因），transcript variant pmx- 1a	0.183
NM 006274*	chemokine（C- C motif）ligand 19（CCL19，趋化因子 19）	0.197

注：* 为表达下调者，其余为表达上调者

2. 肝癌门静脉癌栓相关 microRNAs 研究　微小 RNAs（microRNAs，miRNAs）是一类短小的（常为 17～25nt）单链非编码内源性 RNA，能通过降解靶 mRNA 或抑制蛋白质翻译从而在基因的转录后调控中扮演重要角色。随着对 miRNA 研究的深入，人们发现，miRNA 也在肿瘤的增殖、分化、侵袭转移、治疗反应中扮演了重要角色。Zhou 等通过 miRNA 测序发现了 22 种可能与肝癌转移相关的 miRNAs，其中，miR-28-5p 的低表达被证实与肿瘤的转移、复发、预后密切相关。

进一步探究发现，白介素 34（interleukin-34, IL-34）是 miR-28-5p 重要作用靶点，通过调控肿瘤相关巨噬细胞（tumor-associated macrophages，TAMs）来发挥作用，并提出了 miR-28-5p-IL-34-macrophage 的反馈通路。Liu 等通过比较肝癌原发灶及门静脉癌栓的 miRNA 表达谱发现，miR-135a 等 10 个 miRNA 在 PVTT 中的表达水平高于原发灶至少 1.5 倍，miR-433 等 5 个 miRNA 在 PVTT 中的表达水平低于原发灶至少 1.5 倍（表 2-3），这表明这些 miRNA 可能在 PVTT 的形成中发挥作用。更有研究发现，抑制 CSQT-2 中 miR-135a 的表达可以显著抑制其侵袭能力，这也在裸鼠原位种植实验中得到证实。

此外还发现，miR-135a 可能是通过上游的转录基因 FOXM1 和下游的靶向肿瘤抑制基因 MTSS1 发挥作用的，最终建立了 FOXM1-miR-135a-MTSS1 通路。Yang 等的研究更揭示了一个 HBV 感染导致 PVTT 形成的调控通路。他们发现 HBV 在肝组织内的持续感染以及上调的 TGF-β 活性可以抑制 miR-34a 的表达水平，减弱 miR-34a 对其靶基因 CCL22 的抑制，上调的 CCL22 可以招募调节性 T 细胞（regulatory T cells，Treg）形成一个免疫抑制微环境，促进肿瘤细胞的免疫逃逸，定植于肝内门静脉系统形成 PVTT。HBV-TGF-β-miRNA-34a-CCL22-Treg-PVTT 通路是迄今为止最完整的解释 PVTT 如何形成的通路。

表 2-3　PVTT 中异常表达的 miRNA

miRNA 名称	平均值和标准差	p 值	染色体位置	miRNA 潜在作用靶点
上升倍数超过 1.5 倍				
miR-135a	5.94 ± 0.10	<0.05	3p21.1，12q23.1	MTSS1，GAS7
miR-302d	2.56 ± 0.34	<0.01	4q25	RASSF2，RGL1
miR-517b	2.35 ± 0.51	<0.05	19q13.42	WNT4，TSC1
miR-34a	2.06 ± 0.33	<0.05	1p36.22	FKBP1B，FOXP1
miR-424	1.92 ± 0.07	<0.01	Xq26.3	MYB，PAPPA
miR-130a	1.84 ± 0.06	<0.01	11q12.1	DDX6，GJA1
miR-195	1.66 ± 0.26	<0.05	17p13.1	CD28，KIF23
miR-624	1.63 ± 0.34	<0.05	14q12	NBEA，NFIB
miR-150	1.53 ± 0.11	<0.05	19q13.33	RC3H1，PIK3R1
miR-199b	1.52 ± 0.09	<0.05	9q34.11	GARNL1，SULF1
下降倍数小于 0.6 倍				
miR-214	0.37 ± 0.07	<0.01	1q24.3	RC3H1，ZFAND3
miR-654	0.35 ± 0.14	<0.05	14q32.31	MTSS1，KIF21B
miR-675	0.33 ± 0.10	<0.01	11p15.5	MARK4
miR-503	0.32 ± 0.19	<0.05	Xq26.3	ZNF423，TNRC6B
miR-433	0.17 ± 0.18	<0.05	14q32.2	NAV1，SORBS1

3. 肝癌门静脉癌栓相关 lncRNAs 研究　长链非编码 RNAs（long noncoding RNAs，lncRNAs）是长度大于 200 个核苷酸的非编码 RNA。在细胞内 lnc RNA 可以调节基因转录和 mRNA 的合成，同时也能影响 RNA 的稳定性和 miRNA 在细胞质内的活性。

最新研究表明，lnc RNA 在剂量补偿效应、表观遗传调控、细胞周期调控和细胞分化调控等众多生命活动中发挥重要作用。例如 lncRNAs ANRIL（antisense non-coding RNA in the INK4 locus）和 HOTAIR（HOX transcript antisense RNA）通过促进染色体复合物的生成来促进肿瘤的生长和转移等。Yuan 等发现了能被转化因子诱导的 lncRNA（TGF-β-induced lncRNA，lncRNA-ATB），lncRNA-ATB 通过调节 TGF-β、miR-200 家族和 ZEB（zinc finger E-box binding homeobox，E 盒结合锌指蛋白）来影响肿瘤早期至晚期的各个过程（图 2-5）。

lncRNA-ATB 的发现也为临床提供了治疗的新靶点，可以通过抑制 lncRNA-ATB 的转录来抑制其发挥作用，也可以通过阻断与其密切相关的 TGF-β 通路达到治疗的效果。另一项研究发现了肿瘤相关的 lncRNA-DANCR，其在 HCC 的表达明显升高，进一步的体内外实验表明 DANCR 的高表达，明显地增强了 HCC 的干性，促进了肿瘤的生成以及转移。DANCR 与 CTNNB1 相互结合阻断了 miR214，miR-320a 和 miR-199a，揭示了一个涉及

lncRNAs，mRNAs，miRNAs 的肿瘤发生的独特机制。此外，Chang 等发现的 lncRNA GAS5（growth arrest-specific 5）通过调控波形蛋白（vimentin）来影响肝癌细胞的增殖和侵犯。低表达的 GAS5 与 PVTT 的发生密切相关，也为临床提供了新的潜在的治疗靶点。

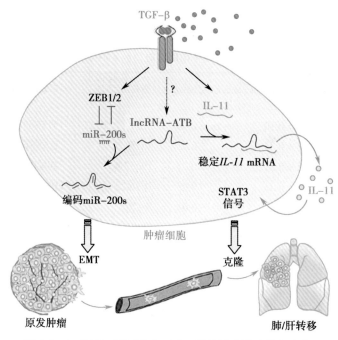

图 2-5　lncRNA-ATB 通过 TGF-β 调控肿瘤转移的各个步骤

4. 肝癌门静脉癌栓相关蛋白研究　肿瘤的发生是一个多基因、多阶段的复杂过程，是癌基因激活和抑癌基因失活的过程。在组织增生产生原位癌变过程中，除基因水平的变化外，在分子水平还有不同的功能性蛋白的参与。通过对正常个体与病变个体组织蛋白质比较分析，找到某些疾病特异性的蛋白质分子，它们可成为新药物设计的分子靶点，或者也会为疾病的早期诊断提供分子标志。

近年来，随着高通量技术的进步，使得我们可以更全面更系统的去寻找与肝癌相关的蛋白，例如 Ding 等比较 MHCC97H 细胞系和 MNCC97L 细胞系的蛋白质表达差异时，发现转移能力更强的 MHCC97H 细胞中角蛋白 19（cytokeratin 19，CK19）的表达明显上调，进一步研究发现在肿瘤组织中 CK19 表达高的患者转移和复发的可能性更高。Liotta 提出的肿瘤细胞浸润转移的三步骤假说已经得到广泛认可，PVTT 的发生更是涉及肿瘤细胞之间、肿瘤 - 基质细胞之间的黏附力、趋化、细胞外基质的降解等一系列的过程。

（1）黏附分子与 PVTT 的形成：在癌细胞脱离原发灶、移动并附着远处器官等癌浸润转移过程中，细胞黏附分子和细胞黏附力发挥着重要作用。肿瘤细胞间黏附力减弱，有利于肿瘤细胞脱离原发瘤；而肿瘤细胞与基质细胞、内皮细胞黏附能力增强，有助于肿瘤细胞在局部停留、着床并形成转移灶。如上皮型钙黏蛋白（E-cadherin，E-CD）是同种细胞间的主要黏附分子，研究发现黏钙蛋白的 LI- 钙黏蛋白（Liver-intestine，LI-cadherin）的表达水平却与肝癌的侵袭性呈正相关，即高表达 LI-cadherin 的肝癌组织中肿瘤细胞更易脱落，微血管侵犯比例明显增加。血清中细胞间黏附分子Ⅰ型（Intercellular adhesion molecule 1，ICAM-1）也被认为与肝癌的转移密切相关,Liu 等研究发现与 ICAM-1 低表达的细胞相比,高表达 ICAM-1 的细胞具有更强的致瘤能力,进一步研究还发现抑制 ICAM-1 的表达可以降低肿瘤的发生率和转移率,可见 ICAM-1 的表达与 PVTT 的发生也具有密切的联系,但具体作用机制尚不清楚。

（2）趋化因子与 PVTT 的形成:趋化因子可以趋化肿瘤细胞,并可调节金属蛋白酶及黏附分子表达增加肿瘤细胞侵袭性,已经证实趋化因子及其受体在决定乳腺癌器官选择性转移中起着非常重要的作用。Li 等发现 CXCR4 的表达在 PVTT 组织中明显高于在肝癌组织中的表达,临床病理结果发现其表达水平与肝癌的侵犯、有无癌栓及有无肝内或淋巴结转移有关。而在动物体内特异性的阻断、降低 CXCR4 可以减少癌栓的形成。因此,由趋化因子及其受体介导的肝癌细胞的定向迁移可能可以解释肝癌细胞易于侵犯门静脉的原因。

（3）基质降解与 PVTT 的形成:肿瘤的侵袭与转移的另一个必要条件就是破坏细胞外基质(extracellular matrix,ECM),而降解的基质蛋白对肿瘤细胞的生长增殖有帮助。其中基质金属蛋白(matrixmetalloproteinase,MMP)能降解基底膜和基质,最终肿瘤细胞沿基底膜缺损和基质空隙向周围生长。MMP-9 和 MMP-2 在肝癌伴有 PVTT 者中含量显著高于无 PVTT 者。而当 MMP-2 和 MMP-9 在肝癌组织的表达高于癌旁肝组织时,癌栓发生率明显升高;相反地,当在肝癌组织的表达低于癌旁肝组织时,癌栓发生率均为 0。这说明 MMPs 可能在 PVTT 形成中起重要作用。尿激酶型纤溶酶原激活系统(urokinase-typeplasminogenacti-vatorsystem,u-PA)能够水解无活性的纤溶酶原,而转变成有活性的纤溶酶,后者能降解 ECM 蛋白。在许多肿瘤中都有 u-PA 及相应调节分子的高表达,并且与肿瘤的预后、复发、转移密切相关。

5. 代谢改变与 PVTT 的形成　由于代谢组学具有能将基因和蛋白质水平的微小变化在代谢物水平放大和代谢物的种类远少于基因和蛋白质的数目等众多优点,已经成为系统生物学研究的重要组成部分。研究发现癌症细胞更倾向于利用糖酵解途径产生能量,同时产生更多的乳酸,从而更利于肿瘤的发生发展。葡萄糖 -6- 磷酸脱氢酶(glucose-6- phosphate dehydrogenase,G6PD)参与的磷酸戊糖途径(pentose phosphate pathway,PPP)是控制产生戊糖和 NADPH 的关键因素,成为了近年来研究的热点。Hong 等研究发现了抑癌基因 PTEN,通过 Tcl1/hnRNPK 来调控肝癌组织中 G6PD 的表达,进而影响肿瘤的代谢重构和生物合成,并且还发现了高表达的 G6PD 会影响患者使用索拉非尼的疗效,这对于 PVTT 的患者的治疗具有重要的指导意义。G6PD 的活性也被证明可促进血管生成,提高肿瘤细胞的增殖和侵袭。在体外敲除 G6PD 可降低血管内皮细胞增殖,迁移和磷酸化的 VEGF 受体,而 G6PD 过表达却显示出促血管生成的表型。由此可见,对于代谢相关基因的研究可能成为解释 PVTT 发生机制的新突破点。

6. 肿瘤微环境与 PVTT 的形成　肿瘤细胞与癌周基质之间的动态变化涉及肿瘤发生、侵袭、转移的各个过程,肿瘤相关巨噬细胞(tumor-associated macrophages,TAMs)和 T 细胞,能通过促进上皮细胞转化、增加蛋白酶水解活性、调节免疫力的方式来促进肿瘤的侵袭、转移以及新生血管的生成。其中,巨噬细胞几乎存在于所有的组织中,并在维持肿瘤细胞和基质细胞之间的稳态方面发挥着重要的作用。大量的研究表明 TAMs 能通过损害细胞毒素 PD-1+CD8+T 细胞免疫应答来推动肝癌的进展。此外,库普弗细胞(Kupffer cells)作为肝独特的巨噬细胞，能产生大量的骨桥蛋白；雄激素受体相关的巨噬细胞，能够通过调控肿瘤坏死因子（tumor necrosis factor，TNF）来影响肝脏的损伤修复，还会引起 p38 的激活进而促进 HCC 的转移。

研究发现，HCC 的转移与癌旁巨噬细胞集落刺激因子（macrophage colony-stimulating factor，M-CSF）的表达密切相关，即高表达 M-CSF 的患者预后较差，肝内肝外转移发生率高。因此，针对巨噬细胞的药物例如唑来膦酸，可以消耗肿瘤附近的巨噬细胞，与索拉非尼联用，能明显改善患者的预后。

免疫细胞的不平衡是肿瘤进程中的一个重要的调节器。在肝癌伴转移的患者中发现，Th1 辅助 T 细胞相关的促炎性细胞因子如肿瘤坏死因子（tumor necrosis factor，TNF）、干扰素（interferon，IFN）和 IL-1 的表达明显低于不伴转移的患者，说明增强 Th1 免疫应答，或许可抑制肿瘤的复发。CD4+CD25+ FoxP3 T 细胞已被证实在肝癌肿瘤细胞中高表达，该类 T 细胞能损害细胞毒性 CD8+T 的增殖、活化、脱粒以及产生颗粒酶 A、颗粒酶 B 和穿孔蛋白的能力。与此结论类似的，Gao 等研究发现调节 T 细胞与肝癌细胞的侵袭性、瘤内淋巴管形成有关；细胞毒 T 细胞可以作为预测肝癌预后的重要指标；针对 Treg 和效应 T 细胞的免疫疗法治疗可能成为减少复发、延长 PVTT 患者生存期的有效手段。

7. 肿瘤干细胞与 PVTT 的形成 肿瘤干细胞（cancer stem cell，CSC）因有很强的转移潜能，也有人将其称为转移型的肿瘤干细胞。其与转移的关系的研究热点集中在：原发瘤中的 CSC 通过与微环境的相互作用，影响干性因子或通路的变化，从而促进侵袭和转移特性的获得；而在转移灶形成的过程中，CSC 自身的代谢变化与微环境的共同作用，又调节了干细胞的自我更新和定居。肝癌中，有研究称 CD44+ 的肝癌干细胞与 CD14+ 的 TAM 共培养后，TAM 产生的 IL-6 会促进这群肝癌干细胞的扩张和成瘤能力。而当 CSC 发生播散进入血液循环时，就有可能成为 CTC 的组成部分。这意味着循环肿瘤细胞中能成功地产生转移灶的组分，可能是 CSC 或是已具有 CSC 特性的细胞。例如肝癌中也发现 EpCAM+ CTC（circulating tumor cell，CTC）具有干细胞特性，部分 EpCAM+ CTC 有 CD133+ 或者 ABCG2+ 的表达。而这也暗示着 CSC 可能是 CTC 的主要功能细胞，或是只有具有或获得 CSC 特性的细胞才能在转移的过程中存活下来。Guo 等更是发现了能影响 CSC 性能和促进 PVTT 发生的 ICAM-1 相关 lncRNA（ICAM-1-related，ICR）。因此，肿瘤干细胞的研究可能为我们解释 PVTT 的形成提供新的方向。

（王　康　张修平　蒋亚波）

参 考 文 献

[1] Parkin DM，Bray F，Ferlay J，et al . Global cancer statistics，2002. CA Cancer J Clin，2005，55：74-108.

[2] 程树群，吴孟超，程红岩 . 原发性肝癌门静脉癌栓生长特征的研究 . 中国现代普通外科进展，2003，6：103-105.

[3] Cheng S Q，Wu M C，Chen H. Tumor thrombus types influence the prognosis of hepatocellular carcinoma with the tumor thrombi in the portal vein［J］. Hepatogastroenterology，2007，54（74）：499-502.

[4] Zhou L，Wei X，Cheng L，et al. CD133，one of the markers of cancer stem cells in Hep-2 cell line. Laryngoscope，2007，117（3）：455-460.

[5] Utsunomiya I，Iemura A，Yano H，et al. Establishment and characterization of a new human hepatocellular

carcinoma cell line, HAK-3, and its response to growth factors. Int J Oncol, 1999, 15 (4): 669-675.

[6] Ji XN, Ye SL, Li Y, et al. Contributions of lung tissue extracts to invasion and migration of human hepatocellular carcinoma cells with various metastatic potentials. J Cancer Res Clin Oncol, 2003, 129 (10): 556-564.

[7] Lou CY, Feng YM, Qian AR, et al. Establishment and characterization of human hepatocellular carcinoma cell line FHCC-98. World J Gastroenterol, 2004, 10 (10): 1462-1465.

[8] Li Y, Tian B, Yang J, et al. Stepwise metastatic human hepatocellular carcinoma cell model system with multiple metastatic potentials established through consecutive in vivo selection and studies on metastatic characteristics. J Cancer Res Clin Oncol, 2004, 130 (8): 460-468.

[9] Hu L, Wen JM, Sham JS, et al. Establishment of cell lines from a primary hepatocellular carcinoma and its metastais. Cancer Genet Cytogenet, 2004, 148 (1): 80-84.

[10] Michor F, Hughes TP, Iwasa Y, et al. Dynamics of chronic myeloid leukaemia. Nature, 2005, 435 (7046): 1267-1270.

[11] Ma S, Chan KW, Hu L, et al. Identification and characterization of tumorigenic liver cancer stem/progenitor cells.Gastroenterology, 2007, 132 (7): 2542-2556.

[12] Torre LA, Bray F, Siegel RL, et al. Global cancer statistics, 2012. CA Cancer J Clin, 2015, 65 (2): 87-108.

[13] Zhang ZM, Lai EC, Zhang C, et al. The strategies for treating primary hepatocellular carcinoma with portal vein tumor thrombus. Int J Surg, 2015, 20: 8-16.

[14] Chau GY, Lui WY, Wu CW. Spectrum and significance of microscopic vascular invasion in hepatocellular carcinoma. Surg Oncol Clin N Am, 2003, 12 (1): 25-34.

[15] Wang T, Hu HS, Feng YX, et al. Characterisation of a novel cell line (CSQT-2) with high metastatic activity derived from portal vein tumour thrombus of hepatocellular carcinoma. Br J Cancer, 2010, 102 (11): 1618-1626.

[16] 王葵, 沈锋, 丛文铭, 等. 肝癌伴门静脉癌栓的基因表达研究. 癌症进展, 2005, (05): 417-422.

[17] Huang J, Deng Q, Wang Q, et al. Exome sequencing of hepatitis B virus-associated hepatocellular carcinoma. Nat Genet, 2012, 44 (10): 1117-1121.

[18] Park NH, Chung YH, Youn KH, et al. Close correlation of p53 mutation to microvascular invasion in hepatocellular carcinoma. J Clin Gastroenterol, 2001, 33 (5): 397-401.

[19] 周俭, 樊嘉, 肖永胜. 肝细胞癌门静脉癌栓形成机制. 实用肿瘤杂志, 2009, v.24 (05): 425-428.

[20] 郑亚新, 徐元鼎, 凌玉芹. 肝细胞癌的侵袭和转移与 DNA 含量的关系. 上海医科大学学报, 1996, (04): 257-260.

[21] Zhou SL, Hu ZQ, Zhou ZJ, et al. miR-28-5p-IL-34-macrophage feedback loop modulates hepatocellular carcinoma metastasis. Hepatology, 2016, 63 (5): 1560-1575.

[22] Liu S, Guo W, Shi J, et al. MicroRNA-135a contributes to the development of portal vein tumor thrombus by promoting metastasis in hepatocellular carcinoma. J Hepatol, 2012, 56 (2): 389-396.

[23] Yang P, Li QJ, Feng Y, et al. TGF-beta-miR-34a-CCL22 signaling-induced Treg cell recruitment promotes venous metastases of HBV-positive hepatocellular carcinoma. Cancer cell, 2012, 22 (3): 291-303.

[24] Qi P, Du X. The long non-coding RNAs, a new cancer diagnostic and therapeutic gold mine. Mod Pathol, 2013, 26 (2): 155-165.

[25] Wapinski O, Chang HY. Long noncoding RNAs and human disease. Trends Cell Biol, 2011, 21 (6): 354-361.

[26] Li T, Mo X, Fu L, et al. Molecular mechanisms of long noncoding RNAs on gastric cancer. Oncotarget, 2016, 7 (8): 8601-8612.

[27] Yuan JH, Yang F, Wang F, et al. A long noncoding RNA activated by TGF-beta promotes the invasion-metastasis cascade in hepatocellular carcinoma. Cancer cell, 2014, 25 (5): 666-681.

[28] Wahlestedt C. Targeting long non-coding RNA to therapeutically upregulate gene expression. Nat Rev Drug Discov, 2013, 12 (6): 433-446.

[29] Yuan SX, Wang J, Yang F, et al. Long noncoding RNA DANCR increases stemness features of hepatocellular carcinoma by derepression of CTNNB1. Hepatology, 2016, 63 (2): 499-511.

[30] Chang L, Li C, Lan T, et al. Decreased expression of long non-coding RNA GAS5 indicates a poor prognosis and promotes cell proliferation and invasion in hepatocellular carcinoma by regulating vimentin. Mol Med Rep, 2016, 13 (2): 1541-1550.

[31] Ding SJ, Li Y, Tan YX, et al. From proteomic analysis to clinical significance: overexpression of cytokeratin 19 correlates with hepatocellular carcinoma metastasis. Mol Cell Proteomics, 2004, 3 (1): 73-81.

[32] Liotta LA, Rao CN, Barsky SH. Tumor invasion and the extracellular matrix. Lab Invest, 1983, 49 (6): 636-649.

[33] 许洪卫. 细胞黏附力和黏附分子对癌侵袭性影响的研究展望. 世界华人消化杂志, 2005, (17): 2057-2060.

[34] Ding ZB, Shi YH, Zhou J, et al. Liver-intestine cadherin predicts microvascular invasion and poor prognosis of hepatitis B virus-positive hepatocellular carcinoma. Cancer, 2009, 115 (20): 4753-4765.

[35] Liu S, Li N, Yu X, et al. Expression of intercellular adhesion molecule 1 by hepatocellular carcinoma stem cells and circulating tumor cells. Gastroenterology, 2013, 144 (5): 1031-1041.

[36] Müller A, Homey B, Soto H, et al. Involvement of chemokine receptors in breast cancer metastasis. Nature, 2001, 410 (6824): 50-56.

[37] Li N, Guo W, Shi J, et al. Expression of the chemokine receptor CXCR4 in human hepatocellular carcinoma and its role in portal vein tumor thrombus. J Exp Clin Cancer Res, 2010, 29: 156.

[38] Chang C, Werb Z. The many faces of metalloproteases: cell growth, invasion, angiogenesis and metastasis. Trends Cell Biol, 2001, 11 (11): S37-43.

[39] Tang Y, Lv P, Sun Z, et al. 14-3-3beta Promotes Migration and Invasion of Human Hepatocellular Carcinoma Cells by Modulating Expression of MMP2 and MMP9 through PI3K/Akt/NF-kappaB Pathway. PloS one, 2016, 11 (1): e0146070.

[40] Halámková J, Kiss I, Tomášek J, et al. Significance of urokinase and its inhibitors in the invasiveness and metastasing of malignant tumors.Vnitrní Lékarství, 2012, 58 (2): 129-134.

[41] Taylor J, King RD, Altmann T, et al. Application of metabolomics to plant genotype discrimination using statistics and machine learning. Bioinformatics, 2002, 18 Suppl 2: S241-248.

[42] Beyoglu D, Imbeaud S, Maurhofer O, et al. Tissue metabolomics of hepatocellular carcinoma: tumor energy metabolism and the role of transcriptomic classification. Hepatology, 2013, 58 (1): 229-238.

[43] Upadhyay M，Samal J，Kandpal M，et al The Warburg effect：insights from the past decade. Pharmacol Ther，2013，137（3）：318-330.

[44] Hong X，Song R，Song H，et al. PTEN antagonises Tcl1/hnRNPK-mediated G6PD pre-mRNA splicing which contributes to hepatocarcinogenesis. Gut，2014，63（10）：1635-1647.

[45] Pan S，World CJ，Kovacs CJ，et al. Glucose 6-phosphate dehydrogenase is regulated through c-Src-mediated tyrosine phosphorylation in endothelial cells. Arterioscler Thromb Vasc Biol，2009，29（6）：895-901.

[46] Condeelis J，Pollard JW. Macrophages：obligate partners for tumor cell migration，invasion，and metastasis. Cell，2006，124（2）：263-266.

[47] Balkwill F，Charles KA，Mantovani A. Smoldering and polarized inflammation in the initiation and promotion of malignant disease. Cancer cell，2005，7（3）：211-217.

[48] Ye QH，Qin LX，Forgues M，et al. Predicting hepatitis B virus-positive metastatic hepatocellular carcinomas using gene expression profiling and supervised machine learning. Nat Med，2003，9（4）：416-423.

[49] Ramaiah SK，Rittling S. Pathophysiological role of osteopontin in hepatic inflammation，toxicity，and cancer. Toxicol Sci，2008，103（1）：4-13.

[50] Lai JJ，Lai KP，Chuang KH，et al. Monocyte/macrophage androgen receptor suppresses cutaneous wound healing in mice by enhancing local TNF-αlpha expression. J Clin Invest，2009，119（12）：3739-3751.

[51] Luedde T，Trautwein C. Intracellular survival pathways in the liver. Liver Int，2006，26（10）：1163-1174.

[52] Zhu XD，Zhang JB，Zhuang PY，et al. High expression of macrophage colony-stimulating factor in peritumoral liver tissue is associated with poor survival after curative resection of hepatocellular carcinoma. J Clin Oncol，2008，26（16）：2707-2716.

[53] Zhang W，Zhu XD，Sun HC，et al. Depletion of tumor-associated macrophages enhances the effect of sorafenib in metastatic liver cancer models by antimetastatic and antiangiogenic effects. Clin Cancer Res，2010，16（13）：3420-3430.

[54] Budhu A，Forgues M，Ye QH，et al. Prediction of venous metastases，recurrence，and prognosis in hepatocellular carcinoma based on a unique immune response signature of the liver microenvironment. Cancer cell，2006，10（2）：99-111.

[55] Woo HG，Park ES，Cheon JH，et al. Gene expression-based recurrence prediction of hepatitis B virus-related human hepatocellular carcinoma. Clin Cancer Res，2008，14（7）：2056-2064.

[56] Gallimore AM，Simon AK. Positive and negative influences of regulatory T cells on tumour immunity. Oncogene，2008，27（45）：5886-93.

[57] Fu J，Xu D，Liu Z，et al. Increased regulatory T cells correlate with CD8 T-cell impairment and poor survival in hepatocellular carcinoma patients. Gastroenterology，2007，132（7）：2328-2339.

[58] Gao Q，Qiu SJ，Fan J，et al. Intratumoral balance of regulatory and cytotoxic T cells is associated with prognosis of hepatocellular carcinoma after resection. J Clin Oncol，2007，25（18）：2586-2593.

[59] Brooks MD，Wicha MS. Tumor twitter：cellular communication in the breast cancer stem cell niche. Cancer Discov，2015，5（5）：469-471.

[60] Wan S，Zhao E，Kryczek I，et al. Tumor-associated macrophages produce interleukin 6 and signal via STAT3 to promote expansion of human hepatocellular carcinoma stem cells. Gastroenterology，2014，147（6）：1393-1404.

[61] Sun YF，Xu Y，Yang XR，et al. Circulating stem cell-like epithelial cell adhesion molecule-positive tumor cells indicate poor prognosis of hepatocellular carcinoma after curative resection. Hepatology，2013，57（4）：1458-1468.

[62] Guo W，Liu S，Cheng Y，et al. ICAM-1-related noncoding RNA in cancer stem cells maintains ICAM-1 expression in hepatocellular carcinoma. Clin Cancer Res，2016，22（8）：2041-2050.

第二节　肿瘤干细胞与肝癌门静脉癌栓

目前关于肝癌门静脉癌栓中肿瘤干细胞研究的相关文献较少。对于肝癌门静脉癌栓中是否有存在肿瘤干细胞、肿瘤干细胞是否导致门静脉发生等一系列问题还缺乏深刻的认识。然而目前肿瘤干细胞及肝癌门静脉癌栓的相关研究提示，肿瘤干细胞在肝癌门静脉癌栓的发生中可能具有比较重要的作用。本章节分别阐述了目前肝癌肿瘤干细胞和肝癌门静脉癌栓的相关研究，希望借此引发肝癌门静脉癌栓中肿瘤干细胞作用的相关思考。

一、肿瘤干细胞基本认识

肿瘤组织中存在一群具有自我更新、无限增殖和肿瘤起始能力的肿瘤细胞，由于其具有类似正常干细胞所具有的干细胞特性，被称为肿瘤干细胞（cancer stem cell）。早期在血液系统肿瘤研究过程中，研究人员发现肿瘤细胞群中只有一小部分肿瘤细胞具有无限增殖的能力，并且在动物模型中能够诱导生成异质性肿瘤细胞群（图2-6）。

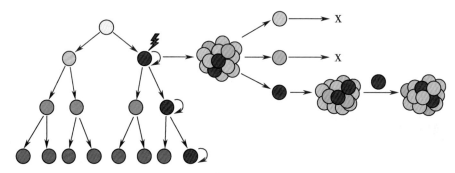

图 2-6　肿瘤干细胞模型

这个过程同正常干细胞增殖、分化形成正常的组织器官类似，因此这一小部分具有无限增殖能力、能够诱导生成肿瘤的细胞被称为肿瘤干细胞。这个概念在血液肿瘤领域中提出之后，相继在多种实体肿瘤中得到了验证。在肺癌、卵巢癌等实体肿瘤中，也只有少于 0.1% 的肿瘤细胞具有无限增殖、诱导生成肿瘤能力。这提示肿瘤干细胞具有较为广泛的适用性。后续研究发现肿瘤干细胞具有较强的抗放疗／化疗的能力，临床常规的肿瘤治疗方法通常不能够有效的清除肿瘤干细。因此，目前公认肿瘤干细胞是肿瘤复发和转移的主要因素，寻找靶向肿瘤干细胞的治疗方法是目前领域内的研究前沿与热点（图2-7）。

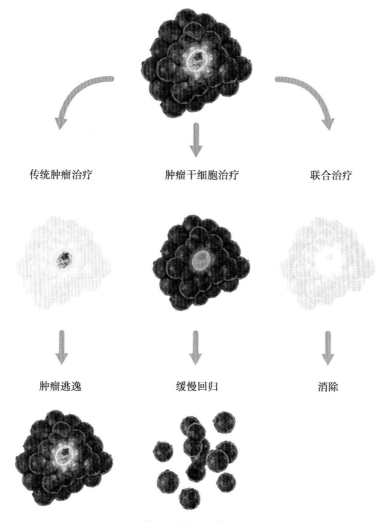

传统肿瘤治疗　　　　肿瘤干细胞治疗　　　　联合治疗

肿瘤逃逸　　　　缓慢回归　　　　消除

图 2-7　靶向肿瘤干细胞治疗模式图

二、肿瘤干细胞与肝癌发生和转移

对于肝癌中肿瘤干细胞的研究有诸多报道，主要涉及肝癌干细胞鉴定、肝癌干细胞在转移中作用及相关的分子机制研究。

肿瘤干细胞的鉴定主要依据其所具有的干细胞特性。根据干细胞不能利用 Hoechst 33342 着色的特性，T. Chiba 利用侧群细胞分析方法（Side population（SP）cell sorting）发现在人肝癌细胞系 huh7 和 PLC/PRF/5 中只有 0.25%～0.80% 的肿瘤细胞具有 SP 表型，这群细胞在动物模型中具有比较强的诱导肿瘤生成能力。根据肿瘤干细胞自我更新、抗放 / 化疗及诱导生成肿瘤等特性，发现诸多表面分子标记可以用来分离鉴定肝癌干细胞。其中 CD133 是应用较为广泛的肿瘤干细胞标记之一，诸多研究报道肝癌细胞系中 CD133 阳性的肝癌细胞具有自我更新能力和较强的诱导肿瘤生成能力。CD24 是通过小鼠化疗模型发现的，可以用来检测肝癌中具有较强抗化疗特性的肝癌干细胞。通过分子表达谱筛选得到的 EpCAM 可以鉴定具有较强致瘤能力的肝癌干细胞。我们的研究发现 ICAM1 分子可以用来鉴定具有较强转移能力的肝癌干细胞。此外,用于肝癌干细胞鉴定的分子还有 CD90、CD44 等分子(图 2-8)。

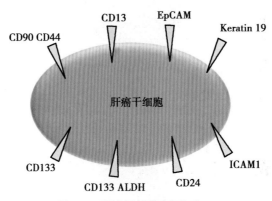

图 2-8　肝癌干细胞表面标记

这些分子的表达有的具有部分重叠,比如 CD24 阳性的肝癌干细胞中部分细胞表达 CD133 和 EpCAM,有的则无重叠表达,又如 EpCAM 阳性肝癌干细胞不表达 CD90。上述这些研究确认了肝癌组织中肿瘤干细胞的存在。另外,提示肝癌组织中的肿瘤干细胞包含多个具有不同表型的亚群。这些肝癌干细胞亚群的存在有可能是因为它们具有各自不同的细胞起源,也有可能是因为它们受到不同外界环境的影响表现出不同的分子表达特性,其具体原因还有待进一步的探讨。

肿瘤干细胞被看作肿瘤复发和转移的主要原因。常规肿瘤治疗方式能够清除绝大多数的肿瘤细胞,而肿瘤干细胞所具有的较强抗放 / 化疗特性使其能够在治疗后生存下来,其自我更新能力和诱导肿瘤发生特性导致治疗后肿瘤复发。肿瘤干细胞较强的转移和抗凋亡能力赋予了其诱导肿瘤转移发生的能力。相关研究发现,肝癌干细胞在浸润性肝癌组织的边缘有较多富集并且能够诱导模型小鼠发生肝癌肺转移。K19 阳性的肝癌干细胞通过 EMT 获得间质细胞表型、高表达肝癌转移相关分子,提示在转移中发挥重要作用的上皮间质转化(EMT)过程参与了肝癌干细胞的转移和扩散。EMT 促进肝癌细胞获得干细胞表型,提高肝癌干细胞抗放 / 化疗能力,进一步验证了其在肝癌干细胞诱导肿瘤转移中的重要作用。我们的研究发现肝癌干细胞还通过高表达转移相关蛋白分子如 ICAM1 及其相关非编码 RNA 来增强自身的转移能力。另外,肝癌干细胞还具有诱导肿瘤血管生成的能力。肝癌干细胞标记分子 CD133、CD44 等表达同肝癌的肿瘤血管生成程正相关性,其分泌的 IL-8 在诱导血管生成方面发挥着重要的作用。

上述研究从肿瘤干细胞的角度解释了肝癌发生、复发和转移的根本原因,证实了肝癌干细胞在肝癌发生和转移中的重要作用。揭示的相关分子机制为开发更加有效的肿瘤治疗方法提供新的方向。

三、肿瘤干细胞与肝癌门静脉癌栓关系探讨

关于肝癌门静脉癌栓的起源问题,目前主要认为其是肝癌细胞从原发肝癌逃逸进入血液循环系统,在门静脉定植形成的肿瘤转移灶。肝癌干细胞在肝癌门静脉癌栓的形成过程

中是否发挥作用还未见直接研究证据。根据目前肿瘤干细胞研究与肝癌门静脉癌栓研究推测，肝癌干细胞有可能在门静脉癌栓发生中发挥着重要作用。

如前所述，肝癌干细胞在肝癌细胞的浸润和远端转移中发挥着重要的作用。在小鼠模型中，尾静脉注射的肝癌干细胞能够在小鼠的肺组织中形成肝癌转移灶，说明肝癌干细胞能够在循环血液中存活并保持诱导肿瘤生成的能力。肝癌患者外周血中能够检测到肝癌细胞，说明肝癌细胞能够离开肝癌组织原发灶，进入患者的外周血液循环系统。肝癌患者外周血中检测到肿瘤干细胞，进一步说明肝癌患者外周血中肿瘤细胞包含肝癌干细胞。这些研究为肿瘤干细胞能够进入血液循环提供了实验支持。

门静脉癌栓方面，我们早期的相关研究发现门静脉癌栓组织具有特定的 miRNA 分子表达谱，其中包括表达水平较高的 miR-135a、miR-302d 和 miR-10b。根据研究报道这三个 miRNA 分子分别同干细胞特性维持及干细胞恶性转化相关。miR-135a 有助于精原干细胞的干细胞特性维持。miR-302d 在胚胎干细胞中呈现高水平表达。miR-10b 诱导正常肝脏干细胞通过 EMT 过程发生恶性转化。这提示在癌栓组织中可能存在具有干细胞特性的肿瘤细胞。在 lncRNA 的相关研究中，我们发现门静脉癌栓组织具有独特的 lncRNA 表达谱，其中癌栓组织中高表达的 lncRNA-ICR 能够调控肝癌干细胞中 ICAM1 的表达，影响肝癌干细胞的干细胞特性维持。其表达水平同肝癌患者门静脉癌栓的发生具有临床相关性。我们通过荧光染色的方法在门静脉癌栓组织中检测到了 ICR/ICAM1 双阳性的肿瘤细胞，进一步佐证了门静脉癌栓组织中肿瘤干细胞的存在。现在普遍认为缺氧微环境通过促进 EMT 发生、上调 Oct4/Sox2/Nanog 等干性相关基因等方式诱导肿瘤细胞区分化，维持肿瘤干细胞的干细胞特性。我们研究发现肝癌组织中的缺氧微环境能够诱导 14-3-3ζ 的表达，促进门静脉癌栓的发生。缺氧诱导的 14-3-3ζ 表达水平同门静脉癌栓的发生具有临床相关性，抑制 14-3-3ζ 的表达能够明显减少门静脉癌栓的发生。这提示肿瘤干细胞在门静脉癌栓的发生中发挥一定的作用。

上述研究分别从肿瘤干细胞和门静脉相关研究方面分析了肿瘤干细胞在门静脉癌栓发生中的潜在作用。揭示肝癌干细胞诱导肝癌门静脉发生的作用机制还有诸多问题要进一步的探讨，比如借鉴目前肝癌组织肝癌干细胞的分离鉴定方法分离鉴定门静脉癌栓中的肿瘤干细胞、采用高通量组学技术分析癌栓组织来源肿瘤干细胞与肝癌组织来源肿瘤干细胞是否属于同一起源以及癌栓组织来源肿瘤干细胞所具有的独特基因表达谱等。这些问题的解决有助于揭示门静脉癌栓发生的起源问题，为门静脉癌栓特异诊疗提供理论依据带来了新的思路和新的希望。

（刘淑鹏）

参 考 文 献

[1] Reya T，Morrison SJ，Clarke MF，et al. Stem cells，cancer，and cancer stem cells. Nature，2001，414（6859）：105-111.

[2] Visvader JE，Lindeman GJ. Cancer stem cells：current status and evolving complexities. Cell stem cell，2012，10（6）：717-728.

[3] Park CH，Bergsagel DE，McCulloch EA. Mouse myeloma tumor stem cells：a primary cell culture assay. Journal of the National Cancer Institute，1971，46（2）：411-422.

[4] Visvader JE，Lindeman GJ. Cancer stem cells in solid tumours：accumulating evidence and unresolved questions. Nature reviews Cancer，2008，8（10）：755-768.

[5] Kreso A，Dick JE. Evolution of the Cancer Stem Cell Model.Cell stem cell，2014，14（3）：275-291.

[6] Kaiser J. The cancer stem cell gamble. Science，2015，347（6219）：226-229.

[7] Chiba T，Kita K，Zheng YW，et al. Side population purified from hepatocellular carcinoma cells harbors cancer stem cell-like properties. Hepatology，2006，44（1）：240-251.

[8] Ma S，Chan KW，Hu L，et al. Identification and characterization of tumorigenic liver cancer stem/progenitor cells.Gastroenterology，2007，132（7）：2542-2556.

[9] Rountree CB，Senadheera S，Mato JM，et al. Expansion of liver cancer stem cells during aging in methionine adenosyltransferase 1A-deficient mice. Hepatology，2008，47（4）：1288-1297.

[10] Lee TK，Castilho A，Cheung VC，et al. CD24（+）liver tumor-initiating cells drive self-renewal and tumor initiation through STAT3-mediated NANOG regulation. Cell stem cell，2011，9（1）：50-63.

[11] Yamashita T，Ji J，Budhu A，et al. EpCAM-positive hepatocellular carcinoma cells are tumor-initiating cells with stem/progenitor cell features. Gastroenterology，2009，136（3）：1012-1024.

[12] Liu S，Li N，Yu X，et al. Expression of intercellular adhesion molecule 1 by hepatocellular carcinoma stem cells and circulating tumor cells. Gastroenterology，2013，144（5）：1031-1041.

[13] Yang ZF，Ho DW，Ng MN，et al. Significance of CD90+ cancer stem cells in human liver cancer. Cancer cell，2008，13（2）：153-166.

[14] Pang R，Law WL，Chu AC，et al. A subpopulation of CD26+ cancer stem cells with metastatic capacity in human colorectal cancer. Cell stem cell，2010，6（6）：603-615.

[15] Dalerba P，Dylla SJ，Park IK，et al. Phenotypic characterization of human colorectal cancer stem cells. Proceedings of the National Academy of Sciences of the United States of America，2007，104（24）：10158-10163.

[16] Kawai T，Yasuchika K，Ishii T，et al. Keratin 19, a Cancer Stem Cell Marker in Human Hepatocellular Carcinoma. Clinical cancer research : an official journal of the American Association for Cancer Research，2015，21（13）：3081-3091.

[17] Jayachandran A，Dhungel B，Steel JC. Epithelial-to-mesenchymal plasticity of cancer stem cells：therapeutic targets in hepatocellular carcinoma.Journal of hematology & oncology，2016，9（1）：74.

[18] Guo W，Liu S，Cheng Y，et al. ICAM-1-related non-coding RNA in cancer stem cells maintains ICAM-1 expression in Hepatocellular Carcinoma. Clinical cancer research : an official journal of the American Association for Cancer Research. 2015.

[19] Yang XR，Xu Y，Yu B，et al. High expression levels of putative hepatic stem/progenitor cell biomarkers related to tumour angiogenesis and poor prognosis of hepatocellular carcinoma. Gut，2010，59（7）：953-962.

[20] Tong CM，Ma S，Guan XY. Biology of hepatic cancer stem cells. Journal of gastroenterology and hepatology，2011，26（8）：1229-1237.

[21] Xu W，Cao L，Chen L，et al. Isolation of circulating tumor cells in patients with hepatocellular carcinoma using a novel cell separation strategy. Clinical cancer research : an official journal of the American Association for Cancer Research，2011，17（11）：3783-3793.

[22] Sun YF，Xu Y，Yang XR，et al. Circulating stem cell-like epithelial cell adhesion molecule-positive tumor cells indicate poor prognosis of hepatocellular carcinoma after curative resection. Hepatology，2013，57（4）：1458-1468.

[23] Liu S，Guo W，Shi J，et al. MicroRNA-135a contributes to the development of portal vein tumor thrombus by promoting metastasis in hepatocellular carcinoma. Journal of hepatology，2012，56（2）：389-396.

[24] Moritoki Y，Hayashi Y，Mizuno K，et al. Expression profiling of microRNA in cryptorchid testes：miR-135a contributes to the maintenance of spermatogonial stem cells by regulating FoxO1. The Journal of urology，2014，191（4）：1174-1180.

[25] Li SS，Yu SL，Kao LP，et al. Target identification of microRNAs expressed highly in human embryonic stem cells. Journal of cellular biochemistry，2009，106（6）：1020-1030.

[26] Ye P，Wang T，Liu WH，et al. Enhancing HOTAIR/MiR-10b Drives Normal Liver Stem Cells Toward a Tendency to Malignant Transformation Through Inducing Epithelial- to-Mesenchymal Transition. Rejuvenation research，2015，18（4）：332-340.

[27] Carnero A，Lleonart M. The hypoxic microenvironment：A determinant of cancer stem cell evolution. BioEssays：news and reviews in molecular，cellular and developmental biology，2016，38 Suppl 1：S65-74.

[28] Tang Y，Liu S，Li N，et al. 14-3-3zeta promotes hepatocellular carcinoma venous metastasis by modulating hypoxia-inducible factor-1alpha. Oncotarget，2016，7（13）：15854-15867.

第三节　肝癌门静脉癌栓的血供研究

肝癌门静脉癌栓的血供研究目前报道较少，不同于肝癌的血供有95%～99%来源于肝动脉，门静脉癌栓主要由门静脉或者肝动脉供血，还存在诸多争议。而且由于门静脉癌栓的动物模型还未完全建立，因此很难在离体对门静脉癌栓的血供进行科学的定量研究，导致研究进度缓慢。近年来，我们努力建立及改良门静脉癌栓动物模型，并进行了大量相关的临床研究，取得了一些进展。目前，一般认为门静脉癌栓由肝动脉及门静脉双重供血，肝动脉供血约占1/3左右，其余2/3为门静脉等供血。

一、基础研究

虽然国内外已经建立了多种诱发性或移植性肝癌的动物模型，但是尚无专门的门静脉癌栓动物模型。笔者最早用新鲜人癌栓标本植入兔门静脉内的方法建立了兔异种门静脉癌栓模型，由于是急性门静脉异种癌栓模型，因此不适于观察PVTT发生、发展及转移的研究。但是，此动物模型是评估治疗方法的绝佳模型。

后来，国内学者应用VX2瘤块兔门静脉腔内原位移植的方法成功建立了兔移植性门静脉癌栓模型（VX2肿病细胞株是起源于Shope病毒诱发的兔乳头状瘤衍生鳞癌），移植的瘤块大小约1mm×1mm×0.5mm，由于体积较小，可进行选择性门静脉插管进行门静脉腔内原位移植，移植的瘤块可在门静脉腔内生长并可发生肝内转移。此动物模型仅可在一定程度上模拟门静脉癌栓的发展过程，并不能模拟门静脉癌栓的发生过程。

目前常用的微血管形态学观测方法包括微血管墨汁灌注透明标本制作法和微血管铸

型法两种,可以充分显示微血管的立体分布、走行和构型等,后者对设备要求不高且操作简便而更为实用。通过对兔移植性门静脉癌栓模型进行 ABS 丙酮液门静脉铸型法研究发现,门静脉癌栓的血供是一个动态改变的过程,不同阶段的肝动脉及门静脉供血比例不同。在移植起始至两周,门静脉癌栓主要由邻近门静脉终末分支供血,伴有少量肝动脉供血;移植3~4 周形成门静脉主干或主要分支癌栓后,门静脉癌栓的边缘仍由门静脉分支供血,但癌栓内部主要由肝动脉供血。

由于移植癌栓与自然生长癌栓在诸多生物学特性上有很大不同,且动物模型与人门静脉癌栓的发生机制相差较多,其研究结果仅可供临床参考。将来也需要建立更符合人肝癌门静脉癌栓形成过程的动物模型,用于其发生、发展及转移相关的研究。

二、临床研究

不同于动物模型的研究结果,既往临床上一般认为门静脉癌栓的血供从其形成伊始即主要来源于其起始部位的肝动脉分支,随着门静脉癌栓沿着门静脉逆血流生长时,门静脉管壁的小动脉分支及肝动脉 - 门静脉之间的吻合支亦参与供血。但是,肝癌门静脉癌栓患者行增强 MRI 或者 CT 检查时,仅部分患者门静脉癌栓组织动脉期有条纹状血管影,实质期有肿瘤染色;DSA 造影亦仅部分患者显影或门静脉癌栓组织有碘油沉积,而门静脉癌栓患者同时行肝动脉和门静脉双重栓塞时可使门静脉癌栓坏死率增加,说明门静脉癌栓组织尚存在其他血供,据笔者推测来源于门静脉可能性大。因此,笔者对门静脉癌栓的血供来源进行了相关临床研究。

我们在临床上首次应用亚甲蓝染色方法成功地对门静脉癌栓进行了血供观察,对 10 例门静脉癌栓患者术中先行肝动脉游离、置管,在切除肝癌和癌栓组织之前从置管中注入亚甲蓝,然后切除标本,在标本上观察癌栓血管染色情况。我们发现其中有 3 例肝癌门静脉癌栓患者的癌栓组织标本染色良好(染色组织超过整个癌栓组织的一半)(图 2-9),有 4 例患者的癌栓组织标本有轻度染色(染色组织未达到整个癌栓组织的一半),3 例患者的癌栓组织标本未见明显染色。HE 染色发现癌栓组织动脉管腔中沉积亚甲蓝颗粒(图 2-10)。而另两例肝癌门静脉癌栓患者行门静脉亚甲蓝染色后,仅发现癌栓组织外周少许染色,内部未见明显染色。笔者又分析了 77 例肝癌伴门静脉癌栓患者行 TACE 后癌栓组织内碘油沉积

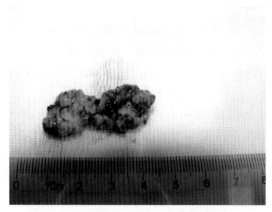

图 2-9　染色组织超过整个癌栓组织的一半

情况和预后的关系，其中碘油沉积按碘油沉积的多寡分为4种类型，即Ⅰ型（密集型）、Ⅱ型（缺损型）、Ⅲ型（稀疏型）和Ⅳ型（稀少型），各8例、19例、22例和28例。首先，我们按碘油沉积的程度将患者分为两组（即Ⅰ+Ⅱ型和Ⅲ+Ⅳ型），结果发现碘油沉积较好组（Ⅰ+Ⅱ型）患者的总体生存时间明显优于碘油沉积较差组（Ⅲ+Ⅳ型）（$P<0.05$）；其次，我们还发现Ⅰ型患者的总体生存时间优于Ⅱ型，但Ⅲ和Ⅳ型之间的总体生存时间无明显差别。

因此，以上的这些研究说明癌栓的血供至少有三分之一直接来源于肝动脉，另外三分之二可能来自于其他血管（我们推测门静脉来源可能性大）。

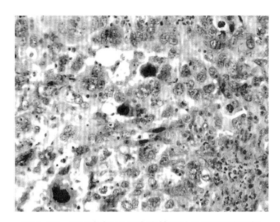

图2-10　HE染色可见动脉管腔中沉积美蓝颗粒

（孙居仙）

参 考 文 献

[1] 程树群，吴孟超，崔贞福，等.超声消融术治疗肝癌门静脉癌栓的实验研究.中华普通外科杂志，2000，15（1）：24-26.

[2] 范伟，罗世樵，李崇燕，等.兔移植性门静脉癌栓模型的建立及生物学特性.现代医药卫生，2005，21（13）：1626-1629.

[3] 张雯，李说，颜志平，等.植入性门静脉主干癌栓兔模型建立及评估.介入放射学杂志，2015，24（9）：801-806.

[4] 万智勇，冯敢生，梁惠民，等.兔移植性肝癌门静脉癌栓的微血管结构与血供.中国医学影像技术，2005，21（2）：187-190.

[5] Okuda K，Musha H，Yoshida T，et al. Demonstration of growing casts of hepatocellular carcinoma in the portal vein by celiac angiography：The thread and streaks sign. Radiology，1975，117（2）：303-309.

[6] Chung JW，Park JH，Han JK，et al. Hepatocellular carcinoma and portal vein invasion：results of treatment with transcatheter oily chemoembolization.AJR Am J Roentgenol，1995，165（2）：315-321.

[7] 白爱国，郑传胜.肝癌门静脉癌栓的介入治疗.世界华人消化杂志，2007，15（5）：489-492.

[8] Tublin ME，Dodd GD，Baron RL. Benign and malignant portal vein thrombosis：differentiation by CT characteristics. AJR，1997，168（3）：719-723.

[9] Caturelli E，Siena DA，Fusilli S，et al. Transcatheter arterial chemoembolization for hepatocellular

carcinoma in patients with cirrhosis: evaluation of damage to nontumorous liver tissue-long-term prospective study. Radiology，2000，215（1）：123-128.

第四节　肝癌门静脉癌栓的代谢组学研究

代谢组学是继承基因组学和蛋白质组学的研究思想的一门新兴学科，其优势在于生物体内基因组和蛋白组的变化均可反映在其代谢物上的变化，并且可对小分子代谢产物进行定量分析，故代谢组学被认为是"组学"研究的最终方向。近年来也成为肿瘤研究的热点。

早在 20 世纪 20 年代，Warburg 先生发现肿瘤在有氧环境下进行无氧糖酵解。这种快速消耗而低效产能方式称之为瓦尔伯格效应。随着对肿瘤研究的不断深入，发现肿瘤可通过代谢重构的方式快速摄取、消耗为增殖或转移提供能量及合成原料。代谢重构是由基因、蛋白质及微环境等因素共同参与形成的复杂而立体关系网络，影响相关代谢酶活性及代谢产物的生成，最终赋予细胞不同的表型。

一、肝癌的代谢组学研究进展

肝癌因其发病率及死亡率高而闻名，肝癌的恶性表型（如增殖、转移、耐药、抗凋亡等）与代谢重构所提供的能量、合成原料等密不可分。因此，近年来很多学者或团队从肝癌的异常代谢入手研究肝癌的发生、发展，并为治疗提供有力的证据及参考。

（一）肝癌的葡萄糖代谢途径关键酶的改变可直接引起代谢重构，影响肝癌的病理特征、预后及治疗

Irene 等研究发现，丙酮酸激酶 M2（pyruvate kinase isoenzyme type M2，PKM2）是糖酵解途径中的关键酶，肝细胞癌中过表达可预示临床病理特征和预后不良。PKM2 可被 miR-122 抑制，抑制 PKM2 表达可有效抑制有氧糖酵解，进而降低肝细胞癌的增殖、转移能力。Chris 等发现，作为 Bcl-2 蛋白家族中的成员之一，Bim siRNA 可显著的抑制 PKM2 消耗诱导的凋亡，同时 PKM2 的消耗可降低 Bim 的分解，PKM2 与 Bim 的表达水平相结合可更好的提示预后。

Salvatore 等发现，抗凋亡蛋白聚合酶［anti-apoptotic protein poly（ADP-ribose）polymerase 14，PARP14］通过抑制前凋亡激酶 JNK1，导致 Thr365 磷酸化激活 PKM2 促进有氧糖酵解。PARP14 的高表达不仅与肝癌预后较差有关，还可以提高抗肝癌药物的敏感性。Mimori 等研究发现，果糖 1-6 二磷酸酶（fructose-1，6-bisphosphatase，FBP1）是糖异生中重要的限速酶。低表达 FBP1 的肝癌具有恶性程度更高，预后更差，肿瘤更易复发等临床特点，过表达后可抑制肿瘤增殖及降低肝癌细胞内有氧糖酵解的葡萄糖摄取。FBP1 不仅可以作为表示预后的标志物，也为治疗提供新靶点。肝癌代谢途径中的关键酶可受多个上游调控，最终表现在关键酶变化导致的代谢重构上，因此，逆转代谢通路上关键酶所致的代谢重构，有望成为治疗肝癌的关键。

（二）肝癌的代谢重构可由代谢基因、癌症基因共同参与

Tong 等通过分析大量肝癌与癌旁组织的基因芯片，筛选有关碳源代谢并且在肝癌组织中 RNA 水平显著升高的差异性表达基因有 22 种。其中 16 种是糖酵解途径中重要的

关键酶,如柠檬酸合酶(citrate synthase,CS)和乙酰辅酶 A 合成酶短链家族 1(acetyl-CoA synthetase short-chain family member 1,ACSS1),它们是改变乙酰辅酶 A 转换和三羧酸循环的关键酶。肝癌中 CS 与 ACSS1 的高表达促进了代谢重构,为肿瘤增殖提供能量与基础物质。通过干扰 CS 与 ACSS1 的表达,可显著降低肿瘤恶性表型。进一步研究发现,373 例肝癌中这 22 种基因有参与(最少 1 种)高表达的患者与没有这 22 种基因改变的患者相对比,中位生存期分别是 30.58 个月 vs. 80.68 个月;Log-Rank Test $P = 2.71 \times 10^{-4}$)。

Huafeng 等发现,当肿瘤缺乏葡萄糖和谷氨酰胺两种营养来源时,cMyc 可转录上调多种丝氨酸合成途径(serine biosynthesis pathway,SSP)酶从而激活 SSP,同时促进谷胱甘肽(glutathione,GSH)生成,以在营养缺乏条件下维持肝癌细胞的周期进展与核苷酸合成,保障其生存及增殖能力。磷酸丝氨酸磷酸酶(phosphoserine phosphatase,PSPH)是 SSP 中最后的限速酶,不仅与 cMyc 驱使的癌症进展密切相关,更重要的是与(肝癌)患者的死亡率呈高度相关。

Chen 等也有研究发现,CD147 可促进细胞表面 MCT1 的表达和乳酸的外排,导致 PI3K/Akt/MDM2 激活及提高 P53 的降解。CD147 促进糖酵解的同时,也可被 P53 所上调的 GLUT1 和 PFKL 的激活抑制线粒体的生物合成及功能所调停;也可被 P53 依赖性下调的 PGC1α、TFAM 及 p53R2 所调停。

Xing 等发现,CD147 不仅可以影响肝癌糖酵解代谢,还可以导致脂肪酸代谢重构。一方面 CD147 通过 Akt/mTOR 信号通路上调固醇调节元件结合蛋白 1c(sterol regulatory element binding protein 1c,SREBP1c)的表达,使脂质基因 FASN、ACC1 转录激活,促进脂质合成;另一方面,CD147 通过激活 p38 MAPK 信号通路抑制过氧化物酶体增殖物活化受体 α(peroxisome proliferator-activated receptor alpha,PPARα)及其转录目标基因 CPT1A 与 ACOX1,从而抑制脂肪酸 B 氧化。也就是说,肝癌的发生发展有多种基因参与,其中部分基因的改变可以通过信号转导通路和(或)直接影响肝癌代谢网络,促进肝癌发生、发展。

(三)非编码 RNA 与肝癌异常代谢也有着千丝万缕的关系

Caroline 等通过对比临床配对肝癌与癌旁组织样本的 miRNAs,共发现有 32 种 miRNA 有显著性差异,通过 miRNA 与基因(mRNA)的负相关富集分析及生物信息靶标预测,其中 6 种 miRNA 被预测具有靶标作用。肝癌中 miR-26a、miR-122 以及 miR-130a 下调,可使下游靶标基因上调,这些基因与肿瘤的异常增殖(DNA 复制、转录、核苷酸代谢)密切相关;肝癌中 miR-21、miR-93 及 miR-221 上调,可使下游靶标基因下调,这些基因与代谢和免疫系统密切相关。如 miR-122 过表达可抑制 PKM2 的 mRNA 和蛋白水平,提高 PKM2 的表达后可解除 miR-122 对 PKM2 的抑制作用。

Xiaodong 等发现,HULC 是肝癌中过表达的长链非编码 RNA,肝癌细胞中 HULC 可通过上调转录因子 PPARα 激活 ACSL1 启动子。miRNA-9 可抑制 PPARα,而 HULC 也可诱发 miRNA-9 启动子的 CpG 甲基化下调 miRNA-9。HULC 可刺激甘油三酯和胆固醇在细胞内蓄积。ACSL1 过表达生成大量的胆固醇以促进肝癌细胞的增殖。胆固醇可通过视黄酸受体 RXRA 激活 HULC 启动子,从而正反馈上调 HULC。近年来随着对肿瘤的研究进展,发现非编码 RNA 在肿瘤的发生发展中占据着重要地位,同时与肿瘤的异常代谢有着错综复杂的关系。其不仅作为肿瘤的标志物,也可作为治疗肿瘤的干预靶点。

（四）乙肝病毒感染引起的代谢重构促进肝癌形成

研究已知 HBV 相关的肝癌与脂质异常代谢密切相关，Ih-Jen 等研究发现，乙肝病毒前 S2 基因突变在肝癌组织中显著升高，可导致脂质的双向累积，这种双向模式同时伴随 ATP 柠檬酸裂解酶（ACLY）激活。进一步分析显示，前 S2 基因突变促使内质网（endoplasmic reticulum，ER）压力依赖 mTOR 信号通路瀑布反应，前 S2 基因突变诱导 mTOR 信号激活醇调节元件结合转录因子 1（sterol regulatory element binding transcription factor 1，SREBF1）上调 ACLY，激活脂肪酸脱氢酶 2（fatty acid desaturase 2，FADS2）可被 ACLY 依赖性蛋白乙酰化调停。同时，前 S2 突变通过真核细胞翻译起始因子 4E 结合蛋白 1（eukaryotic translation initiation factor 4E binding protein 1，EIF4EBP1），Yin Yang 1（YY1）及骨髓细胞瘤致癌基因（myelocytomatosis oncogene，MYC）激活转运蛋白家族 2 成员 1（solute carrier family 2（facilitated glucose transporter）member 1，SLC2A1）导致异常的葡萄糖摄取及乳酸生成，从而诱导 mTOR 依赖糖酵解通路异常导致代谢重构致使肿瘤形成。

Ping 等研究发现，乙肝病毒 X 蛋白（hepatitis B virus X protein，HBX）在 HBV 相关肝癌中具有重要作用。HBX 主要作用在 DNA 合成中的核苷酸代谢，结果显示 HBX 可影响葡萄糖、脂质、氨基酸代谢，尤其是核苷酸代谢，HBX 诱导 DNA 损伤从而干扰核苷酸代谢，同时阻止 DNA 修复诱导肝癌的发生。另一方面，XiaoDong 等通过生物信息学分析 HBX 下调 mir-205 致使脂质异常代谢。Mir-205 通过靶点 3′UTR 抑制乙酰辅酶 A 合成酶长链家族成员 4（acyl-CoA synthetase long-chain family member 4，ACSL4）的 mRNA 和蛋白水平。肝癌细胞中 HBX 可升高胆固醇水平（ACSL4 的代谢产物），但可被 mir205 阻断，拮抗 mir205 后可升高细胞内胆固醇水平。因此，mir205 可阻断 ACSL4-mRNA，HBX 可通过抑制 mir-205 导致肝癌细胞中胆固醇的积累引起脂质异常代谢。Zhang 等 Mir205 作为肝癌的抑制子，mir205 也可作用于细胞中的 3′UTR 下调肝脏中脂质异常代谢的关键酶乙酰辅酶 A 合成酶长链家族成员 1（acyl-CoA synthetase long-chain family member 1，ACSL1）mRNA 水平逆转肝癌脂质的异常代谢。抗 mir205 后，通过 ACSL1 致使甘油三酯蓄积。虽然在临床组织中低水平的 mir205 与高水平的 ACSL1 无关。但在 HBX 转基因小鼠中，HBX 诱导的肝癌组织中 ACSL1 水平和甘油三酯水平显著升高。因此，mir205 抑制 ACSL1mRNA 水平调停肝癌异常的脂质代谢。慢性乙型病毒性肝炎所致的肝癌可有多种因素参与。其中乙肝病毒引起的代谢异常，为肝癌的发生发展提供基础，同时为肝癌的发生、发展机制研究提供有力证据。

（五）缺氧是肿瘤微环境中最重要的组成部分，不仅为肿瘤提供有利环境，同时也为代谢重构提供基础

Liu 等发现，缺氧蛋白可诱导 RNA 结合蛋白 HuR 与 miR-199a 转录物结合阻碍 miR-199a 成熟，从而抑制 miR-199a 在糖酵解中对己糖激酶（hexokinase-2，Hk2）和 PKM2 的抑制作用，加快糖酵解。Regina 等发现，PIM1 在肝癌中高表达并且与肝外转移相关，在缺氧条件下 PIM1 可被显著上调。沉默 PIM1 可显著抑制肿瘤增殖与转移。敲除 PIM1 可显著减少葡萄糖摄取、降低 p-AKT 水平和糖酵解途径中的关键分子。Shi 等发现，敲除 miR-592 可促进肝癌细胞的增殖，miR-592 直接与 WSB1（WD repeat and SOCS box containing 1，WSB1）的 3′-UTR 相结合，干扰缺氧诱导因子 1（hypoxia inducible factor-1α（HIF-1α）蛋白稳定性。

相反,过表达 WSB1 可挽救 HIF1a 的低表达、葡萄糖摄取和 miR-592 介导的增殖抑制。说明,mir-592 不仅是 Warburg 效应抑制剂,并且可以作为肝细胞癌治疗的靶标。缺氧是肿瘤微环境中最重要的组成部分,可通过促进肿瘤的异常代谢增加其恶性表型,即促进肿瘤的发生发展。

我们知道,一切生命活动都离不开新陈代谢,生命活动的任何改变最终都会反映于代谢产物的变化。肝癌的异常代谢产生的能量与合成原件为肝癌的恶性表型提供基础。虽然肝癌的异常代谢可受多重因素调节,但最终效应点依然作用在代谢产物上。因此,研究异常代谢的上游调控机制不仅为肝癌的发生发展机制研究提供有力依据,而且为肝癌的治疗提供科学依据,进而使我们更加系统地了解肝癌。

二、肝癌门静脉癌栓的代谢组学研究

肝癌患者门静脉癌栓(PVTT)发生率极高,50%～60% 的肝癌患者首诊时就会通过影像学检查发现有门静脉癌栓形成。肝癌门静脉癌栓患者易发生肝内及肝外转移,因而预后极差,可以认为门静脉癌栓是反映肝癌转移的一种特殊表现。目前门静脉癌栓的发生、发展机制仍不明确,并且临床上的治疗手段已遇到瓶颈,因此迫切需要找出有效的治疗靶标或可用以早期诊断的生物标志物。

近年来,肿瘤的异常代谢主要集中在参与异常代谢的关键酶改变所致的代谢重构及影响;发现可用于早期诊断及预测预后的生物标志物;关于可逆转代谢重构的潜在药物研究等。其中,肝癌的代谢重构是主要的研究焦点之一。主要包括糖酵解代谢重构与脂质代谢重构。也就是说,肝癌通过代谢重构的方式,提供满足其快速增殖、转移所需的能量及物质基础。研究发现,许多参与肝癌代谢重构的代谢酶、基因、非编码 RNA 和信号通路等的改变均与肝癌转移密切相关。因此,通过总结肝癌转移相关的代谢组学研究,为肝癌门静脉癌栓患者的早期诊断及治疗提供线索。

(一)葡萄糖代谢关键酶的改变对转移的影响

葡萄糖代谢主要分为糖酵解途径和磷酸戊糖途径(图 2-11)。肝癌通过代谢重构进行并不高效的有氧糖酵解,为转移提供能量;同时增大磷酸戊糖途径的代谢流量,为转移提供物质基础。葡萄糖代谢流量的改变离不开关键酶的改变。

己糖激酶(hexokinase, HK)家族将葡萄糖磷酸化催化成葡萄糖-6-磷酸(G-6-P)。在 HK 家族中,HK2 与葡萄糖的亲和力最高,并且在肝癌中高表达,具有保护肿瘤抗凋亡作用。通过对肝癌患者的临床资料分析发现,与肝癌预后差密切相关。He 等通过整理 15 篇文章,共统计 1932 例消化系统肿瘤的荟萃分子中发现,肝癌(HR = 1.87 [1.58～2.21], $P<0.001$)并且与肿瘤大小、淋巴结转移、临床进展期等因素密切相关。

丙酮酸激酶(pyruvate kinase, PKs)是糖酵解中催化产生 ATP 和丙酮酸的最后一步,可配合 HK 和磷酸果糖激酶-1 共同调节糖酵解途径的代谢流量。Wong 等在肝癌细胞中敲除 PKM2 后在皮下荷瘤及原位肝移植的动物模型中发现。肺转移发生率明显减少。Liu 等进一步发现,在肝癌组织中 PKM2 高表达组发生血管侵犯、肝内转移显著高于 PKM2 低表达组,并且总体生存期及无瘤生存期也明显低于 PKM2 低表达组。

乳酸脱氢酶(lactate dehydrogenase, LDH)可催化丙酮酸转化为乳酸。Liu 等,回顾性研究 683 例肝癌患者的病例资料发现,肝癌患者术前血清中的高 LDH 与高 AFP、HBV 表面抗原（+）、大块肿瘤、大血管侵犯、淋巴结转移、肿瘤低分化、Child-Pugh B 密切相关。同时也有研究发现，癌细胞中 LDHA 表达上调可促进糖酵解和降低肿瘤细胞的有氧依赖。在肝癌细胞中上调 LDHA 也可促进肿瘤的生长和转移。

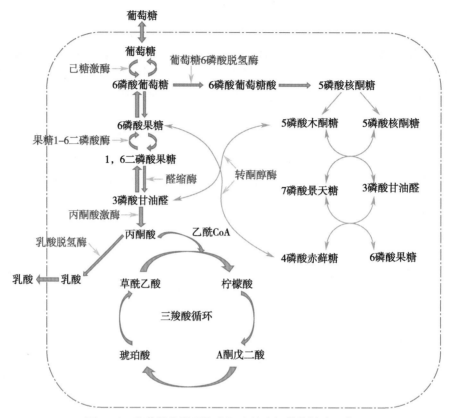

图 2-11　葡萄糖代谢重构中肝癌转移相关关键酶示意图

FBP1 是糖异生中重要的限速酶。肝癌中 FBP1 低表达与恶性程度高，预后差，易复发等密切相关。通过体内实验进一步证实 FBP1 与肝癌细胞的增殖、转移密切相关。针对瓦尔伯格效应的特效抑制剂 -FX11 可明显抑制 FBP1 丢失介导的肝癌恶性表型，FBP1 不仅可以作为肝癌判断预后的生物标志物，也可作为潜在的治疗靶标。Cheng 等通过对 175 例癌与癌旁配对的肝癌组织芯片染色发现 FBP4 在肝癌组织中低表达，通过分析临床资料，FBP4 不仅与预后相关，而且与门静脉癌栓及肿瘤大小密切相关。并且通过体内外实验证明了 FBP4 可以抑制肝癌细胞的增殖、转移。

醛缩酶（Aldolase，ALDOs）是在糖酵解途径中可将果糖 1-6 二磷酸分解为 3- 磷酸甘油醛和磷酸二羟丙酮的一种具有催化特性的关键酶。Zhou 等利用 313 例肝癌组织芯片进行 ALDOB 免疫组织化学染色后分析发现，ALDOB 的表达随着肝癌进展逐渐丢失，与肿瘤的包膜缺失、大小、复发等因素密切相关。而且 ALDOB 低表达患者预后较差，可作为独立风险因素存在。实验发现与在肝细胞系中过表达 ALDOB 可明显抑制体内研究的肝内转移、肺转移及循环肿瘤细胞。

葡萄糖 6 磷酸脱氢酶（glucose-6-phosphate dehydrogenase，G6PD）是磷酸戊糖途径（PPP）氧化途径中最关键的限速酶，在大多数哺乳动物物种中高度保守。Lu 等研究发现，肝癌中 G6PD 高表达不仅预后差，并可通过上皮间质转化（EMT）促进侵袭，转移。同时在肝癌细胞系中敲除 G6PD 可显著降低其增殖、迁移、侵袭能力，并且认为 G6PD 可能成为潜在的调停转移及改善预后治疗靶标。

转酮醇酶（transketolase，TKT）是非氧化 PPP 途径中的关键酶，可使糖酵解的 F6P（fructose-6-phosphate）和 G3P（glyceraldehyde-3-phosphate）转移到 PPP，以产生更多的核糖核苷酸，也可以生成大量的 NAPDH 抵消氧化压力。转录组测序表明，肝癌中 TKT 表达量最高且是上调最显著的 PPP 酶。TKT 的表达与肝癌临床特征恶性度呈正相关（静脉浸润、肿瘤大小、肿瘤包膜缺失）。

（二）参与肝癌转移的代谢相关癌基因与抑癌基因

Hamaguchi 等人在汇集转录组数据后分析出 14 个糖酵解相关基因，其中 8 个基因为低氧诱导因子 -1（hypoxia inducible factor-1，HIF-1）的转录靶点，包括 GPI、ALDOA、TPI1、GAPD、PGK、PGAM、ENO1 和 PKM。对 60 例肝癌患者的临床资料进行分析发现，它们在肝癌伴有静脉侵犯的患者中表达明显高于肝癌不伴有静脉侵犯，并且预后显著较差。如前文所述，PIM1 的表达在缺氧条件下可显著上调，相反可显著抑制肿瘤增殖与转移。

前文所述中一个是抗凋亡蛋白聚合酶（PARP14）可通过活化 PKM2 促进有氧糖酵解，还可以提高抗肝癌药物的敏感性。另一个是缺氧可通过抑制 miR-199a，从而解除了对 HK2 和 PKM2 的抑制作用，加速糖酵解。

抑癌基因在肿瘤糖酵解中也有重大影响。研究发现在肝癌中的抑癌基因 RAS 相关糖尿病（Ras-related associated with diabetes，RRAD），是一种小分子 Ras 相关的 GTP 酶，它与代谢性疾病和多种癌症有关。Wang 等发现，RRAD 在肝癌组织中低表达，可以用于预测预后。进一步研究发现，RRAD 可通过抑制 GLUT1 和 HK2 表达抑制有氧糖酵解，并且与肝癌细胞的侵袭、迁移呈负相关。

（三）参与肝癌转移的代谢相关非编码 RNA、蛋白

非编码 RNA 是不能转录成蛋白质的功能 RNA。过去非编码 RNAs 在转录过程中被视为无用之物。然而，越来越多的证据表明非编码 RNAs 在各种生物过程中的重要作用，包括基因的转录和翻译。Burchard 等人表明在肝癌中上调 miR-122 可减少乳酸生成和增加氧的消耗。随后的研究如前文中的 miR-122 可降低 PKM2 的表达，抑制糖酵解。

单羧酸转运蛋白（monocarboxylate transporter，MCT）可将肿瘤细胞中的乳酸加速输出到细胞外环境，以防止细胞内酸性物质蓄积所致的细胞凋亡。Gao 等研究发现，MCT4 过表达与肝癌的预后不良相关，并且进一步在体外研究中证实了，MCT4 过表达与肿瘤增殖、迁移、侵袭密切相关。

（四）参与肝癌转移的脂肪酸代谢重构及信号通路

酰基辅酶 A 中链合成酶 3（Acyl-CoA medium-chain synthetase3，ACSM3）是参与脂肪酸代谢第一步的酰基辅酶 A 合成酶，Qin 等研究发现，在肝癌组织中低表达，并且 ACSM3 低表达患者预后较差。进而通过体内外实验发现，过表达 ACSM3 可降低肝癌细胞的迁移和侵袭能力。

脂肪酸合酶（fatty acid synthase，FASN/FAS）是催化脂肪酸合成的关键酶，主要促进肿瘤细胞中内源性脂肪酸的生成。Geng Z 等研究发现，FASN 在肝癌组织中高表达，在肝癌细胞系中 sh-FASN 后可明显抑制肝癌细胞的增殖、侵袭及迁移能力。Jiang 等发现，8U 是一种吖啶衍生物，已被证明具有有效的抗肝癌作用。生物学实验结果表明，8U 可通过阻断

PI3K/Akt 通路，减少 FASN 蛋白表达，从而抑制细胞内脂质代谢紊乱，抑制肝癌细胞的侵袭和转移。

肝脏脂肪酸结合蛋白（liver fatty acid-binding protein，L-FABP）在肝细胞中分布较多，主要参与脂质代谢。Lin 等，通过对 90 例肝癌患者的癌与癌旁组织研究发现，肝癌组织中 L-FABP 高表达，并且与血管内皮生长因子 A（vascular endothelial growth factors，VEGF-A）的表达密切相关。进一步研究发现，过表达 L-FABP，可明显增加肝癌细胞在体内、体外的增殖、转移能力。

脂肪酸结合蛋白（fatty acid-binding protein，FABPS）是可溶性细胞内脂质结合蛋白（15 kDa），可结合多种维 A 酸和长链脂肪酸，并转运到细胞内，用于储存脂滴、运输和膜合成，以及转录调节。Takanori 等通过研究 243 例肝癌患者组织中 FABP5 的表达情况，发现阳性表达患者的预后显著较差，并且与发生远端转移、肿瘤大小、血管侵犯密切相关。进一步在肝癌细胞中上调 FABP5 可促进增殖、侵袭和迁移，而 FABP5 下调可抑制肝癌细胞的体外增殖、侵袭和迁移。通过体内再次验证了 FABP5 在肝癌中促进增殖、转移的作用。

肝癌中 miR-384 普遍低表达，尤其是与 HBV 相关的肝癌。Kong 等发现，癌基因 - 多效蛋白（pleiotrophin，PTN）是 miR-384 的靶标。HBX 可抑制 miR-384，增加 PTN 表达。PTN 的受体 N- 聚糖在肝癌中也是高表达。有趣的是 HBX 诱导 PTN 通过 N- 聚糖促进细胞增殖、转移和脂肪生成。PTN 介导的脂质合成在肝癌的增殖和转移中起着重要作用。PI3K/Akt 和 mTOR 抑制剂可减少 PTN 诱导的增殖、转移和脂肪生成。

O- 乙酰氨基葡萄糖转移酶（O-GlcNAc transferase，OGT）是唯一的参与代谢重构的糖基转移酶。Yu 等研究发现，OGT 在非酒精性肝硬化肝癌中普遍高表达，体内外实验表明，OGT 高表达可明显提高肝癌的增殖、转移。OGT 抑制剂可显著抑制肝癌的增殖、转移。

CD147 是一种在多种肿瘤（包括肝癌）中高表达的跨膜蛋白。在癌细胞中促进糖酵解和抑制氧化磷酸化中起着重要作用。一方面，可通过激活 AKT/mTOR 信号通路上调固醇调节因子结合蛋白（sterol regulatory element binding protein 1c SREBP1c），进而直接激活主要的脂肪基因 FASN 和 ACC1 转录促进脂肪合成。另一方面，可通过激活 p38 MAPK 信号通路下调过氧化物酶体增殖物激活受体（peroxisome proliferator-activated receptor alpha，PPARα）及目标基因肉毒碱棕榈酰转移酶 1A（carnitine palmitoyltransferase 1A，CPT1A）和乙酰辅酶 A 氧化酶 1（acyl-CoA oxidase 1，ACOX1）的转录从而抑制脂肪酸的 β 氧化。最终通过体内外实验表明，CD147 介导的脂肪酸代谢重构在肝癌细胞的扩散和转移中起到了至关重要的作用。

（五）肝癌伴门静脉癌栓的差异性代谢标志物

Zheng 等将肝癌不伴 PVTT（20 例）、肝癌伴 PVTT（20 例）的肝癌组织进行蛋白裂解，用 2D 凝胶电泳分析。凝胶用考马斯蓝染色法显示蛋白质组图谱。在 ImageMaster 2D 软件的辅助下，在 465 个蛋白点中发现，肝癌不伴 PVTT 组织中有 24 个蛋白点上调，而肝癌伴 PVTT 的肝癌组织中有 9 个蛋白点上调。进一步用基质辅助激光解吸电离飞行时间质谱（MALDI-TOF/TOF MS）鉴定差异表达的蛋白质（表 2-4）。其中肝癌伴 PVTT 组中的蛋白质二硫键异构酶 A6（protein disulfide-isomerase A6，PDI A6）及肝癌不伴 PVTT 组中的载脂蛋白 A- Ⅰ（apolipoprotein A- Ⅰ，Apo A- Ⅰ）尽管在 mRNA 水平上未见明显差异，但在蛋白表达水平上存在显著差异。

表 2-4　33 种蛋白（>2 倍改变，*P*<0.01）用 MALDI-TOF/TOF MS 分析

序号	蛋白名称	蛋白分子量	蛋白等电点
1	磷酸烯醇式丙酮酸羧激酶	70 591.6	7.56
2	T 复合蛋白 1 亚基 ε	59 632.8	5.45
3	双官能团 ATP 依赖二羟基丙酮激酶	58 940.1	7.12
4	甲酰转移酶环脱氨酶	58 889.4	5.58
5	纤维蛋白原 β 链	55 892.3	8.54
6	视网膜脱氢酶 1	54 826.9	6.3
7	硒结合蛋白 1	52 357.6	5.93
8	谷氨酸脱氢酶 1	61 359.2	7.66
9	蛋白质二硫键异构酶 A6	48 091.3	4.95
10	非特异性脂质转移蛋白	58 955.6	6.44
11	鸟嘌呤脱氨酶	50 970.6	5.44
12	烯醇酶	47 139.3	7.01
13	角蛋白 I 型细胞骨架 18	48 028.5	5.34
14	谷氨酰胺合成酶	42 037.3	6.43
15	氨基酰化酶 -1	45 856	5.77
16	短 / 支链特异性酰基辅酶 A 脱氢酶	47 455.3	6.53
17	乙醛酸还原酶 / 羟丙酮酸还原酶	35 645.7	7.01
18	酯水解酶 C1lorf 54	35 094.6	6.23
19	血清白蛋白	69 321.5	5.92
20	F- 肌动蛋白钙蛋白亚单位 α-L	32 902.3	5.45
21	硫代硫酸硫转移酶	33 407.8	6.77
22	3- 羟基异丁酸脱氢酶	35 305.8	8.38
23	吩嗪生物合成类结构域蛋白	31 765.2	6.06
24	氯离子通道蛋白 1	26 905.8	5.09
25	胍基乙酸 N- 甲基转移酶	26 301.1	5.75
26	3, 2- 反式烯酰辅酶 A 异构酶	32 795.2	8.8
27	羟酰基谷胱甘肽水解酶	33 784.3	8.35
28	烯酰辅酶 A 水合酶	31 367.1	8.34
29	谷胱甘肽 S- 转移酶 Al	25 614.7	8.91
30	载脂蛋白 A- I	30 758.9	5.56
31	黄素还原酶	22 105.4	7.13
32	视黄醇结合蛋白 4	22 995.3	5.76
33	超氧化物歧化酶	15 925.9	5.7

Tang 等为在血清小分子量蛋白中寻找出肝癌伴 PVTT 特有的生物标志物，分析了 12 例正常人、12 例肝癌不伴 PVTT、12 例肝癌伴 PVTT 的血清。利用 2D 凝胶电泳，并用 ImageMaster 2D 软件分析。相较于正常血清，筛选出 15 个分子质量小于 20kDa 的蛋白点，用 MALDI-TOF MS/MS 鉴定，分析出脂蛋白 CⅢ、L 链载脂蛋白 A-LI、B 链转甲状腺素蛋白、DNA 拓扑异构酶Ⅱ、α 链结合珠蛋白 -2 等 5 个小分子蛋白（表 2-5）。其中脂蛋白 CⅢ、L

链载脂蛋白 A-LI、B 链转甲状腺素蛋白、DNA 拓扑异构酶Ⅱ在肝癌中低表达，α 链结合珠蛋白 -2 高表达，同时相较于肝癌伴或不伴 PVTT 具有显著性差异表达的蛋白。

表 2-5　HCC 伴 PVTT 血清中差异性表达的小分子蛋白，用 MALDI-TOF MS/MS 分析

序号	蛋白名称	蛋白分子量 kDa	蛋白等电点
1	脂蛋白 CⅢ	8.70	5.05
2	L 链载脂蛋白 A-LI	8.76	4.72
3	B 链转甲状腺素蛋白	12.8	5.33
4	DNA 拓扑异构酶Ⅱ	10.1	8.99
5	α 链结合珠蛋白 -2	41.5	6.25

Pan 等利用气相色谱 / 飞行时间质谱（gas chromatography/time-of-flight mass spectrometry，GC/TOFMS）对暴露于二乙基亚硝胺（DEN）建立的肝癌与肝癌肺转移（HCC with lung metastasis，HLM）大鼠模型的血清及尿液进行定量，用 PLS-DA 分析，在阴性对照组、肝癌组与 HLM 组均发现了差异性代谢产物（表 2-6）。其中血清丝氨酸、苯丙氨酸、乳酸、酪氨酸和葡糖醛酸、尿甘氨酸、丝氨酸、5- 羟脯氨酸、苹果酸、马尿酸和尿酸的权重最大。HLM 组中核酸、氨基酸和葡糖醛酸的代谢明显增高。这些数据提示了潜在的肝癌侵袭和转移的代谢标志物。

表 2-6　血清中内源性代谢产物的改变，用 GC/TOFMS 分析

序号	保留时间（分）	代谢产物	对照组	肝癌组	肝癌肺转移组	P 值
1	6.3	乳酸	0.342±0.207	2.232±1.004	3.975±0.9240#	0.000
2	8.16	乙二酸	0.206±0.060	0.053±0.022	0.079±0.037	0.000
3	11.98	异亮氨酸	0.202±0.034	0.368±0.131	0.252±0.056	0.025
4	12.95	2，3- 羟基丙烯酸	0.046±0.016	0.025±0.007	0.022±0.008	0.01
5	13.72	丝氨酸	0.808±0.126	0.919±0.276	0.584±0.062#	0.033
6	17.37	苏糖醇	0.029±0.012	0.122±0.092	0.043±0.030#	0.048
7	17.62	5- 羟脯氨酸	0.633±0.125	0.994±0.264	0.973±0.245	0.04
8	19.93	鸟氨酸	0.069±0.027	0.161±0.110	0.046±0.030#	0.046
9	20.08	苯丙氨酸	0.344±0.088	1.039±0.297	0.765±0.171#	0.001
10	21.13	天门冬酰胺	0.043±0.022	0.139±0.097	0.035±0.010#	0.025
11	23.40	谷氨酸	0.818±0.130	0.435±0.167	0.304±0.259	0.003
12	23.54	阿拉伯呋喃糖	0.170±0.053	0.047±0.028	0.052±0.028	0.001
13	25.81	B- 吡喃葡萄糖	1.177±0.069	0.554±0.153	0.614±0.041	0.000
14	26.77	酪氨酸	0.328±0.077	0.844±0.270	0.621±0.145	0.003
15	27.61	α- 吡喃葡萄糖	1.530±0.454	0.859±0.209	1.152±0.275	0.023
16	28.53	古糖	0.702±0.144	0.341±0.075	0.498±0.206	0.009
17	32.47	硬脂酸	0.800±0.096	0.520±0.105	0.586±0.101	0.002
18	34.90	己二酸	0.197±0.024	0.122±0.019	0.145±0.036	0.003
19	35.15	磷脂酰肌醇	0.056±0.010	0.029±0.018	0.014±0.004	0.001

注：值 = 均值 ± 标准差。#$P<0.05$：肝癌肺转移组对比肝癌组

（六）总结及展望

肝癌转移作为预后不良最主要原因之一，不仅影响患者的生存质量，也给进一步治疗带来极大挑战。既往我们寄希望于通过研究基因、转录因子、信号转导通路、微环境等方面解释肝癌的转移机制，虽然取得了很多可喜的成果，由于肿瘤的易变性、差异性、多样性等特点使得研究成果临床转化受到了极大阻碍。代谢的改变作为多种因素（基因、环境等）变化后的最终体现，因此针对终末环节进行调控可能为肿瘤的治疗提供新视野。

经过学者们的研究发现，葡萄糖代谢途径（糖酵解途径、磷酸戊糖途径）及脂肪酸代谢途径中酶活的改变均参与了肝癌的转移。进一步研究发现，蛋白、基因、非编码 RNA、信号转导通路的改变也有直接或间接参与转移相关的代谢重构，为研究肝癌的转移机制提供新思路。

通过总结发现，HK2 和 PKM2 在肝癌中与转移相关已被证实，可受非编码 RNA 或基因参与调控其表达影响糖酵解，但与转移间关系需进一步证明。膜蛋白的表达也通过细胞膜的转运、信号转导影响着肝癌的转移。CD147 可介导脂肪酸代谢重构影响肝癌的转移，MCT4 是否也介导着代谢重构也有待研究。缺氧可直接影响多种代谢酶或通过基因和非编码 RNA 影响代谢酶，影响肝癌的血管侵犯或转移。而 pH、炎症等微环境的改变对肝癌代谢重构所致转移的影响尚未被报道。脂肪酸代谢重构对肝癌转移影响的研究尚缺乏，比较分散，有待进一步研究。通过分析肝癌门静脉癌栓或转移相关代谢产物的改变，为预测肝癌转移提供线索，但理想的生物标志物是高表达类型的代谢产物，如甲胎蛋白。目前结果仍有局限，更谈不上转化应用于临床。这些侧面的说明了我们仍然还有很多工作需要共同攻克。

门静脉癌栓可以认为是肝癌转移的早期表现，由于肝癌门静脉癌栓的代谢组学研究尚不足，因此希望通过代谢重构对肝癌转移影响的研究中挖掘线索，进而可以找到肝癌门静脉癌栓发生、发展中的代谢重构中的关键环节，针对肝癌门静脉癌栓，找出最终靶点，并设计出相应的抑制（增强）剂逆转代谢重构，最终使临床肝癌患者获益。

（禹鸿鸣）

参 考 文 献

[1] German JB BD，Burrin DG. Mtabolomics in the opening decade of the 21st century: building the roade to individualized health. J Nute，2004；134（12）:2729 -2732.

[2] O. F. Metabolomics - the link between genotypes and phenotypes. Plant Mol Biol，2002，48（1）: 155 - 171.

[3] Warburg O. On respiratory impairment in cancer cells. Science，1956，124（3215）:269-270.

[4] Beyoglu D，Imbeaud S，Maurhofer O，et al. Tissue metabolomics of hepatocellular carcinoma: tumor energy metabolism and the role of transcriptomic classification. Hepatology，2013，58（1）:229-238.

[5] Jeon JY，Lee H，Park J，et al. The regulation of glucose-6-phosphatase and phosphoenolpyruvate carboxykinase by autophagy in low-glycolytic hepatocellular carcinoma cells. Biochemical and biophysical research communications，2015，463（3）:440-446.

[6] Wong CC，Au SL，Tse AP，et al. Switching of pyruvate kinase isoform L to M2 promotes metabolic reprogramming in hepatocarcinogenesis. PloS one，2014，9（12）:e115036.

[7] Hu W, Lu SX, Li M, et al. Pyruvate kinase M2 prevents apoptosis via modulating Bim stability and associates with poor outcome in hepatocellular carcinoma. Oncotarget, 2015, 6(9):6570-6583.

[8] Iansante V, Choy PM, Fung SW, et al. PARP14 promotes the Warburg effect in hepatocellular carcinoma by inhibiting JNK1-dependent PKM2 phosphorylation and activation. Nature communications, 2015, 6:7882.

[9] Hirata H, Sugimachi K, Komatsu H, et al. Decreased Expression of Fructose-1, 6-bisphosphatase Associates with Glucose Metabolism and Tumor Progression in Hepatocellular Carcinoma. Cancer research, 2016, 76(11):3265-3276.

[10] Zhang J, Baddoo M, Han C, et al. Gene network analysis reveals a novel 22-gene signature of carbon metabolism in hepatocellular carcinoma. Oncotarget, 2016 , 7(31):49232-49245.

[11] H Z. cMyc-mediated activation of serine biosynthesis pathway is critical for cancer progression under nutrient deprivation conditions. Cell Res, 2015, 25(4):429-444.

[12] Huang Q, Li J, Xing J, et al. CD147 promotes reprogramming of glucose metabolism and cell proliferation in HCC cells by inhibiting the p53-dependent signaling pathway. Journal of hepatology, 2014, 61(4):859-866.

[13] J X. CD147 reprograms fatty acid metabolism in hepatocellular carcinoma cells through Akt/mTOR/SREBP1c and P38/PPARα pathways. J Hepatol, 2015, 63(6):1378-1389.

[14] Thurnherr T, Mah WC, Lei Z, et al. Differentially Expressed miRNAs in Hepatocellular Carcinoma Target Genes in the Genetic Information Processing and Metabolism Pathways. Scientific reports, 2016, 6:20065.

[15] Liu AM, Xu Z, Shek FH, et al. miR-122 targets pyruvate kinase M2 and affects metabolism of hepatocellular carcinoma. PloS one, 2014, 9(1):e86872.

[16] X Z. Long noncoding RNA HULC modulates abnormal lipid metabolism in hepatoma cells through an miR-9-mediated RXRA signaling pathway. Cancer Res, 2015, 1; 75(5):846-857.

[17] Teng CF, Wu HC, Hsieh WC, et al. Activation of ATP citrate lyase by mTOR signal induces disturbed lipid metabolism in hepatitis B virus pre-S2 mutant tumorigenesis. Journal of virology, 2015, 89(1):605-614.

[18] IJ S. Hepatitis B Virus Pre-S2 Mutant Induces Aerobic Glycolysis through Mammalian Target of Rapamycin Signal Cascade. PLoS One, 2015, 24; 10(4):e0122373.

[19] Dan Y, Zhang Y, Cheng L, et al. Hepatitis B virus X protein (HBx)-induced abnormalities of nucleic acid metabolism revealed by (1)H-NMR-based metabonomics. Scientific reports, 2016, 6:24430.

[20] Cui M, Xiao Z, Sun B, et al. Involvement of cholesterol in hepatitis B virus X protein-induced abnormal lipid metabolism of hepatoma cells via up-regulating miR-205-targeted ACSL4. Biochemical and biophysical research communications, 2014, 445(3):651-655.

[21] Cui M, Wang Y, Sun B, et al. MiR-205 modulates abnormal lipid metabolism of hepatoma cells via targeting acyl-CoA synthetase long-chain family member 1 (ACSL1) mRNA. Biochemical and biophysical research communications, 2014, 444(2):270-275.

[22] MF L. Suppression of miR-199a maturation by HuR is crucial for hypoxia-induced glycolytic switch in hepatocellular carcinoma. EMBO J, 2015, 34(21):2671-2685.

[23] Leung CO, Wong CC, Fan DN, et al. PIM1 regulates glycolysis and promotes tumor progression in hepatocellular carcinoma. Oncotarget, 2015, 6 (13) :10880-10892.

[24] L S. miR-592/WSB1/HIF-1 α axis inhibits glycolytic metabolism to decrease hepatocellular carcinoma growth. Oncotarget, 2016, 7 (23) :35257-35269.

[25] Shi J, Lai EC, Li N, et al. Surgical treatment of hepatocellular carcinoma with portal vein tumor thrombus. Annals of surgical oncology, 2010, 17 (8) :2073-2080.

[26] Shuqun C, Mengchao W, Han C, et al. Tumor thrombus types influence the prognosis of hepatocellular carcinoma with the tumor thrombi in the portal vein. Hepato-gastroenterology, 2007, 54 (74) :499-502.

[27] Cheng S, Yang J, Shen F, et al. Multidisciplinary management of hepatocellular carcinoma with portal vein tumor thrombus - Eastern Hepatobiliary Surgical Hospital consensus statement. Oncotarget, 2016, 7 (26) :40816-40829.

[28] Gong L, Cui Z, Chen P, et al. Reduced survival of patients with hepatocellular carcinoma expressing hexokinase Ⅱ. Medical oncology, 2012, 29 (2) :909-914.

[29] Wu J, Hu L, Wu F, et al. Poor prognosis of hexokinase 2 overexpression in solid tumors of digestive system: a meta-analysis. Oncotarget, 2017, 8 (19) :32332-32344.

[30] Liu Y, Wu H, Mei Y, et al. Clinicopathological and prognostic significance of PKM2 protein expression in cirrhotic hepatocellular carcinoma and non-cirrhotic hepatocellular carcinoma. Scientific reports, 2017, 7 (1) :15294.

[31] Zhang JP, Wang HB, Lin YH, et al. Lactate Dehydrogenase Is an Important Prognostic Indicator for Hepatocellular Carcinoma after Partial Hepatectomy. Translational oncology, 2015, 8 (6) :497-503.

[32] Le A, Cooper CR, Gouw AM, et al. Inhibition of lactate dehydrogenase A induces oxidative stress and inhibits tumor progression. Proceedings of the National Academy of Sciences of the United States of America, 2010, 107 (5) :2037-2042.

[33] Sheng SL, Liu JJ, Dai YH, et al. Knockdown of lactate dehydrogenase A suppresses tumor growth and metastasis of human hepatocellular carcinoma. The FEBS journal, 2012, 279 (20) :3898-3910.

[34] Yang J, Wang C, Zhao F, et al. Loss of FBP1 facilitates aggressive features of hepatocellular carcinoma cells through the Warburg effect. Carcinogenesis, 2017, 38 (2) :134-143.

[35] Zhong CQ, Zhang XP, Ma N, et al. FABP4 suppresses proliferation and invasion of hepatocellular carcinoma cells and predicts a poor prognosis for hepatocellular carcinoma. Cancer medicine, 2018, 7 (6) :2629-2640.

[36] Tao QF, Yuan SX, Yang F, et al. Aldolase B inhibits metastasis through Ten-Eleven Translocation 1 and serves as a prognostic biomarker in hepatocellular carcinoma. Molecular cancer, 2015, 14:170.

[37] Kletzien RF HP, Foellmi LA. Glucose-6-phosphate dehydrogenase: a "housekeeping" enzyme subject to tissue-specific regulation by hormones, nutrients, and oxidant stress. FASEB journal : official publication of the Federation of American Societies for Experimental Biology, 1994, 8:174-181.

[38] Lu M, Lu L, Dong Q, et al. Elevated G6PD expression contributes to migration and invasion of hepatocellular carcinoma cells by inducing epithelial-mesenchymal transition. Acta biochimica et biophysica Sinica, 2018, 50 (4) :370-380.

[39] Xu IM, Lai RK, Lin SH, et al. Transketolase counteracts oxidative stress to drive cancer development.

Proceedings of the National Academy of Sciences of the United States of America，2016，113（6）:E725-E734.

[40] Wang N，Chen S，Zhang B，et al. 8u, a pro-apoptosis/cell cycle arrest compound，suppresses invasion and metastasis through HSP90alpha downregulating and PI3K/Akt inactivation in hepatocellular carcinoma cells. Scientific reports，2018，8（1）:309.

[41] Ruan HY，Yang C，Tao XM，et al. Downregulation of ACSM3 promotes metastasis and predicts poor prognosis in hepatocellular carcinoma. American journal of cancer research，2017，7（3）:543-553.

第五节　乙肝病毒感染与肝癌门静脉癌栓发生的研究

在我国，85% 的肝细胞癌（HCC）由慢性乙肝病毒（HBV）感染导致，HBV 相关性肝硬化患者的 HCC 年发病率为 3%～5%，约三分之一的患者将最终由 HBV 发展为 HCC。对于 HBV 相关性 HCC，病毒的高复制状态和由此导致的肝脏炎症活动被认为是其发生和预后不良的主要危险因素之一。而血管侵犯，包括 PVTT 和微血管癌栓（MVI）的发生，一直以来就是 HCC 预后不良的重要原因之一。长久以来，PVTT 的发生被认为主要与肿瘤的进展相关，而关于 HBV 活动以及 PVTT 发生之间的关系，目前已有一些初步的临床和基础研究，在本章作一总结和探讨。

一、HBV 活动对 HCC 预后的影响

慢性 HBV 感染导致的炎症活动以及由此引发的宿主免疫改变是肝细胞癌变和肿瘤进展不可或缺的条件。相关研究显示，除了大小、数目、血管侵犯等肿瘤相关特征外，乙肝病毒相关的因素也是提示 HCC 手术预后的重要指标。基础研究显示，HBV 相关的多种炎症因子和炎症通路的激活对 HCC 的预后产生影响。在患者外周血中，高 HBVDNA 载量、HBV 亚型及突变、中性粒细胞 / 淋巴细胞比例升高以及巨噬细胞迁移抑制因子浓聚等表现，提示 HCC 预后较差；在肿瘤组织中，淋巴细胞 /CD8+ T 细胞比例升高、Wnt/β-catenin、NF-kappa B 等炎症信号通路的激活预示着肿瘤术后早期复发；在癌周组织中，高 HBV DNA 载量、HBV 突变、巨噬细胞聚集等表现也可以提示 HCC 的晚期复发。

临床研究显示，高 HBV NDA 载量可以导致 HBV 相关肝硬化和 HCC 发生率的升高，而 HBV DNA 载量下降则能降低 HCC 发生的风险。术前高 HBV DNA 载量、乙肝病毒 e 抗原（HBeAg）阳性是 HCC 术后复发率升高及生存率降低的独立危险因素。

理论上来说，HBV 的活动可以通过多个途径影响 HBV 相关性 HCC 术后预后。首先，HBV 持续活动对肝脏功能造成的损害限制了手术切除范围；其次，HBV 活动与肝硬化严重程度呈正相关，而肝硬化导致手术的难度进一步增加；最后，术前 HBV DNA 定量与术后 HBV 再激活（Reactivation）的发生率和严重程度呈正相关，病毒再激活可诱发肝炎活动甚至导致重症肝炎、肝衰竭，与术后预后不良密切相关。因此，HBV 的高复制状态是提示 HCC 预后不良的因素之一。

二、HBV 感染可能促进 PVTT 的发生

HBx 蛋白是 HBV 感染肝细胞后，病毒基因与宿主基因组整合后表达的一个重要蛋白，

是一种多功能的病毒调节因子,可通过调节 HBV 与宿主细胞基因的转录活性、信号转导、基因毒性应激反应、蛋白质降解等多方面影响 HCC 的侵袭性。基础研究显示 HBx 蛋白可以通过 NF-kappa B 通路激活肿瘤转移相关抗原 1(MTA1),而 MTA1 的高表达和 HCC,尤其是 HBV 相关性 HCC 发生微血管侵犯以及肿瘤术后复发密切相关。笔者团队参与的一项基础研究结果显示,感染 HBV 的 HCC 患者,其 PVTT 发生率明显上升,机制研究显示 TGF-β-miR-34a-CCL22 通路的活动伴有 HBV 持续感染可能是 HCC 患者门静脉癌栓形成的潜在诱因,其机制是通过创造"免疫破坏"微环境促进门静脉内散在肿瘤细胞进行克隆增殖。

近期,笔者所在团队也针对 HBV 感染和 HCC 血管侵犯(包括 MVI 和 PVTT)发生的关系进行了初步的临床研究,结果提示 HCC 患者中 HBV 的活动与 PVTT 以及 MVI 的发生密切相关。486 例 HCC 患者,乙肝表面抗原(HBsAg)阳性 HCC 患者中 PVTT 的发生率显著高于 HBsAg 阴性的患者(24.2% *vs* 7.1%,$P=0.003$);具有肝硬化的 HCC 患者发生 PVTT 比例也显著高于没有肝硬化的患者(32.0% *vs* 17.7%,$P=0.00$)。对 HBsAg 阳性的患者进行的多因素回归分析显示乙肝核心抗原(HBeAg)阳性、肿瘤直径大于 3cm、异常凝血酶原(DCP)>100mAU/ml 是 PVTT 发生的独立危险因素(表 2-7)。随着癌栓侵犯程度的增加,其 HBsAg 阳性、HBeAg 阳性和存在肝硬化患者的比例也显著上升(表 2-8)。而对于 MVI 的发生来说,HBeAg 阳性和高 HBV DNA 载量(>50IU/ml)均为独立危险因素。因此,HBV 的活动可能促进 HCC 中包括 PVTT 在内的血管侵犯的发生,但具体分子机制还有待进一步研究。

表 2-7 乙肝表面抗原阳性肝细胞癌患者中门静脉癌栓形成影响因素的多因素 Logistic 回归分析

变量	OR 值	95% 可信区间	P 值
门静脉癌栓形成风险			
异常凝血酶原(>100mAU/ml vs≤100mAU/ml)	2.90	1.17~7.12	0.022*
肿瘤直径(>3cm vs ≤3cm)	8.86	2.67~29.39	0.00*
肿瘤包膜(不完整/缺失 vs 完整)	3.59	1.56~8.25	0.003*
乙肝 e 抗原(阳性 vs 阴性)	1.67	1.01~2.75	0.046*
抗病毒治疗(是 vs 否)	0.59	0.33~1.05	0.075

$P<0.05$

表 2-8 门静脉癌栓程氏分型和乙肝病毒相关因素之间的关系

乙肝病毒相关因素	门静脉癌栓程氏分型			P 值
	无(%)	I/II型(%)	III/IV型(%)	
乙肝表面抗原				
阳性	326(86.2)	74(94.9)	30(100)	0.007*
阴性	52(13.8)	4(5.1)	0(0)	
乙肝 e 抗原				
阳性	84(25.8)	30(40.5)	9(30)	0.04*
阴性	242(74.2)	44(59.5)	21(70)	

续表

乙肝病毒相关因素	门静脉癌栓程氏分型			P 值
	无（%）	Ⅰ/Ⅱ型（%）	Ⅲ/Ⅳ型（%）	
乙肝病毒 DNA 载量				
>50IU/ml	219（67.2）	52（70.3）	24（80）	0.355
≤50IU/ml	107（32.8）	22（29.7）	6（20）	
肝硬化				
存在	96（29.4）	32（43.2）	16（53.3）	0.005*
不存在	230（60.6）	42（56.8）	14（46.7）	
抗病毒治疗				
有	109（33.4）	15（20.3）	4（13.3）	0.009*
无	217（66.6）	59（79.7）	26（86.7）	

*P<0.05

三、抗病毒治疗对 PVTT 形成的影响

由于血浆高 HBV DNA 载量以及术后病毒再激活是影响 HCC 预后的重要危险因素，理论上说，通过抑制病毒复制、控制肝脏炎症可以达到改善预后的效果，而且可能降低 HCC 术后复发的风险。近年来，对于抗病毒治疗能够降低慢性乙型肝炎患者 HCC 发生率、减少终末期肝病事件的发生、提高生存率等方面已有较多循证医学研究证据。中国台湾地区在 2012 年报道的一项大规模临床回顾性研究，共纳入 4569 例 HBV 相关性 HCC 患者，结果显示接受抗病毒治疗的 518 例患者的术后 6 年累计复发率低于未服药的 4051 例患者（45.6% vs 54.6%，$P<0.01$）。但是对于抗病毒治疗降低 HCC 术后复发的原因尚存在一些争议。

以往研究认为 HCC 术后复发应以 2 年为节点，分为早期复发和晚期复发。其中，晚期复发在肝癌切除术 2 年以后发生，被认为是正常肝细胞由于反复炎症恶变而来，相比原发肿瘤具备不同基因和组织学特征。研究显示，HBV 相关因素，包括高肝脏炎症评分、高 HBV DNA 载量和晚期复发密切相关，使用抗病毒药物被证实可以达到抑制晚期复发的作用。相反，在术后 2 年内发生的复发（即早期复发），一般认为来源于原发肿瘤在肝内的播散或者术后的残余，被认为与大小、数目、血管侵犯等肿瘤本身特征密切相关。由于抗病毒药物没有直接抑制肿瘤的作用，理论上来说，抗病毒治疗无法抑制降低早期复发率。然而笔者所在团队进行的一项大样本前瞻性随机对照研究显示，HCC 抗病毒治疗组的 2 年总体生存率显著高于对照组（93.8% vs 62.2%，$P<0.01$），无病生存率也显著高于对照组（55.6% vs 19.5%，$P<0.01$）。因此，抗病毒治疗可能有助于抑制高 HBV DNA 载量所导致的 HCC 细胞侵袭和转移能力的增高，从而对控制早期复发有一定作用。我们对 HBV 感染和 HCC 血管侵犯关系的研究中，单因素分析显示抗病毒治疗组的 MVI 和 PVTT 的发生率都显著低于未接受抗病毒治疗组。多因素分析中，抗病毒治疗对抑制 PVTT 形成的影响也较显著（OR=0.59，95%CI：0.33～1.05，$P=0.075$）。因此，我们推测抗病毒治疗通过抑制 HBV 的活动，降低了 HCC 中 MVI 及 PVTT 发生的比例，从而一定

程度上改善了 HCC 的预后。这一现象也从临床角度部分解释了抗病毒治疗为何能够抑制 HCC 早期复发率。

综上所述，尽管目前已有研究证实 HBV 活动的 HCC 患者发生血管侵犯的可能性上升，但相关研究仍停留在早期阶段，亟需更多高质量的临床和基础研究进一步明确其具体发生机制。

（卫旭彪）

参 考 文 献

[1] Yang P, Li QJ, Feng Y, et al. TGF-beta-miR-34a-CCL22 signaling-induced Treg cell recruitment promotes venous metastases of HBV-positive hepatocellular carcinoma. Cancer Cell, 2012, 22（3）: 291-303.

[2] Chen L, Zhang Q, Chang W, et al. Viral and host inflammation-related factors that can predict the prognosis of hepatocellular carcinoma. Eur J Cancer, 2012, 48（13）: 1977-87.

[3] Xu J, Liu H, Chen L, et al. Hepatitis B virus X protein confers resistance of hepatoma cells to anoikis by up-regulating and activating p21-activated kinase 1. Gastroenterology, 2012, 143（1）: 199-212 e4.

[4] Halgand B, Fallot G, Riviere L, et al. Hepatocellular carcinoma replicating hepatitis B virus: A clinical, virological and transcriptional entity. Hepatology, 2014, 60（SUPPL 1）: 995A-996A.

[5] Tarocchi M, Polvani S, Marroncini G, et al. Molecular mechanism of hepatitis B virus-induced hepatocarcinogenesis. World J Gastroenterol, 2014, 20（33）: 11630-40.

[6] Lertpipopmetha K, Auewarakul CU. High incidence of hepatitis B infection-associated cirrhosis and hepatocellular carcinoma in the Southeast Asian patients with portal vein thrombosis. BMC Gastroenterology, 2011, 11: 66.

[7] Kim WR, Gores GJ. Recurrent hepatocellular carcinoma: it's the virus! J Clin Oncol, 2013, 31（29）: 3621-3622.

[8] European Association For The Study Of The Liver. EASL clinical practice guidelines: Management of chronic hepatitis B virus infection. J Hepatol, 2012, 57（1）: 167-185.

[9] Wu JC, Huang YH, Chau GY, et al. Risk factors for early and late recurrence in hepatitis B-related hepatocellular carcinoma. J Hepatol, 2009, 51（5）: 890-897.

[10] Lei Z, Li J, Wu D, et al. Nomogram for Preoperative Estimation of Microvascular Invasion Risk in Hepatitis B Virus-Related Hepatocellular Carcinoma Within the Milan Criteria. JAMA surgery, 2016, 151（4）: 356-363.

[11] Huang G, Lai EC, Lau WY, et al. Posthepatectomy HBV reactivation in hepatitis B-related hepatocellular carcinoma influences postoperative survival in patients with preoperative low HBV-DNA levels. Ann Surg, 2013, 257（3）: 490-505.

[12] Yin J, Li N, Han Y, et al. Effect of antiviral treatment with nucleotide/nucleoside analogs on postoperative prognosis of hepatitis B virus-related hepatocellular carcinoma: a two-stage longitudinal clinical study. J Clin Oncol, 2013, 31（29）: 3647-2655.

[13] Chen C, Chen DP, Gu YY, et al. Vascular invasion in hepatitis B virus-related hepatocellular carcinoma with underlying cirrhosis: possible associations with ascites and hepatitis B viral factors？ Tumour Biol. 2015, 36（8）: 6255-6263.

第六节　循环肿瘤干细胞与肝癌门静脉癌栓

循环肿瘤细胞（CTCs）除了包括自发自肿瘤原发灶或者转移病灶脱落进入血液循环系统的肿瘤细胞外，还包括在诊疗操作中造成的肿瘤细胞脱落而进入血液循环系统的肿瘤细胞。140多年前，澳大利亚学者Ashworth在一例因癌症死亡的患者外周血中通过显微镜偶然发现了类似肿瘤细胞的细胞，率先提出了CTC的概念。近些年的研究也证实了，肝癌细胞的确会释放进入血液循环系统，并且这些细胞可作为癌症的生物标志物，可用于"液态活检"。由于其来源的特殊性，在肿瘤患者外周血中检测到的CTCs可能从某种程度上反映患者体内肿瘤细胞的遗传状况和药物敏感性，从而为临床监测肿瘤的复发转移、判定肿瘤患者的预后提供依据，为实现肝癌的早期诊断和肝癌患者的个性化治疗带来了另一种思路。

一、外周血CTCs的分离和检测方法

理想的分离检测CTCs的平台具有以下几个特征：①能检测能够检测到每一个癌症患者样品血中的每个CTCs，同时在健康对照的样品中没有假阳性的出现；②高纯度，分离的CTCs不能混杂其他正常细胞；③能够保持分离得到的CTCs的活性、形态正常、蛋白核酸稳定，以便开展后续的实验研究和临床特性的获得；④廉价、高产出、快捷，以便临床推广；⑤结果稳定，可重复。

到目前为止，相比于乳腺癌和结肠癌，仅有少数学者对中CTCs的检测和定量方法进行了研究。肝癌中循环肿瘤细胞数目少，在外周血中，大约每$10^6 \sim 10^7$个单核细胞中才有一个循环肿瘤细胞，并且由于肝癌本身更高的异质性和由于上皮-内皮转化（EMT现象）而缺少特异性的细胞表面抗原，使肝癌中的CTCs检测难度加大。相比于乳腺癌和结肠癌，目前仅有较少数的对肝癌中CTCs的检测和定量研究（表2-9）。表2-9简述了过去十年间，肝癌领域中对于CTC的研究进展。这些研究采取的研究材料各异：有些直接采用患者的血样，有的应用细胞系或小鼠的动物模型；同时，受限于工艺差别以及各自不同的研究背景，这些报道所采用的CTC富集和检测的方法不一样，得到的结果也各有差异。一般说来，CTC检测的方法包括富集和检测两个步骤。

（一）RT-PCR或者qRT-PCR

在肝癌患者的外周血单核细胞中，存在肝细胞特异性基因或者肿瘤细胞相关基因的表达，包括AFP、端粒酶反转录蛋白（TERT）和转录因子Snail等，能来检测肝癌患者外周血中的CTCs。Waguri等报道了hTERT mRNA的表达可以在肝癌患者中，作为一个特异性的CTCs检测工具。他们应用该方法在55例肝癌患者中有29例患者检出CTCs（53%的检出率）。但是该方法具有容易破坏CTCs细胞不能进行后续鉴定和应用的局限性，同时，在肝癌中尚缺乏一个高特异性的标记物。

（二）ISET法

ISET法是利用滤过孔径为8μm大小的聚碳酸酯膜分离外周血CTCs，由于相对于外周血中其他的单核细胞，CTCs细胞较大（>8μm），因此外周血裂解红细胞后的单核细胞滤过膜时，直径较大的CTCs会留在膜上，再通过特殊的洗脱液洗脱，就会得到CTCs。与该原理相似，随后又开发了便携式微型滤过器、三维微型滤过器等也应用于肝癌的CTCs的检测。

表 2-9 原发性肝癌中 CTC 检测的研究汇总

研究	检测人数	血量 ml	分离方法	检测方法	结果
Wangri et al. [6]	55 5	2	EpCAM 和 CD45 磁珠分离	RT-PCR 应用 Hep-Par-1 免疫染色	29 人检测到 CTCs（53%）
Vona et al. [7]	44	6	ISET法 * 分离	细胞学分析	23 人检测到 CTCs
Guo et al. [8]	44	3	密度梯度离心法和 EpCAM 和 CD45 磁珠分离	巢式 RT-PCR（AFP mRNA）	检测率为 53.9~92.9%
Yang et al. [9]	34	10	密度梯度离心法	流式细胞仪 / 流式分选分析 CD45−CD90+	31 例可检测 CD45−CD90+ 细胞
Xu et al. [10]	85	5	改良免疫磁珠法	免疫荧光染色和流式细胞仪镜下评估	69 例检测到 CTCs（81%），每 5ml 血中大约 24±19 个
Fan et al. [11]	na	na	体内流式技术 GFP- 转染原位转移性肿瘤的模式	肝癌术后监测 CTCs 的动态变化	较传统流式敏感性提高 1.8 倍。
Sun et al. [12]	123	7.5	RosetteSep 法去除 CD45+ 细胞，然后应用 Cellsearch 系统	qRT-PCR、免疫荧光染色，共聚焦显微镜镜检	82 例检测到 EpCAM+ 细胞，数量为每 7.5ml 血 1~34 个
Liu et al. [13]	60	na	流式分选 裸鼠皮下种植	流式细胞技术、qRT-PCR 和 western blot 分析	30 个病人检测到 ICAM+CTCs 细胞
Schulze et al. [14]	59	7.5	Cellsearch	免疫荧光染色 半自动荧光镜检	18 个病人检测到 CTCs（30.5%）
Nel et al. [15]	11	20	磁珠去除 CD45+ 细胞，阴性选择	多色免疫荧光染色，显微镜镜检评估	均检测到

ISET. Isolation by size of epithelial tumor cells.

该方法不仅可以进行计数，还可以保持检测到的 CTCs 活性，以进行随后的细胞抗原以及细胞特性的鉴定试验。但是，该方法所获取的细胞假阳性率高，并且丢失了小体积的 CTCs，而这类细胞可能具有更高的侵袭性。

（三）流式细胞技术

流式细胞技术是基于细胞表面特殊标记，来确定细胞种类和检测肝癌外周血 CTCs，常用的肝癌外周血 CTCs 的标记有上皮细胞黏附分子（Epithelial cell adhesion molecule，EPCAM），甲胎蛋白（alpha fetoprotein，AFP），细胞角质蛋白（creatine kinase，CK）以及 CD90 等。Yang 等应用流式细胞技术检测肝癌患者外周血中 CD45-CD90+ 的细胞分布，在 34 例肝癌患者中检测率为 90%，而在正常人和肝硬化患者中没有检测到。应用流式细胞技术检测外周血 CTCs，操作比较简单，细胞丢失率小，并且应用现有的高规格的流式检测分离平台所得到的细胞也可以进行后续细胞特性的验证。但是由于缺少特异性高的细胞表面标记，易造成检测到的细胞假阳性率高。

（四）Cellsearch 法

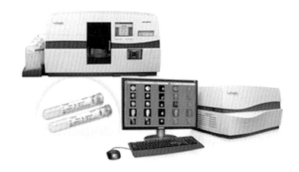

图 2-12　Cellsearch 系统

CellSearch 循环肿瘤细胞检测是自动化捕获计数循环肿瘤细胞的检测技术，是第一个也是唯一一个在美国、欧洲和中国均获得临床验证并批准的循环肿瘤细胞检测系统，用于全血中的上皮源性（CD45-、EpCAM+ 以及细胞角质蛋白 8、18+ 和 / 或 19+）的循环肿瘤细胞（CTC）的计数检测。本检测是对转移性乳腺癌患者进行监测的一项工具，可实时评价患者的预后，对患者的无进展生存期与总生存期进行预测。在肝癌中，Schulze 等采用该技术，在 59 例肝癌患者中 18 例检测到 CTCs，并且发现其检出阳性率与肝癌的巴塞罗那分期（BCLC 分期）相关，可用于指导 BCLC 分期。该检测方法虽然由多项大样本多中心临床研究进行支持，但是由于肝癌在上皮 - 间质转化（EMT）转化过程中，大量的 CTCs 会丢失 EpCAM 表面抗原，这使得基于该方法所检测到的肝癌外周血 CTCs，只是外周血 CTCs 总数的一小部分（图 2-12）。

二、应用 Image Flow Sight 检测外周血液循环肿瘤细胞

目前，尽管检测肝癌外周血 CTCs 的方法众多，但并没有一种完美的方法可以解决问题。我们课题组基于近几年的对于肝癌 CTCs 的研究，建立了一种新型的肝癌 CTCs 的检测方法。该方法基于 Image Flow Sight 检测外周血中高核质比的细胞。

（一）Flow Sight 系统简介及原理

Flow Sight 即液相成像流式，是一种成像流式系统，可以对检测的细胞进行实时成像，依据细胞形态学来进一步确定阳性细胞，从而提高了检测的准确性。我们应用其对检测目标成像以及能对特定区域进行量化计算的特点构建了一个特殊的参数，即核质比（图 2-13）。众所周知，肿瘤细胞由于其特殊的代谢特征，具有相对于正常细胞有更高核质比的特性，正是依据肿瘤细胞的这一特点我们构建了这一模型。而随后的实验也验证了我们的这一猜想。我们发现在肝癌患者的外周血中的确存在一群具有高核质比的细胞群（High Karyoplasmic Ratio Cells，HKR cells）功能分析可知该细胞群确实具有分裂增殖的特性，因此我们就定义这一群细胞为肝癌患者的 CTCs。

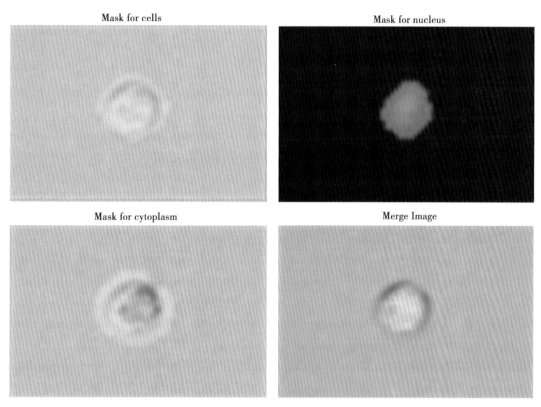

图 2-13　核质比 = 细胞核面积 / 细胞质面积

（二）肝癌患者外周血 HKR 细胞的数目与肝癌特性和肝癌患者的临床预后相关

根据以上原理，我们随后建模，预测 HKR 细胞的数目与肝癌特性以及肝癌患者的临床预后的相关性。结果证实，利用该技术检测到的循环肿瘤细胞数目（HKR cells）可以用于肿瘤的诊断（21.8；AUC=1.000），以及肝癌患者 MVI 的术前预测（57.3；AUC=0.824）。随后的近一年随访中，HKR 细胞的数目与肝癌患者的复发率显著相关，HKR 细胞数目较多的患者的复发率明显高于 HKR 细胞少的患者（22/45 例 vs 3/12 例）。

综上所述，我们利用 image flow sight 技术，建立了一项基于核质比的循环肿瘤细胞检测技术，并且以该技术的检测到的 HKR 细胞数目与肝癌特性和肝癌患者的临床预后相关。我们的对比试验也证明，运用该技术所得到的结果要优于传统的基于 EpCAM 等细胞表面标记流式。Image flow sight 设定模块及其运算,实时成像更准确,该方法不涉及抗体标记,选用的高核质比为所有肿瘤细胞的共性,检测的细胞群体更大。

三、展望

随着肝癌中 CTCs 检测技术的不断发展,CTCs 对于肝癌诊断、治疗的意义也不断被证实。CTCs"液态活检"在肝癌的早期诊断中具有重要价值,且 CTCs 计数与肝癌多灶性、门静脉癌栓的形成及患者肝功能 Child-Pugh 分级密切相关。外周血 CTCs 数与肝癌患者的预后密切相关,CTCs 计数越多,患者预后越差。治疗前后外周血 CTCs 数量变化可评价肝癌的治疗效果。尽管目前 CTCs 的临床应用尚未普及,随材料学和组织学的发展、CTCs 分离技术不断提高,CTCs 在肝癌诊断、预后及疗效评价中具有广阔应用前景。

(刘子鑫)

参 考 文 献

[1] Hong B, Zu Y. Detecting circulating tumor cells: current challenges and new trends. Theranostics, 2013, 3 (6): 377-394.

[2] Tygstrup N, Winkler K, Mellemgaard K, Andreassen M. Determination of the hepatic arterial blood flow and oxygen supply in man by clamping the hepatic artery during surgery. J Clin Invest, 1962, 41: 447-454.

[3] Carlsson G, Hafström L. Influence of hepatic artery ligation on liver tumor growth in rats. J Surg Oncol, 2010, 22(3): 184-188.

[4] Delk S, El-Domeiri AA. Effect of infusion chemotherapy and hepatic artery ligation on normal liver: experimental study in the cat. J Surg Oncol, 2010, 11(1): 39-44.

[5] Gelin LE, Lewis DH, Nilsson L. Liver blood flow in man during abdominal surgery. II. The effect of hepatic artery occlusion on the blood flow through metastatic tumor nodules. *Acta* Hepatosplenol, 1968, 15(1): 21-24.

[6] Dong YH, Lin G. Experimental studies of portal venous embolization with iodized oil in rats with experimentally induced liver cancer. J Vasc Interv Radiol, 1993, 4(5): 621-624.

[7] Guan YS, Zheng XH, Zhou XP, et al. Multidetector CT in evaluating blood supply of hepatocellular carcinoma after transcatheter arterial chemoembolization. World J Gastroenterol, 2004, 10(14): 2127-2129.

[8] Ashworth T R. A case of cancer in which cells similar to those in the tumours were seen in the blood after death. Aust Med J, 1869, 14(3): 146-149.

[9] Lianidou E S, Mavroudis D, Georgoulias V. Clinical challenges in the molecular characterization of circulating tumour cells in breast cancer. British journal of cancer, 2013, 108(12): 2426-2432.

[10] Rodríguez-Perálvarez M, Luong TV, Andreana L, et al. A systematic review of microvascular invasion in hepatocellular carcinoma: diagnostic and prognostic variability. Annals Surg Oncolo, 2013, 20(1): 325-339.

[11] Parkinson D R, Dracopoli N, Petty B G, et al. Considerations in the development of circulating tumor cell technology for clinical use. Journal of translational medicine, 2012, 10(1): 1.

[12] Vona G, Estepa L, Béroud C, et al. Impact of cytomorphological detection of circulating tumor cells in patients with liver cancer. Hepatology, 2004, 39(3): 792-797.

[13] Guo J, Yao F, Lou Y, et al. Detecting carcinoma cells in peripheral blood of patients with hepatocellular

carcinoma by immunomagnetic beads and rt-PCR. J Clin Gastroenterol，2007，41：783-788.

[14] Zhen FY，Ngai P，Ho D W，et al. Identification of local and circulating cancer stem cells in human liver cancer Hepatology，2008，47（3）：919-928.

[15] Xu W，Cao L，Chen L，Li J，et al. Isolation of circulating tumor cells in patients with hepatocellular carcinoma using a novel cell separation strategy. Clin Cancer Res，2011，17：3783-3793.

[16] Fan ZC，Yan J，Liu GD，et al. Real-time monitoring of rare circulating hepatocellular carcinoma cells in an orthotopic model by in vivo flow cytometry assesses resection on metastasis. Cancer Res，2012，72：2683-2691

[17] Sun YF，Xu Y，Yang XR，et al. Circulating stem cell-like epithelial cell adhesion molecule-positive tumor cells indicate poor prognosis of hepatocellular carcinoma after curative resection. Hepatology，2013，57：1458-1468.

[18] Liu S，Li N，Yu X，et al. Expression of intercellular adhesion molecule 1 by hepatocellular carcinoma stem cells and circulating tumor cells. Gastroenterology，2013，144（5）：1031-1041. e10.

[19] Schulze K，Gasch C，Staufer K，et al. Presence of EpCAM-positive circulating tumor cells as biomarker for systemic disease strongly correlates to survival in patients with hepatocellular carcinoma. Int J Cancer，2013，133：2165-2171.

[20] Schulze K，Beneken C，Staufer K，et al. Detection of Epcam-Positive Circulating Tumor Cells in Patients with Hepatocellular Carcinoma——a Pilot Study. Hepatology，2011，54：1357a.

[21] Waguri N，Suda T，Nomoto M，et al. Sensitive and specific detection of circulating cancer cells in patients with hepatocellular carcinoma：detection of human telomerase reverse transcriptase messenger RNA after immunomagnetic separation. Clinical cancer research，2003，9（8）：3004-3011.

[22] Nel I，David P，Gerken GG，et al. Role of circulating tumor cells and cancer stem cells in hepatocellular carcinoma. Hepatology international，2014，8（3）：321-329.

[23] Zixin Liu，Weixing Guo，Shuqun Cheng. Circulating tumor cell detection in hepatocellular carcinoma based on karyoplasmic ratios using imaging flow cytometry. Scientific reports，2016，1：90.

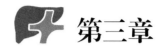# 第三章
肝癌门静脉癌栓病理学

第一节　概　述

原发性肝癌按组织类型可分为肝细胞癌、胆管细胞癌和混合型三类。肝细胞癌在我国占大多数，高达90%以上。东方肝胆外科医院5524例肝癌肝切除的病理资料显示，肝细胞癌占94.5%（5520/5524），胆管细胞癌占3.5%（193/5524），混合型仅占2.0%（111/5524）。从门静脉癌栓发生率来看，肝细胞癌也远较胆管细胞癌和混合型者高，因此本书所说肝癌主要是指原发性肝细胞性肝癌（简称肝癌）。

肝癌生长到一定程度，很容易侵犯门静脉而形成门静脉癌栓。根据尸检和影像学检查，发现30%～60%的晚期肝癌患者门静脉主要分支内有癌栓。即使小肝癌，门静脉内形成癌栓的比例也相当高。2003年Chau等研究37例直径小于2cm肝癌的手术切除标本，发现镜下门静脉癌栓发生率为40.5%；115例直径2.1～4cm肝癌的手术切除标本，门静脉癌栓发生率高达49.6%。Roayaie等对384例手术患者的病理资料进行分析，结果提示151例（39.2%）患者存在微血管侵犯。东方肝胆外科医院5524例肝癌肝切除中，肝癌伴大体可见癌栓者占6.1%（337/5524），镜检发现癌栓者达67.1%（3706/5524），两者相加几乎达到70%，可见在肝癌门静脉癌栓发生率很高。

肝癌的病理学研究已有百余年历史，因此对肝癌的病理形态特征及一些生物学特征有了较为详细和全面地认识，目前研究已深入到细胞和分子生物学水平。但对门静脉癌栓的病理研究而言，直到近年来才引起足够的重视，原因一是肝癌的预后与门静脉癌栓有密切关系，要提高疗效，不可能避开门静脉癌栓问题；二是现代影像学技术的发展，有可能对癌栓的发生、发展和结局有更直观地了解和观察，有助于推动病理学研究的深入；三是肝癌的转移复发直接与门静脉癌栓有关，要研究转移复发，首先必须了解门静脉癌栓的发生、转移规律。总之，门静脉癌栓研究已成为肝癌研究中的一个重大课题。

第二节　肝癌门静脉癌栓的大体观察

肝癌门静脉癌栓发源于肝癌组织，与肝癌组织无明确界限，也无移行带。癌栓质地、颜色与原发肝癌组织无明显差别。肝癌细胞侵犯突破门静脉壁后，因血流向心流动，受血流的冲击糅合成栓，或按血管腔形态而被"铸"成条状或块状。癌栓可由患侧分支蔓延至主

干,甚或脱落,伸延至对侧分支。我们曾解剖 12 例肝癌门静脉癌栓组织标本,除 1 例标本发现癌栓浸润大部分门静脉壁外,其余 11 例癌栓标本均发现是肿瘤局部突破门静脉管壁后作为基部向门静脉管腔内生长,按血管腔离心蔓延,除基部外,癌栓与门静脉内膜无紧密粘连(图 3-1,图 3-2)。

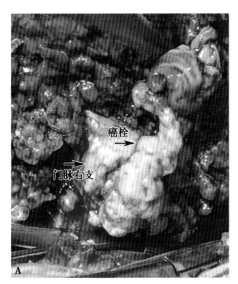
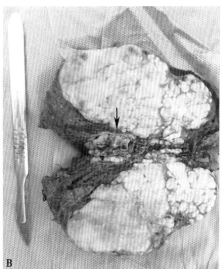
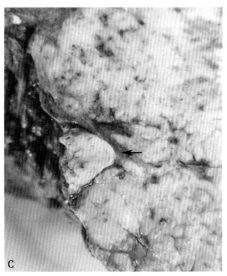

图 3-1　肝癌合并门静脉癌栓
A. 肝癌侵犯门静脉右支,癌栓组织可从血管断端完整取出,呈现条状;B. 癌栓与肿瘤组织关系密切,直接由肿瘤组织延伸而来;C. 癌栓组织与原发灶肿瘤组织形态、性状表现相同

一、肝癌门静脉癌栓的组织学观察

肝癌门静脉癌栓组织为成团的癌细胞组成,间或混有红细胞,癌栓周边多为坏死细胞残骸。癌栓组织有时因混合血栓成分的不同而不同,部分可以看到坏死组织(图 3-3)。

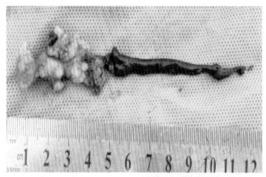
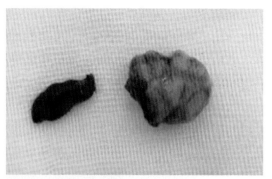
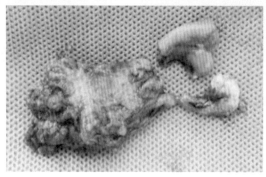

图 3-2　癌栓组织形态差异较大,呈现条形、块状或混合形态,同时附着血栓形成

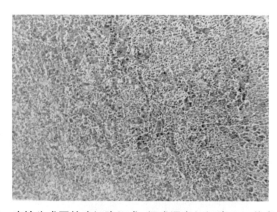

图 3-3　癌栓为成团的癌细胞组成,间或混有红细胞(HE 染色,×50)

二、肝癌门静脉癌栓的细胞学观察

我们通过取材癌栓组织进行培养,建立的一株来源于门静脉癌栓的肝癌细胞系 CSQT-1,它的具有肿瘤细胞排列紧密,接触抑制丧失(图 3-4)。在倒置相差显微镜细胞形态大多呈椭圆形,胞质丰富,核大,核仁多个而明显;扫描电镜显示细胞表面有微绒毛或指状突起。透射电镜显示细胞外形不规则,核大有畸变,核质比例增大,核膜有凹陷,有多个核仁,胞质内有丰富的游离核糖体、内质网、溶酶体等细胞器,清晰可见,细胞表面有微绒毛,可见细胞间紧密连接(图 3-4)。

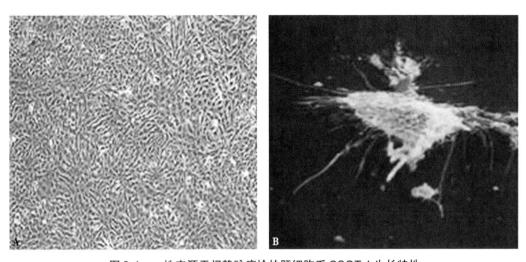

图 3-4　一株来源于门静脉癌栓的肝细胞系 CSQT-1 生长特性

A. CSQT-1 细胞：单层生长，呈典型的恶性上皮细胞特性；B. CSQT-1 细胞表面可见微绒毛（扫描电镜，×2000）

　　但后续动物实验证实 CSQT-1 细胞系在成瘤性方面缺乏稳定，我们又通过癌栓组织皮下移植瘤模型构建、皮下移植瘤原代培养等方法构建了新的门静脉癌栓来源细胞系 CSQT-2。扫描电子显微镜观察到细胞表面微绒毛，同时透射电子显微镜展现出不规则桥粒、线粒体、核糖体和细胞核结构（图 3-5）。该细胞系具有高转移倾向，具有显著的成瘤性和转移

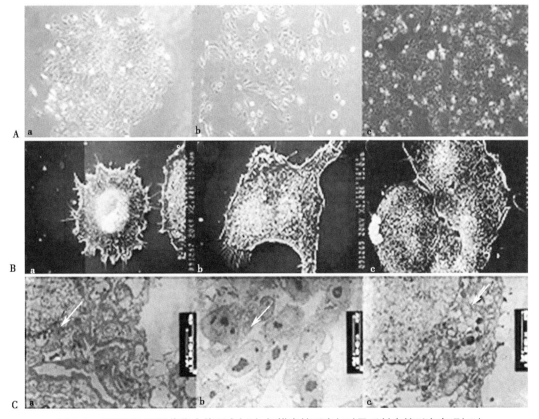

图 3-5　CSQT-2 不同传代大体形态（A）、扫描电镜形态（B）及透射电镜形态表现（C）

性。该细胞的肝脏原位移植瘤可在宿主门静脉系统内形成门静脉癌栓。该细胞系首次建立的稳定传代和成瘤的门静脉癌栓来源的细胞系,为深入研究肝癌伴门静脉癌栓的形成及转移机制打下重要基础。

三、肝癌门静脉癌栓的病理分型

Jim 曾根据肝癌门静脉癌栓病理特点将门静脉癌栓分为 4 型:①增生型:增生良好的肿瘤组织占 70% 以上;②坏死型:坏死的肿瘤组织占 70% 以上;③混合型:增生良好的肿瘤组织和坏死的肿瘤组织各占一半左右;④机化型:癌栓内出现部分纤维机化组织。从我们临床实践来看,增生型癌栓非常常见,而机化型较少见。梅铭惠等报道 30 例门静脉癌栓患者的外科疗效,发现 30 例病理分型为增殖型 50%、坏死型 36.7%、机化型 13.3%。4 例机化型癌栓手术无法彻底清除。

四、肝癌门静脉癌栓与肝癌主瘤的关系

肝癌门静脉癌栓是肝癌向外扩展、转移的一种形式,理论上说,肝癌的生物学特性决定了癌栓的生物学特性,但有时也并不完全如此,有时癌栓比肝癌主瘤更具侵袭性。在大多数情况下,肝癌主瘤的病理特点决定和影响着癌栓的发生、发展和预后。

癌栓与肝癌形态:肝癌的巨检形态大多分为三型,即巨块型、结节型和弥漫型。巨块型指单个肿瘤几乎占据整个肝叶;结节型指单个结节的肿瘤或多个大小不一的结节型肿瘤;弥漫型指弥漫分布于全肝的无数小的癌结节。此三型中,结节型和弥漫型发展快,门静脉癌栓发生率也高,预后差。

癌栓与肝癌分化程度:目前对肝细胞癌分化程度的描述仍然普遍采用经典的 Edmondson- Steiner 四级分级法,从 Ⅰ级～Ⅳ级按分化程度由高到低依次排列。

Ⅰ级:癌细胞高分化,呈多边形,细梁索状或腺泡状排列,胞质丰富嗜酸性,核圆形而规则,与正常肝细胞较为相似。

Ⅱ级:癌细胞梁索状或腺泡状排列,出现轻度异形,胞质丰富嗜酸性或略呈嗜碱性,核体积及核浆比有所增大。

Ⅲ级:癌细胞异形明显,胞质嗜碱性,核体积与核浆比明显增大,核形状不规则,染色质粗而不均匀,着色加深,核分裂增多,亦可见到癌巨细胞。

Ⅳ级:癌细胞分化差,形状怪异,可见到梭形细胞和癌巨细胞,胞至少,核分裂明显,癌细胞排列松散。

一般来说,分化越差,肝癌越晚期,癌栓发生率更高。但在实际工作中发现,即使是分化程度不同的肝癌也可出现相似的生物学行为;而分化程度相同的肝癌,其恶性程度和临床预后也可存在明显差异。提示肝癌的生物学特性与分化分级无明显关系。

癌栓与肝癌大小:目前已经知道,小肝癌较大肝癌癌栓发生率明显低,这与小肝癌的病理特点有关。小肝癌具有以下的特点:①以膨胀性生长为主,58.1% 的肝癌有纤维包膜形成;②病灶局限,通常为单结节;③癌栓形成与卫星结节发生率低;④以 DNA 含量二倍体为主,提示肿瘤生长相对缓慢。对比小肝癌(<3cm)与大肝癌,发现 66.7% 的小肝癌为二倍体,胞膜侵犯较少(16%),癌栓较少(20%),切除后 5 年生存率较高(75%);而大肝癌则异倍体占 92%,有包膜侵犯占 84%,有癌栓占 80%,切除后 5 年生存率为 46.2%。然而,我们也

发现，并非所有的小肝癌都是早期肝癌，即使是在≤3cm的小肝癌中，其中也有约10%由于干系选择加快等原因而出现异倍体DNA含量，并表现出浸润性生长，突破包膜，形成卫星结节和癌栓等与大肝癌相同的恶性生物学行为；有些小肝癌在肉眼观察上虽然有较为完整的包膜，但在显微镜下可观察到包膜侵犯、卫星结节和血管癌栓，显然这部分小肝癌已经进入明显的恶性演进状态。这一现象的临床意义在于，不能简单以肝细胞癌瘤体大小作为判断其生物学行为的标志，临床上即使切除小肝癌也应注意尽可能在癌周留有一定的切除范围，切不可因是小肝癌而使肿瘤切除范围过小，招致本可避免的肿瘤残留，引起术后复发。

五、肝癌门静脉癌栓与肝病背景

1982年我国全国肝癌病理协作组报告500例尸检肝细胞癌合并肝硬化者占84.6%。东方肝胆外科医院于1960～1998年手术切除的5524例患者中，合并肝硬化2465例，占87.1%，且全部为肝细胞癌，胆管细胞癌均无肝硬化。由此可见，原发性肝癌与肝硬化关系密切。有人从临床观察发现，肝硬化发生原发性肝癌的几率为9.9%～16.6%。但不同类型肝硬化患者的原发性肝癌发生率不同，肝癌多发生于由乙型肝炎和丙型肝炎引起的结节性肝硬化。根据东方肝胆外科医院对1000例肝炎患者的研究，其HBsAg的阳性率为68.6%。

肝癌门静脉癌栓与特殊类型肝癌：有几种特殊类型肝癌较少形成癌栓，如肝母细胞癌，纤维板层性肝癌，肝囊腺癌；但也有个别极易形成癌栓，如肝血管肉瘤。

六、肝癌门静脉癌栓与原发灶区别

1. 原发灶多是原有成分的变化并保有原有组织结构的形态，其内纤维条索较为粗大；肝癌门静脉癌栓则包含炎症细胞、血栓等，整体结构紊乱、少有规则，其纤维组织也较纤细（图3-6）。

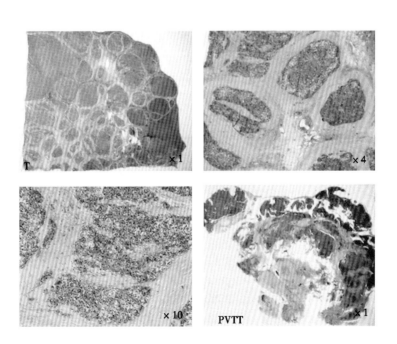

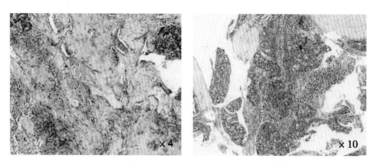

图 3-6　原发灶与门静脉癌栓组织形态比较

2. 原发灶中炎症组织多较集中,且与癌细胞分界明显,而癌栓中炎症细胞与肿瘤细胞互相层层包绕,无明显界限,并可形成大小不等的团块样结构(图 3-7)。

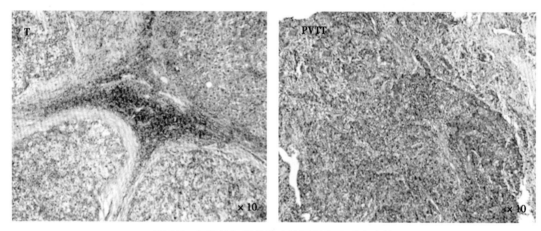

图 3-7　原发灶与门静脉癌栓局部炎症反应比较

3. 原发灶中血栓多在血管中与肿瘤不直接接触,而癌栓中的肿瘤细胞、血栓直接联系,且肿瘤细胞有向血栓中迁移的倾向,而癌栓中也可形成"栓中栓"(图 3-8)。

4. 癌栓可募集周围的红细胞级炎性细胞,其周围多以血栓级炎性细胞为主,而血栓也可募集血液中的肿瘤细胞(图 3-9)。

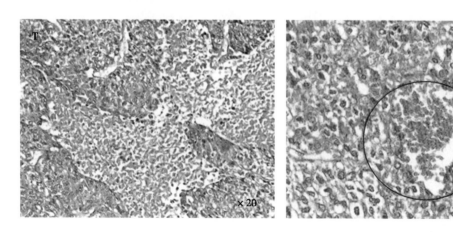

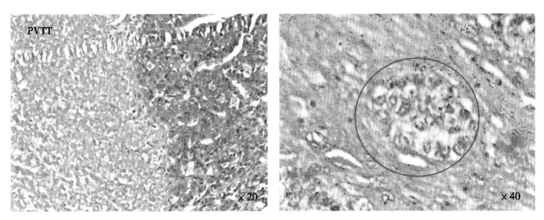

图 3-8　原发灶、门静脉癌栓与血管关系

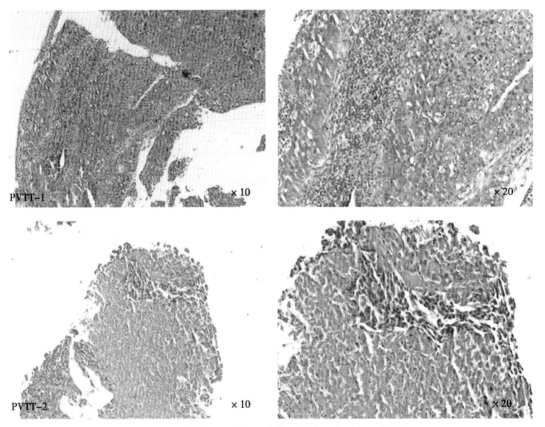

图 3-9　癌栓组织肿瘤细胞与血栓内血细胞相互作用

5. PVTT 中的肿瘤细胞可向血栓中迁移倾向，其作用可能是 PVTT 需要从血中汲取营养物质，而其中缺少成熟血管，血栓起到类似于肿瘤细胞锚定基质，而原发灶则可有原有或其衍生的血管供应（图 3-10）。

6. 癌栓组织中可形成类似血窦样的间隙以利血液进出，也可形成少量血管样结构（图 3-11）。

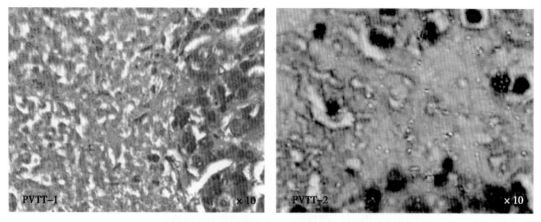

图 3-10　门静脉癌栓肿瘤细胞利用血栓结构促进癌栓形成及生长

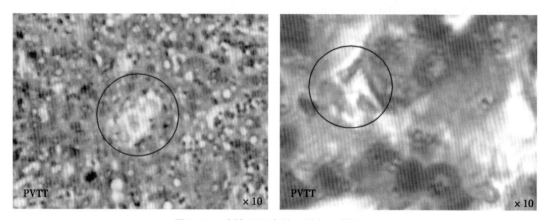

图 3-11　癌栓组织内的血供与血管形成

第三节　肝癌门静脉癌栓的生长特征

一、部位不同，肝癌门静脉癌栓生长殊途同归

　　肝细胞癌生长活跃，浸润性强，极易侵入门静脉并向远处扩散。分析 100 例肝癌门静脉癌栓分布规律和类型发现 I 段、II 段、直至 VIII 段肝肿瘤都能形成门静脉癌栓，而且不同部位的肿瘤都倾向于侵犯门静脉并向主干发展。从比例分析，右肝>左肝>尾状叶；从扩散方式看，肿瘤一般首先侵犯最近一支门静脉，并向门静脉主干发展，如左侧肝癌，一般先侵犯矢状窦，再侵犯左干、右干、主干。而尾状叶肝癌一般可直接侵入门静脉主干。个别也有跳跃式发展，如右肝癌，直接发生门静脉主干癌栓。同时也存在一类罕见癌栓类型，影像学检查未提示肝脏内肿瘤结节，但存在病理证实的癌栓组织。

二、沿门静脉离心式发展

　　肝癌门静脉癌栓生长的一个显著特点，是逆着血流沿门静脉内壁离心式向门静脉主要管道发展（图 3-12），临床上发现大多数巨块型肝癌已完全侵犯了门静脉各分支或主干，但胆管系统和肝静脉都完好无损。从组织学看,肝静脉壁上有许多筛孔,极易使肿瘤侵入并沿着其血管发展,门静脉壁则完整无隙,但癌栓明显倾向于侵犯门静脉并离心式发展,在生长过程中,一般也不侵犯门静脉内膜。其机制目前还不清楚。

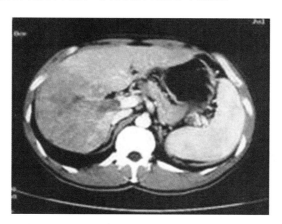

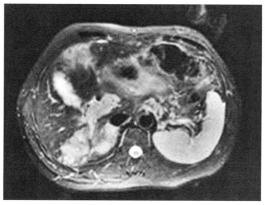

图 3-12　CT 示癌栓逆着血流沿门静脉内壁离心式向门静脉主干生长

三、肝癌门静脉癌栓生长速度

根据我们对 100 例肝癌门静脉癌栓发生、发展的统计表明,癌栓生长速度大约为 $(0.5\pm0.1)cm^3/$ 月,癌栓由门静脉三级分支扩展到二级分支、一级分支直至门静脉主干,一般需 3 个月时间,而后常出现门静脉高压,最终很快因消化道出血或肝衰而死亡。

四、肝癌门静脉癌栓的血供

门静脉癌栓组织主要是动脉供血还是静脉供血,目前还有很多争议。临床肝动脉化疗栓塞(TACE)治疗门静脉癌栓时,确实发现少部分患者的癌栓有染色,说明癌栓部分有肝动脉供血。由于门静脉癌栓的动物模型还未建立,因此很难在离体对门静脉癌栓的血供进行科学的定量和定性。我们在临床上首次应用亚甲蓝染色方法成功地对癌栓进行了血供观察,对门静脉癌栓患者术中先行肝动脉游离、置管,在切除肝癌和癌栓组织之前从置管中注入亚甲蓝,然后切除标本,在标本上观察癌栓血管染色情况。我们发现癌栓组织经灌注亚甲蓝后,癌栓组织大部分已染色(图 3-13A),从门静脉腔内取出的癌栓组织也至少有一半被亚甲蓝染色（图 3-13B）。HE 染色发现癌栓组织动脉管腔中沉积亚甲蓝颗粒（图 3-13C）。这些研究说明癌栓的血供可能来源于动脉，另外可能来自于其他血管（我们推测门静脉来源可能性大）。这些结果可以解释 TACE 治疗对癌栓患者确实有效。

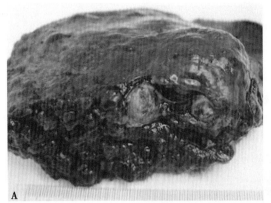
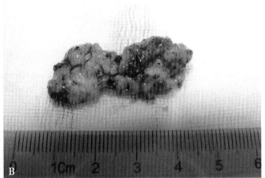
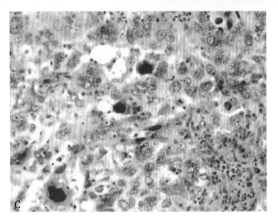

图 3-13　肝脏肿瘤亚甲蓝染色

A. 左肝癌栓组织经左肝动脉灌注亚甲蓝后，癌栓组织大部分已染色；B. 从左门静脉腔内取出的癌栓组织也发现至少有一半被亚甲蓝染色；C. HE 染色发现癌栓组织动脉管腔中沉积亚甲蓝颗粒

第四节　微血管癌栓

微血管癌栓，又称为微血管侵犯（microvascular invasion，MVI），主要是指在显微镜下于内皮细胞衬覆的血管腔内见到癌细胞巢团。Roayaie 等证实微血管侵犯与肝癌患者术后复发存在显著性关系。微血管侵犯在肝癌预后的重要性获得越来越多的认同。在《原发性肝癌规范化病理诊断指南（2015 年版）》中为明确微血管侵犯情况，规定了"7 点基线取材方案"，其中 4 点以逆时针方案选取了癌及癌旁交界处组织，另外 2 点以肿瘤边界 1cm 处组织及局肿瘤边界>1cm 处取材，以期完整的评估肿瘤脉管侵犯情况。同时，该指南中根据微血管侵犯的数量及分布对微癌栓进行了风险分级：M0 为未发现 MVI；M1（低危组）为≤5 个 MVI，且发生于近癌旁肝组织区域（≤1cm）；M2（高危组）为>5 个 MVI，或 MVI 发生于远癌旁肝组织区域（>1cm）。微血管癌栓的形成机制需进一步明确，但其在预测肝癌患者预后及指导肝癌患者术后治疗方面具有重要的价值（图 3-14）。

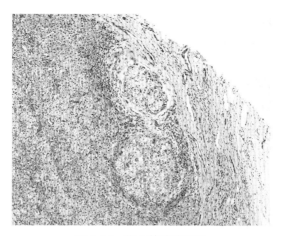

图 3-14　微血管癌栓形成

第五节　肝癌门静脉癌栓患者的自然病程

根据 Takashi Kokudo 等最新数据提示,接受最佳支持治疗的 859 例肝癌门静脉癌栓患者中位生存时间为仅 4.3 个月。过去认为凡有癌栓形成的肝癌患者(肉眼癌栓)其自然病程为 3 个月左右,但事实上癌栓的生长部位不同,其自然病程也不一样。一般来说,癌栓由门静脉小分支向门静脉主干方向发展过程中,癌栓越接近门静脉主干,自然病程越短,预后越差。我们对 98 例影像学发现有癌栓的患者的随访发现,其中位生存时间为(3.5±0.6)个月。而单个肿瘤合并门静脉Ⅱ级分支有癌栓者,中位生存时间为(7.0±0.5)个月。这个观察研究提示即使是小肝癌,若侵犯了门静脉并已形成癌栓,自然病程也仅为 7 个月左右,而非以前普遍认为的 2 年左右。对癌栓自然病程的研究有助于判断患者的预后。

(郭　磊)

参 考 文 献

[1] Toshiro Nakashima.Pathology of hepatocellar carcinoma-tumor thrombus of the portal vein. Acta Hepathologica Japonica,1984,25:120-126.

[2] 吴孟超,陈汉,沈锋.原发性肝癌的外科治疗——附 5524 例报告.中华外科杂志,2001,39:25-28.

[3] Car-Yang Chau,Wing-Yiu Lui,et al. Spectrum and significance of microscopic vascular invasion in hepatocellular carcinoma. Surg Oncol Clin N Am,2003,12(1):25-34.

[4] 程树群,吴孟超,程红岩.原发性肝癌门静脉癌栓生长特征的研究.中国现代普通外科进展,2003,6:103-105.

[5] 程树群,吴孟超,陈汉,等.肝癌门静脉癌栓分型的影像学意义.中华普通外科杂志,2004,19:200-201.

[6] Fujii T,Takayasu K,Muramatsu Y,et al.Hepatocellular carcinoma with portal tumor thrombus:analysis of factors determining prognosis.Jpn J Clin Oncol,1993,23:105-109.

[7] 程树群.原发性肝癌癌栓分型的探讨.中国现代普通外科进展,2003,6:171-173.

[8] Hu L,Wen JM,Sham JS,et al. Establishment of cell lines from a primary hepatocellular carcinoma and its metastasis. Cancer Genet Cytogenet,2004,148:80-84.

[9] T Wang，HS Hu，et al. Characterisation of a novel cell line（CSQT-2）with high metastatic activity derived from portal vein tumour thrombus of hepatocellular carcinoma. British Journal of Cancer（2010）102，1618-1626.

[10] 梅铭惠，陈谦，杨景红，等 . 肝癌合并门静脉癌栓的临床病理分级及意义 . 中华肝胆外科杂志，2006，12（6）：374-377.

[11] 中国抗癌协会肝癌专业委员会，中华医学会肝病学分会肝癌学组，中国抗癌协会病理专业委员会，等 .《原发性肝癌规范化病理诊断指南（2015 年版）. 中华肝胆外科杂志，2015，21（3）：145-152.

[12] Saito M，Seo Y，Yano Y，et al. Portal venous tumor growth-type of hepatocellular carcinoma without liver parenchyma tumor nodules: a case report. Annals of Hepatology，2013，12（6）：969-973.

[13] Takashi Kokudo，Kiyoshi Hasegawa，Yutaka Matsuyama，et al. Survival benefit of liver resection for hepatocellular carcinoma associated with portal vein invasion .Journal of Hepatology，2016，65：938-943.

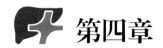# 第四章
肝癌门静脉癌栓的临床表现

门静脉癌栓形成早期，患者的临床症状与无门静脉癌栓肝癌患者相似，主要表现为肝区疼痛、腹胀、乏力、消瘦、食欲缺乏、出血倾向、进行性肝大或上腹肿块等，随着门静脉癌栓由门静脉二级、三级分支向主干方向发展，由门静脉癌栓引起的一系列临床表现尤为突出，主要表现为肝区疼痛、腹胀、腹泻、食欲减退、恶心、呕吐、发热、黄疸、消瘦及呕血或黑便等。

第一节　肝癌门静脉癌栓的症状

1. 疼痛　肝癌门静脉癌栓患者多数为中晚期，大多伴有肝区疼痛，为持续性胀痛或钝痛，因肿瘤生长过快牵拉肝包膜导致。若肿瘤侵犯膈肌，可有右肩背部放射痛；肿瘤自发或受外界因素导致破裂，可引起剧烈腹痛，产生急腹症表现。

2. 腹胀　门静脉癌栓致门静脉血回流障碍，胃肠道淤血水肿，早期即因肠胀气腹胀明显，晚期合并有腹水时，腹胀则更加严重。腹胀表现为持续性和顽固性，饭后或下午往往加重，服用胃肠道动力药或通便药等均不易见效。

3. 腹泻　腹泻大多因胃肠道淤血致消化不良所致，也可因肠道菌群失调引起，突出症状为抗生素治疗无效的顽固水样便，一般常在食后即腹泻，对蛋白质和脂肪耐受较差，便出不消化食物残渣，无脓血。门静脉主干癌栓发生后，有时每天大便 10 多次，每次量少呈泡沫样稀便，消炎药和止泻药不易控制。

4. 食欲减退和恶心、呕吐　一旦门静脉癌栓发生，肝癌大多属中晚期，因此常合并肝功能损害，食欲减退明显，伴有进行性消瘦、乏力、严重者可出现恶病质。恶心呕吐常因肿瘤压迫胃肠道或肿瘤产生毒素刺激所致，有时仅表现为呃逆。

5. 发热　发热与癌栓及癌组织的坏死及肿瘤代谢产物引起，与感染不同，多不伴有寒战，一般体温在 37.5～38.5℃之间，以午后明显，表现为持续性发热或弛张热，应用抗生素治疗无效，而用解热镇痛要或者糖皮质激素可以退热。随着门静脉主干癌栓的发展，发热频繁，可出现 39～40℃高热。

6. 出血　多表现为牙龈、鼻腔出血，皮肤紫癜、瘀斑等，伴有门静脉癌栓肝癌多数为中晚期，肝脏合成凝血因子减少；且门脉主干癌栓形成，加剧门静脉高压，脾脏淤血增大导致脾功能亢进，血小板减少也致机体易发出血。

7. 黄疸　黄疸多为肝癌门静脉癌栓晚期表现，可以表现为肝细胞性黄疸，为肝癌广泛

浸润大部分肝组织所致。也可表现为梗阻和肝细胞性混合型，为肿瘤已占据大部分肝组织同时已梗阻或肿瘤组织脱落而进入胆管所致。更多见的是阻塞性黄疸，为癌栓侵入门静脉，同时又侵入胆管，或单纯侵入胆管胆管所致。黄疸大多为无痛性渐进性黄疸，不伴有发热，而大多伴有皮肤瘙痒、尿色深黄等。

8. 消瘦　门静脉癌栓早期，患者消瘦可不明显，随着肝癌发展，门静脉癌栓向主干、左右分支蔓延，出现乏力、厌食、盗汗、全身烦躁、失眠、体重日渐下降。门静脉主干充满癌栓后，患者可出现恶病质，治疗反应极差。

9. 呕血和黑便　门静脉癌栓早期，呕血或黑便不常见。主要表现为肝病背景引起的牙龈出血或鼻出血。门静脉癌栓形成晚期，由于门静脉高压和凝血功能障碍，可出现上消化道出血，特别是食管胃底静脉曲张破裂出血。出血少者仅表现为黑便，多者为呕血，呕出的血一般为咖啡色，出血量多时，可呈鲜红色。呕血和黑便往往加重肝功能损害、腹水、肝性脑病出现；出血得到控制，间隔一定时间后往往又再出现呕血和黑便，直至患者休克死亡。

第二节　肝癌门静脉癌栓的体征

肝癌门静脉癌栓形成提示肝癌由中期向晚期发展，临床体征逐渐明显，主要表现为上腹部肿块、肝脾肿大、黄疸、腹水、下肢水肿等。若合并肝硬化，常可见到肝硬化的种种体征，如肝掌、蜘蛛痣、腹壁静脉曲张等。

1. 上腹肿块　肝癌门静脉癌栓形成患者肝癌体积一般都较大，有时上腹肿块是其首先发现的体征。左肝癌表现为剑突下包块，右肝癌则为右上腹肿块，肿块质硬，有结节感，巨块型肝癌者可闻及血管杂音，一般有程度不同的压痛，叩击痛不明显。如肿块位于右膈顶部，可见右膈肌抬高，叩诊时肝浊音界升高而肝下缘无明显移位。

2. 肝大　肝大是常见的体征，有时肝大是唯一的体征表现，一般左肝癌，肝大在剑突下较易扪及，右肝癌往往在肋下仅扪及肝大而不易扪及肿块。肝癌肝大与肝硬化肝大一般较难区别，肝癌肝大可触及结节状肿块，晚期时肿块固定，不易活动，质硬。而肝硬化肝大一般能活动，质韧，随呼吸上下移动，有轻度触痛，可合并蜘蛛痣、腹壁静脉曲张等。

3. 脾大　脾大大多数是继发于肝硬化的结果，如果脾在短期内增大应警惕脾静脉癌栓阻塞的可能。若原有脾亢所致的三系细胞减少，癌栓可能加重脾亢的症状和体征。

4. 黄疸　多见于弥漫型肝癌或胆管细胞癌，常见于肿瘤侵犯肝内主要胆管或肝门部肿大的淋巴结压迫肝外胆管，也可由巨大肿瘤压迫第一肝门所致。肿瘤广泛侵犯肝脏也可以引起肝细胞性黄疸。如果黄疸是由巨大肿瘤压迫肝门部引起，则手术切除或经其他治疗肿瘤缩小后，黄疸可以消退。癌栓所致黄疸，往往以梗阻性黄疸为主。

5. 腹水　多由门静脉或肝静脉癌栓而引起，也可因肝硬化致门脉高压、癌肿出血引起。腹水常为淡黄色，亦可为血性，癌肿破裂则为血腹。合并肝硬化时常有脾大，癌栓引起的门静脉或脾静脉高压也可导致脾大。踝部、足部或整个下肢水肿可能由于血浆蛋白过低或下腔静脉受压或癌栓所致。

6. 下肢水肿　可表现为下肢踝部、胫骨前有压陷性水肿，多为癌栓阻塞门静脉或合并肝硬化引起，也可能由于血浆蛋白过低或下腔静脉受压或癌栓所致。下腔静脉癌栓时，下肢水肿更加明显，有时出现阴囊水肿，并常合并右侧胸腔积液和大量腹水等。

第三节　肝癌门静脉癌栓的并发症

1. 癌结节破裂出血　合并癌栓的肝癌大多为巨块型。肝癌可因肿瘤发展、坏死软化而自行破裂，也可因凝血失常、外力、腹内压增高（如剧烈咳嗽，用力排便等）或在体检后发生破裂。肝癌患者中自发性破裂出血发生率为 5%～15%。当肝癌破裂后，患者常有剧烈腹痛、腹胀、脉搏加快、血压下降、出冷汗等，严重者可发生休克。肝癌破裂口较小导致的少量内出血，往往可被大网膜黏着而自行止血，3～5 天后症状即能自行缓解。体检可发现腹部有压痛、反跳痛、肌紧张，重者脉搏细速、血压低、腹部膨胀、移动性浊音阳性等。肝癌破裂引起的大出血可在短期内导致患者死亡，选择性治疗如剖腹手术止血，可延长部分患者生命。由于合并癌栓的肝癌破裂出血大多已属终末期，一般无外科手术指征，如患者肝功能、一般情况良好，介入栓塞治疗可达到止血又抑制肿瘤生长的目的。破裂出血停止后，患者应接受进一步的检查和治疗。

2. 肝性脑病　为终末期肝癌的严重并发症，其预后远较其他肝病并发的肝性脑病更为严重。药物、出血、感染、电解质紊乱、大量利尿药的应用及放腹水等常为诱发肝性脑病因素。一旦门静脉主干发生癌栓，肝性脑病的发生率明显升高，往往是终末期肝癌患者死亡的主要原因。

3. 消化道出血　癌栓可引起门静脉高压，导致食管下段胃底静脉曲张破裂出血。患者常因出血性休克或诱发肝性脑病而死亡。此外伴有门脉高压肝癌患者亦可因胃肠道黏膜糜烂、溃疡加上凝血机制紊乱而引起弥散性出血等，导致急性上消化道出血。出血量少时可表现为黑便，出血量多时表现为呕血甚至大量喷血，并迅速出现休克，此并发症往往也是肝癌门静脉癌栓死亡的主要原因。

4. 癌栓脱落　门静脉癌栓或肝静脉癌栓晚期偶有突发癌栓脱落致死亡病例发生，大多发生在患者体位改变或腹内压增高（如咳嗽、用力排便等）时，一般门静脉癌栓脱落大多致肿瘤肝内播散转移，而肝静脉癌栓或下腔静脉癌栓脱落往往阻塞于心脏或肺动脉内致患者突然呼吸困难、心跳停搏而死亡，即便及时进行抢救但大多无能为力。癌栓脱落有时也发生在经动脉插管化疗栓塞治疗时，尤以老年人发生率更高。

5. 继发感染　癌栓患者多为中晚期，长期消耗或因无法手术切除接受栓塞化疗、放射治疗等，抵抗力下降，容易在病程中并发肺炎、败血症等，少数患者会因此产生如死亡等严重不良后果。

第四节　异 位 癌 栓

临床中我们常见的大多数肝癌门静脉癌栓患者，其癌栓与肿瘤原发灶关系密切，由肿瘤延伸至紧贴于肿瘤原发灶的门静脉二级、三级分支甚至门静脉主干，多数为终末期肝癌患者，临床预后差。但通过我们的临床观察，也发现了一些比较罕见的癌栓分布情况。在少数肝癌患者中，门静脉癌栓与肿瘤原发灶在肝内的发生位置并无直接联系，在远离肿瘤部位的血管内形成癌栓，我们称之为异位癌栓，临床症状与无癌栓肝癌患者相似，但此类型门静脉癌栓病例数较少，临床表现也因癌栓位置不同而不尽相同。异位癌栓可发生在肝癌病程早期，或者患者肝脏内无肿瘤原发灶，仅在门静脉肝内分支或主干形成癌栓，这种情况称之为门静脉癌栓型肝癌。对于门静脉癌栓型肝癌，患者多因体检行 CT 或 MRI 检查发现肝内外门静脉血管受侵犯。在门静脉二、三级分支内形成癌栓的患者，临床上可无特殊不适，多伴有肝功能异常和肿瘤标记物升高；对于在门静脉主干形成癌栓的患者，因癌栓组织会阻碍门静脉内的入肝血流形成门脉高压，随病情进展患者可出现腹水，脾大，上消化道出血等门静脉高压症表现。

（程树群　张存圳）

参 考 文 献

[1] Li-Jian Liang，Wen-Jie Hu，Xiao-Yu Yin，et al. Adjuvant intraportal venous chemotherapy for patients with hepatocellular carcinoma and portal vein tumor thrombi following hepatectomy plus portal thrombectomy. World Journal of Surgery，2008，32：627-632.

[2] 黄金昶，李岩，胡鹏，等 . 中药治疗原发性肝癌门静脉癌栓 40 例临床观察 . 癌症进展，2007，5：598-601.

[3] Tameyoshi Y，Hiroaki N，Yasuharu I，et al.Successful treatment of multiple hepatocellular carcinoma with tumor thrombi in the major portal branches by intraarterial 5-fluorouracil perfusion chemotherapy combined with subcutaneous interferon-alpha and hepatectomy.International Journal of Clinical Oncology，2007，12：150-155.

[4] Jang JW，SH Bae，Choi JY，et al. A combination therapy with transarterial chemo-lipiodolization and systemic chemo-infusion for large extensive hepatocellular carcinoma invading portal vein in comparison with conservative management. Cancer Chemotherapy and Pharmacology. 2007，59：9-16.

[5] Greten T F，Papendorf F，Bleck J S，et al.Survival rate in patients with hepatocellular carcinoma：a retrospective analysis of 389 patients.British Journal of Cancer，2005，92：1862-1869.

[6] Chang JY，Ka WS，Chao TY，et al. Hepatocellular carcinoma with intra-atrial tumor thrombi. A Report of three cases responsive to thalidomide treatment and literature review. Oncology，2004，67：320-325.

[7] Schöniger -Hakele M，Müller C，Kutilek M，et al. Hepatocellular carcinoma in Central Europe：Prognostic features and survival.Gut，2001，48：103-110.

[8] Shuqun C，Minshan C，Jianqiang C，et al. Chinese expert consensus on multidisciplinary diagnosis and treatment of hepatocellular carcinoma with portal vein tumor thrombus：2016 edition. Oncotarget，2016.

[9] Tai WM，Yong WP，Lim C，et al. A phase Ib study of selumetinib（AZD6244，ARRY-142886）in combination with sorafenib in advanced hepatocellular carcinoma（HCC）. Annals of Oncology：Official Journal of the European Society for Medical Oncology，2016，27（12）：2210.

[10] Cheng S，Yang J，Shen F，et al. Multidisciplinary management of hepatocellular carcinoma with portal vein tumor thrombus - Eastern Hepatobiliary Surgical Hospital consensus statement. Oncotarget，2016，7（26）：40816-40829.

[11] 杨振宇，杨涛，谭凯，等 . 肝细胞癌伴门静脉癌栓的治疗进展 . 中华肝胆外科杂志，2016，22（3）：206-210.

[12] Luo X，Zhang B，Dong S，et al. Hepatocellular carcinoma with tumor thrombus occupying the right atrium and portal vein：A case report and literature review. Medicine（Baltimore），2015，94（34）：e1049.

[13] Barosa R，Figueiredo P，Fonseca C. Acute anemia in a patient with hepatocellular carcinoma. HCC rupture

with intraperitoneal hemorrhage. Gastroenterology，2015，149（3）：e3-4.

[14] Eom BW，Lee JH，Lee JS，et al. Survival analysis of gastric cancer patients with tumor thrombus in the portal vein. J Surg Oncol，2012，105（3）：310-315.

[15] Lu ZH，Shen F，Yan ZL，et al. Treatment of portal vein tumor thrombus of hepatocellular carcinoma with percutaneous laser ablation. J Cancer Res Clin Oncol，2009，135（6）：783-789.

[16] Igarashi H，Shinozaki S，Mukada T. A case of acinar cell carcinoma of the pancreas that formed extensive tumor thrombus of the portal vein. Clin J Gastroenterol，2009，2（2）：96-102.

[17] Rodriguez-Perálvarez M，Luong TV，Andreana L，et al. A systematic review of microvascular invasion in hepatocellular carcinoma：diagnostic and prognostic variability. Ann Surg Oncol，2013，20（1）：325-339.

[18] Guo W，Xue J，Shi J，et al. Proteomics analysis of distinct portal vein tumor thrombi in hepatocellular carcinoma patients. Journal of proteome research，2010，9（8）：4170-4175.

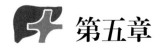

第五章
肝癌门静脉癌栓的血清标记

肝癌的血清标记物研究已很多，如甲胎蛋白（AFP）及其异质体，多种血清酶如 γ- 谷氨酰转肽酶（GGT）及其同工酶、醛缩酶同工酶 A（ALD-A）、岩藻糖苷酶（AFU）、α_1 抗胰蛋白酶（A_1AT）、碱性磷酸酶同工酶 1（AKP-1）、5′- 核苷酸磷酸二酯酶同工酶 V（5′NPD-V）、丙酮酸激酶同工酶（PyK）及胎盘型谷胱甘肽 S- 转移酶（GST）及异常凝血酶原（DCP）、铁蛋白与酸性铁蛋白、血栓前体蛋白（TtP）、纤溶酶原激活物抑制剂（PAI）等。门静脉癌栓是肝癌发展、向血管转移的一种表现，因此对肝癌相对特异的血清标记物同对癌栓也相对特异。另一方面，癌栓又具有血管内肿瘤的特征，随着分子生物学的迅速发展，它的血清标记也有了很大的进展。

第一节　甲　胎　蛋　白

甲胎蛋白由 Bergstrand 和 Czar 于 1956 年在人胚胎血清中首次发现，为一种胚胎专一性甲种球蛋白，由胎肝实质细胞和卵黄囊细胞合成。胎儿从 6 周开始血中出现 AFP，至 12 周时达高峰，出生后即迅速消失。1964 年 Tatarinov 发现肝细胞癌患者血清中可检测到 AFP，并于 20 世纪 60 年代末和 70 年代初被反复验证，也由此广泛应用于临床诊断和普查。此外，妊娠、活动性肝炎、继发性肝癌和消化道癌中的少数患者的血清中也能测得 AFP。至今，AFP 仍为肝细胞癌诊断中特异性最高的肿瘤标记，临床发现 70%～80% 的肝细胞癌患者 AFP 高于正常值。

AFP 对门静脉癌栓的诊断和临床价值有如下几点：

1. AFP 为临床诊断肝癌门静脉癌栓最特异的指标　除病理诊断外，凡 AFP>500μg/L 持续一个月或 AFP>200μg/L 持续 2 个月而无肝病活动证据，排除了妊娠和生殖腺胚胎癌后，若肝脏门静脉内有异物，即使肝脏内无肿瘤结节出现，亦应高度怀疑门静脉癌栓的可能。笔者曾遇到一例患者，AFP>1000μg/L，肝内无肿瘤结节，但门静脉左外叶支内有异物，术中证实为肝癌门静脉癌栓，术中仍未找到原发肿瘤病灶。

2. AFP 可反映病情变化和评价手术或其他疗法的疗效　对肝癌门静脉癌栓的患者来说，AFP 是反映病情变化和治疗疗效的敏感指标。肝癌门静脉癌栓在根治切除术后，AFP 多在术后 1～2 月内转阴。若术后 AFP 不能降至正常或降而复升者，提示门静脉癌栓未能取净或留有残癌或残栓。另外，观察癌栓经其他疗法后 AFP 变化，亦可判断疗效和评估预后，一般经治疗后，AFP 下降幅度大、速度快者预后好，相反若 AFP 降而缓慢、降而复升提示预后差。

3. AFP 有助于早期发现术后复发与转移情况　肝癌门静脉癌栓即使行根治切除术，术后复发率也很高。除医学影像学诊断外，AFP 升高提示肝癌复发或癌栓又形成。笔者曾遇到 10 例这样的患者，肝癌切除连同门静脉癌栓取净后，AFP 降至正常，但半年后 AFP 又复上升，2～3 个月内可发现门静脉内有癌栓形成，因此，AFP 可在癌栓出现前 3～5 个月作出癌栓再发的可能。有的病例术后 AFP 复上升，即使肝内未找到转移病灶，也应重视门静脉癌栓形成的可能，我们分析了 251 例肝癌门静脉癌栓患者，术后 AFP 升高，门静脉癌栓病程首先发生的病例占 113 例，说明癌栓可先于转移灶而出现。

4. 甲胎蛋白可鉴别门静脉血栓和癌栓成为可能　慢性活动性肝炎有时门静脉内出现血栓，往往与癌栓较难鉴别，一般而言，若 AFP>400μg/L，肝脏内有明确的原发病灶，门静脉内癌栓诊断不难。若 AFP<400μg/L 或阴性，肝内又无肿瘤病灶，ALT 绝对值又数倍于正常，则以血栓可能大，当然最终诊断则依据门静脉穿刺活检解决。

第二节　甲胎蛋白异质体

这些分子结构大体相同，存在不同糖链或蛋白质等电点的 AFP，称之为 AFP 异质体。不同组织来源的 AFP 糖分及糖链结构存在差异，应用凝集素可资区别。原发性肝癌和一些良性疾病均可能检测出 AFP，慢性活动性肝病患者血清中的 AFP 含量很低，一般不超过 400μg/L，但在小肝癌中，AFP 超过 400μg/L 的仅占 18%～21%。因此，在肝癌的早期，仅检测 AFP 是不够的。

肝细胞癌和良性肝病中的 AFP 的糖链结构不同，在与植物凝集素反应时有不同的亲和性。现已发现慢性肝病中血清中大部分 AFP 分子均不能与小扁豆凝集素（LCA）结合，而肝细胞癌产生的 AFP 与小扁豆凝集素结合的比例很高，某些卵黄囊肿瘤和转移性肝癌患者血清中 AFP 也可以升高，其 AFP 分子基本上可与小扁豆凝集素结合。而在脐带血清和良性肝病或肝细胞癌患者血清中，能与刀豆凝集素 A（ConA）结合的 AFP 占大部分，在卵黄囊肿瘤和转移性肝癌患者血清中不能与刀豆凝集素 A 集合的 AFP 占更高的比例。因此，可以用小扁豆凝集素结合试验将良性肝病与肝细胞癌相鉴别，而用刀豆凝集素 A 结合试验将肝细胞癌与转移性肝癌相鉴别。AFP 异质体对低浓度 AFP 的门静脉癌栓诊断非常有用，若 AFP 异质体阳性，癌栓可能性极大，若 AFP 异质体阴性，可基本排除癌栓可能，诊断准确率可达 98% 以上。

第三节　γ-谷氨酰转移酶

γ-谷氨酰转移酶（γ-glutamyl transferase，γ-GT）的活性随肝癌的生长和发展而逐渐增高，尤其是门静脉内形成癌栓后，门静脉压力增高，肝功能受损明显，γ-GT 升高更明显。但继发性肝癌、良性疾病、梗阻性黄疸、急性胰腺炎、心肌梗死等，其 γ-GT 活性也可增高。因此对肝癌和门静脉癌栓诊断没有特异性。但 γ-GT 检测能更好的反映肝癌的发展过程，有助于了解病情发展状态和鉴别癌栓复发。

第四节　基质金属蛋白酶9

　　肝癌细胞在侵袭和转移过程中通过基质金属蛋白酶降解细胞外基质和基底膜成分,在基质蛋白酶中基质金属蛋白酶最为有效,其在有转移的肝癌组织中活性程度最高。有报道肝癌患者中有门静脉侵袭的MMP-9中位数为79μg/L(15~640μg/L),明显高于没有门静脉侵袭的肝癌患者,后者中位数为44μg/L(13~210μg/L)。血浆MMP-9水平与患者肿瘤的数目、体积及血清AFP浓度无关,因此MMP-9是代表肝癌门静脉侵袭和转移的重要标志物。

第五节　甲胎蛋白信使核糖核酸

　　甲胎蛋白信使核糖核酸(AFP-mRNA)在肝癌细胞中表达强烈,因此若外周血中测得AFP-mRNA,则提示门静脉癌栓形成及转移的可能。采用Nested-RT-PCR方法可在10^5~10^6个有核细胞中检出一个肿瘤细胞,有助于术中、术后肝癌微量细胞转移播散的检测。

　　Matsumure(1994)等首次应用Nested-RT-PCR来检测外周血AFP-mRNA,结果肝癌患者外周血中AFP-mRNA的阳性率为52%(17/23),其中有明确肝外转移的患者检测结果全部呈阳性,阳性率为100%(6/6),未发现肝外转移的肝癌患者阳性率为41%(11/27),肝硬化和慢性肝炎患者阳性率分别为15%(2/13)和12%(2/17),26例健康受试者全部阴性,双叶或弥漫性肝癌患者AFP-mRNA阳性率高(87%),肿瘤直径大于5cm的大肝癌(82%)也较小肝癌(19%)高。Jiang(1997)测定肝癌患者外周血中AFP-mRNA,发现肝癌患者和肝炎患者血中均有肝细胞AFP-mRNA升高,则提示门静脉内有血路转移可能。

　　南通医学院采用巢式PCR技术探讨AFP基因对肝癌诊断的临床价值,结果AFP基因在肝癌的病灶组织、癌灶周围组织和远离癌灶肝组织中的检出率分别为100%(20/20)、65%(13/20)和0(0/20);在肝癌患者外周血中的阳性率为54%(36/67),明显高于其他肝病组和肝外肿瘤组;在Ⅰ、Ⅱ和Ⅲ期肝癌中的阳性率分别为33%(3/9)、36%(5/19)和72%(28/39),伴有肝外转移肝癌4例和术后复发肝癌12例全部阳性,AFP基因与肝癌体积间无明显相关性,认为外周血AFP-mRNA有助于肝癌诊断、肝癌转移或术后复发的监测。北京邮电医院和第一军医大学同样发现检测肝细胞癌患者外周血中AFP-mRNA,是一种早期发现肝细胞癌血道播散的灵敏方法。

第六节　白蛋白信使核糖核酸

　　张捷等(2000)研究以白蛋白信使核糖核酸(Alb-mRNA)作为肝细胞在外周血中的标志物,以早期检测血中的微量肝癌细胞。方法是用RT-PCR方法检测20例健康人,10例急、慢性肝炎患者,10例肝硬化患者及39例原发性肝癌(HCC)患者外周血中的Alb-mRNA。结果发现:39例原发性肝癌(HCC)患者中有12例呈阳性,其中8例经临床证实为有转移的患者中,6例Alb-mRNA阳性,阳性率为75.0%,其他31例临床上没有明显转移的患者中,有6例Alb-mRNA阳性,阳性率为19.3%。10例急、慢性肝炎患者中,仅有1例为阳性。20例正常人和10例肝硬化患者均呈阴性。结果表明:有转移的HCC患者与无转移的HCC患者的外周血中 Alb-mRNA 的阳性率具有显著性差异, HCC 患者外周血中 Alb-mRNA 为阳性提示癌细胞已进入血液循环, 肝外转移危险性大。

第七节 端粒酶活性

端粒的缩短及端粒酶的活化, 在肝癌发生与形成中具有非常重要的作用。中国医学科学院北京协和医院采用半定量检测方法, 发现肝癌组织中普遍存在端粒酶活性表达, 且极少为弱活性, 多结节和伴有门静脉癌栓的 HCC 组织中端粒酶活性强度高, HCC 癌旁肝组织较少存在端粒酶活性表达, 其端粒酶活性与肿瘤切缘、有无包膜和癌栓相关, 认为端粒酶有可能成为 HCC 早期诊断和预后的理想肿瘤标志物。

第八节 血栓前体蛋白

Kim 等(2003)报道血栓前体蛋白(thrombus precursor protein, TpP)>5.4μg/L 诊断 PVTT 的敏感度及特异度分别为 82.1% 和 73.7%。D- 二聚体、纤维蛋白降解产物在交联的纤维蛋白的纤溶酶降解过程中形成。循环 D- 二聚体水平的升高象征持续的纤维蛋白溶解, 也提示 D- 二聚体可在血栓形成后在血流中循环数天。可溶性纤维蛋白聚合物是不溶性纤维蛋白的直接前体, 并且可以使用市售的 ELISA 试剂盒[Thrombus 前体蛋白(TpPk, American Biogenetic Sciences, Boston, MA)]测量。该试剂盒测量完整的纤维蛋白聚合物, 而不是交联的纤维蛋白原 / 纤维蛋白或纤溶酶衍生的降解产物。已建议 TpP 试剂盒可用于鉴定血栓形成。

第九节 凝血酶活动指数

Zhou 等(2013)报道凝血酶活动指数(plasminogen activator inhibitor, PAI)的敏感度高达 96.0%, 但特异度仅 38.8%, 难以应用于临床。在关键的病理过程中, 尿激酶纤溶酶原激活物系统的组分被证明扮演不同的角色。例如, 尿激酶型纤溶酶原激活物(uPA)可介导基底膜 / 细胞外基质的降解, 并刺激血管生成, 从而促进癌症侵袭 / 转移。相比之下, 纤溶酶原激活物抑制剂(PAI)-2, uPA 的内源性抑制剂之一, 发挥蛋白酶抑制活性。之前的研究表明, PAI-2 的表达对不同种类的癌症的预后具有不同的影响。因此, PAI-2 在癌症中的表达可能是组织特异性的。在肝细胞癌中, 观察到 PAI-2 在约 30% 的肝癌组织中阳性表达。然而, 其临床病理和预后意义在肝癌中仍不清楚。

第十节 其他与肝癌门静脉癌栓发生有关的标志物

转化生长因子 -β₁(TGF-β₁)及其 II 型受体(TGF-βRII)在肝细胞癌中的基因表达情况, 发现 TGF-β₁ 蛋白水平在肝癌组织阳性表达低于癌旁肝组织($P<0.01$), 肝癌组织中 TGF-βR II mRNA 表达越低, 肝癌细胞分化程度越差($P<0.01$), 出现门静脉转移和癌栓可能性越大($P<0.05$)。血管内皮细胞生长因子(VEGF)及其受体 KDR 在肝细胞癌的血管生成、生长及转

移中具有重要意义,且发现 VEGF 的表达与 P53 的表达、微血管密度(MVD)正相关,而与 ras 不相关。

上海中山医院检测肝细胞癌(HCC)患者术前血清 VEGF 水平与 HCC 切除后转移复发的关系,结果发现高转移复发倾向组 HCC 患者术前血清 VEGF 水平(283.33±263.15ng/L)显著高于低转移复发倾向组(147.04±132.68ng/L)($P<0.05$),提示 HCC 患者术前血清 VEGF 水平可作为预测 HCC 切除术后转移复发的指标。另外发现 HCC 中血小板衍化内皮细胞生长因子(PD-ECGF)mRNA 和 VEGFmRNA 均表达者,比两者均不表或仅其中之一表达者更易形成门静脉癌栓($P<0.05$)。抗血管生成治疗发现对肝癌生长有一定的抑制作用,是研究的一个方向,有多篇报道采用 VEGF 反义基因来寻求一种新的抑制肝癌血管形成的基因治疗方法,结果显示有一定的疗效。近年来还有报道高尔基蛋白(GP73)、磷脂酰基醇蛋白糖 -3(GPC-3)有望成为早期肝癌的血清标志物。

(石 洁 程 凯)

参 考 文 献

[1] 周俭,汤钊猷,樊嘉,等.血小板衍化内皮细胞生长因子和血管内皮生长因子在肝细胞癌和门静脉癌栓中的表达.中华实验外科杂志,2000,17(1):36-37.

[2] 王鲁,汤钊猷,孙惠川,等.肝细胞癌中 NOS 和 VEGF 的表达及其与肿瘤血管形成的关系.中华肿瘤杂志,2000,22(4):301-303.

[3] 彭承宏,吴存造,张行,等.荧光定量检测肝癌、癌旁组织及外周血 AFP mRNA.中华肝胆外科杂志,2004,10(1):32-34.

[4] 张捷,邓蕾.肝癌患者外周血中白蛋白 mRNA 检测及其临床意义.实用癌症杂志,2000,1:22-24.

[5] Pepe MS, Etzioni R, Feng Z, et al. Phases of biomarker development for early detection of cancer. J Natl Cancer Inst, 2001, 93: 1054-1061.

[6] Iftikhar R, Kladney RD, Havlioglu N, et al. Disease-and cell-specific expression of GP73 in human liver disease. Am J Gastroenterol, 2004, 99(6): 1087-1095.

[7] Marrero JA, Romano PR, Nikolaeva O, et al. GP73, a resident golgi glycoprotein, is a novel serum marker for hepatocellular carcinoma. J Hepatol, 2005, 43(6): 1007-1012.

[8] Giardina MG, Matarazzo M, Morante R, et al. Serum α-L-fucosidase activity and early detection of hepatocellular carcinoma: a prospective study of patients with cirrhosis. Cancer, 2015, 83: 2468-2474.

[9] Capurro M, Wanless IR, Sherman M, et al. Glypican-3: a novel serum and histochemical marker for hepatocellular carcinoma. Gastroenterology, 2003, 125(1): 89-97.

[10] Poon RTP, Ho JW, Tong CS, et al. Prognostic significance of serum vascular endothelial growth factor and endostatin in patients with hepatocellular carcinoma. Br J Surg, 2004, 91: (10): 1354-1360.

[11] Hyun Kyung Kim, Kyoung Rhan Lee, Jeon Ho Yang, et al. Plasma levels of D-dimer and soluble fibrin polymer in patients with hepatocellular carcinoma: a possible predictor of tumor thrombosis. Thrombosis Research, 2003, 109: 125-129.

[12] Li Zhou, Ye Jin, Quan-Cai Cui, et al. Low expression of PAI-2 as a novel marker of portal vein tumor thrombosis and poor prognosis in hepatocellular carcinoma. World J Surg, 2013, 37: 608-613.

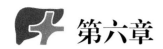

第六章
肝癌门静脉癌栓的医学影像

肝硬化、肿瘤、炎症、腹腔感染、血液病和血液高凝状态等各种情况都可以导致门静脉栓子的形成。一些尸检文献报道，门静脉栓子的发生率在0.05%～1%。肝硬化是成人最常见的良性门静脉栓子形成的原因，约0.6%～11%的肝硬化患者伴有门静脉栓子形成，如果合并原发或继发肝脏恶性肿瘤时，门静脉栓子的发生率也会增加。肝硬化或肿瘤患者可形成良性或恶性门静脉栓子，而且良性和恶性门静脉栓子可同时存在。

门静脉癌栓是肝癌患者的重要合并症，其决定了病情进展及治疗方法选择的重要因素。经皮穿刺活检是癌栓诊断的金标准。然而，近年来随着医学影像学的突飞猛进，出现了彩色多普勒超声、螺旋CT、磁共振（MRI）、数字减影血管造影（DSA）、单光子发射显像（SPECT）以及正电子发射显像（PET）等，对门静脉癌栓的描述达到了定性和定位相结合的高度。目前的显像技术不仅可显示门静脉三级分支以上癌栓的形态，同时还可显示其三维立体的剖面结构，另外还能反映出癌栓的分布规律及生长特征，对癌栓的定性定位诊断已达到了相当准确和精确的程度。影像学检查逐渐替代有创性的剖腹探查及经皮穿刺活检方法，用于门静脉癌栓的诊断、指导手术及其他治疗。

在影像检查中，看到肝实质内的肿瘤延伸至门静脉内伴近端门静脉的增粗可以明确诊断门静脉癌栓。栓子内的新生血管及增强动脉期的明显强化是癌栓的另一个重要特征。通常门静脉血栓不伴有门静脉增粗，增强检查无明显强化。

第一节　超声显像

超声显像是目前肝癌门静脉癌栓诊断首选的也是最常用的检测工具，它的优点是无创、直观、无放射性损害、简便可反复使用，收费低廉。对门静脉癌栓的超声显像价值有：①确定门静脉有无占位性病变，目前小于1cm的癌栓已不难查出；②确定门静脉占位性病变的性质，肝实质内有肿瘤组织或有肝癌病史，癌栓一般可确定；③通过超声导引细针穿刺可获得门静脉占位性病变的病理诊断，鉴别占位性病变是癌栓或是血栓等；④有助于了解门静脉癌栓在门静脉的位置及邻近门静脉分支内的分布浸润情况，同时明确肝静脉和下腔静脉腔内有无癌栓，指导治疗选择和手术提供帮助；⑤通过超声导引进行门静脉癌栓的局部治疗，如经皮无水酒精注射、抗癌药物注射等；⑥术中超声可指导手术切除范围并明确癌栓清除情况。

近年来，超声新技术不断涌现，如彩色多普勒超声（color Doppler ultrasound）、介入性超声（interventional ultrasound）、术中超声（intraoperative ultrasound）、超声造影（contrast ultrasound）、腹腔镜超声（laparosocopic ultrasound）、三维超声（three dimensional ultrasound）、二次谐波超声成像（second harmonic imaging）等。目前对癌栓而言，普通超声和彩色多普勒超声已成为首选的检查工具。与CT、MRI、PET和PET-CT相比，超声检查简便、快捷，价格低，而且应用灵活广泛。超声可以对微循环进行数分钟的实时观察，可以对整个动脉期到延迟期的增强情况进行连续的观察，容易捕捉栓子的最大增强影像及造影剂的流入、流空情况，能够准确地反映造影增强的动态变化，在一些疑难病例诊断方面，超声能够提供更复杂及准确的信息，提高诊断信心。

一、正常肝癌门静脉癌栓的超声显像

门静脉主干由第一肝门进入肝实质，入肝后反复分支，呈无回声树枝状。常规检查在空腹状态下，肝内门静脉树1~4级分支均可显示，肝静脉管壁薄而回声低，门静脉管壁厚而呈高回声，门静脉左干、矢状部及左外叶上、下段支和左内叶支一并显示时呈"工"字形图案。门静脉右干长轴较短，其远端呈Y形分叉分出右前支和右后支。肝动脉和胆管结构在肝内则不易显示（图6-1）。

彩色多普勒超声可显示进肝的门静脉（多以红色表示）和离肝的肝静脉（多以蓝色表示）彩色血流。门静脉彩色血流愈到周边部随着门静脉分支愈细而血流愈细，而肝静脉血流愈到第二肝门血流愈粗（图6-2）。用脉冲多普勒对显示的彩色血流进行检测，门静脉一般呈连续性血流曲线，搏动性血流曲线则代表动脉血流。

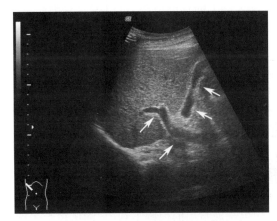

图6-1 正常门静脉超声显像图

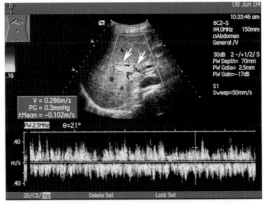

图6-2 正常门静脉彩色多普勒超声显像图
可见门静脉内有彩色血流，说明门静脉血管通畅

二、肝癌门静脉癌栓的超声显像

常规超声对癌栓的检出率高，常出现在主瘤附近的门静脉内，偶有不见主瘤或在主瘤对侧的门静脉内。表现为门静脉内径明显增宽，管壁可清晰或不清，腔内充满由中低回声密集点组成的不均质团块（图6-3）。有时门静脉管腔的局部或某一分支内出现相对增强的小团块，呈长条形、椭圆形或不规则形，大小不等，癌栓部位的血管扩张或不扩张，门静脉4级分支内癌栓一般不易被发现。

　　彩色多普勒超声可显示门静脉完全或不完全阻塞,癌栓内呈线状深暗色或多彩血流,若用脉冲多普勒测定血流,可提示门静脉栓子多有脉冲式血流(图6-4),有报道,若对癌栓行动脉栓塞治疗其他治疗,癌栓内彩色血流可明显减少或消失。

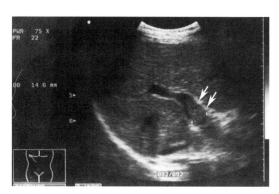

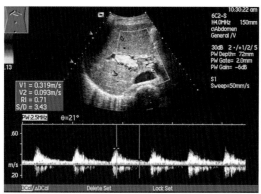

图6-3　门静脉癌栓的超声显像(常规)　　　　　图6-4　门静脉癌栓的彩色超声

　　CO_2门静脉造影超声检查,可发现CO_2微泡快速进入门静脉癌栓内,呈线状直至弥漫性增强,有助于明确癌栓而非血栓。

　　近年来,为了鉴别门静脉栓子是癌栓或是血栓,多位学者用多普勒超声进行了检测研究。Tanaka等对40例肝癌人的研究发现,门静脉栓子中检测到脉冲式血流对于诊断癌栓有重要意义,其敏感度和特异度分别为89%和100%,诊断准确率达96%,优于动脉造影。Doda等发现3例良性栓子中检出脉冲式血流,认为可能与肝硬化动脉-门静脉瘘形成有关。

第二节　计算机体层摄影

　　CT目前是诊断肝脏疾病较重要、常用的检查方法。与超声一样,对肝癌和癌栓的诊断多具优势,相辅相成。CT在门静脉癌栓诊断中的价值有:①提供较全面的信息,可以了解癌栓大小、部位及相邻或周边肿瘤的表现;②明确门静脉占位的性质,鉴别是癌栓或是血栓;③螺旋CT血管三维成像(SCTA)可显示门静脉癌栓的分布及其邻近大血管的关系,确定病期和分型,指导治疗;④可判断多种治疗方法的疗效。如癌栓经皮无水酒精注射后,CT动脉相时病灶不再出现增强,则认为治疗有效。

一、正常门静脉的CT表现

　　正常肝实质的密度均匀,平扫时CT值的范围大约在40～80HU,一般略高于血液,故CT平扫时肝内门静脉呈略低密度的分支状结构。增强后扫描能清晰显示门静脉主干及其肝内的分支,这些血管经强化后呈高密度影(图6-5)。成年人的门静脉长约5.5～8.0cm,内径约1cm。门静脉的前方右侧可见胆总管,左侧可见肝固有动脉。门静脉左支一般分为横部、角部、矢状部和囊部,整个左半肝和尾状叶左段的门静脉分支均由此发生。门静脉右支可发出两支较大的分支,即右前叶门静脉和右后叶门静脉。

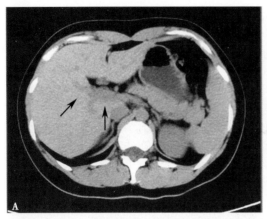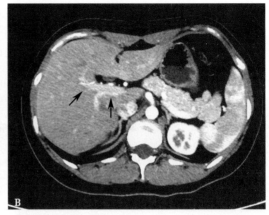

图6-5 正常门静脉的CT表现
A. 平扫门静脉呈低密度；B. 增强门脉期明显强化呈均匀高密度

二、门静脉系统血栓的CT表现

门静脉系统血栓的CT表现为：

（1）门静脉血栓栓塞的常见部位依次为主干、右支、左支、脾静脉和肠系膜上静脉，以门静脉主干所占比例最高达83%。

（2）平扫CT，血栓通常呈等或略低密度，新鲜血栓可呈高密度，门静脉直径可以正常，也可以增宽，血栓多为偏心性栓塞，血栓可沿血流方向沿管壁爬行，血管壁外缘和血栓内缘往往是较光滑的。

（3）增强CT扫描，门静脉期可见门静脉管腔内恒定充盈缺损，无论在横断面还是三维重建上都能清楚观察，门静脉和肠系膜上静脉内呈新月形充盈缺损或类圆形充盈缺损，完全梗死时其远端静脉不显示。延迟CT扫描血栓不增强或轻度边缘强化，合并肠系膜血栓形成时，可见从门静脉至肠系膜上静脉管腔内连续层面出现新月形充盈缺损，CT可清楚显示附血栓位置、数目、累及范围和狭窄程度。

（4）并发征象，肠壁水肿增厚，可以呈靶征，肠出血。腹腔积液，肠系膜淤血肿胀，脾梗死以及肝硬化等改变. 由于血栓栓塞往往是不完全的，门静脉管腔很少出现局部扩张，而大部分管腔扩张是因为门静脉高压引起的广泛的扩张，管壁多为受侵犯而表现出血管壁光滑连续，无外突结节，血栓多继发于肝硬化，门静脉高压，侧支循环多为食管、胃底静脉丛、脾静脉丛为主。

三、肝癌门静脉癌栓的CT表现

肝癌门静脉癌栓的CT表现为：

（1）门静脉血栓与继发转移性门静脉癌栓病变位置：癌栓的好发部位依次为右支、左支、主干、肠系膜上静脉及脾静脉，癌栓位置与癌灶部位有明显的对应性，右叶肝癌主要使门脉右支受累，左叶肝癌主要使门脉左支受累，癌栓进一步逆血流方向蔓延生长，侵犯肠系膜上静脉及脾静脉。

（2）癌栓多为完全性栓塞，由于相邻肝内肿瘤侵犯相邻门静脉分支并不断生长，等到完全充盈管腔后继续向下逆血流蔓延，并进一步增大，瘤块强化不均匀，邻近管腔内有造影剂而呈高密度，瘤块呈低密度，边缘毛糙，门静脉有挤压移位表现（图6-6）。

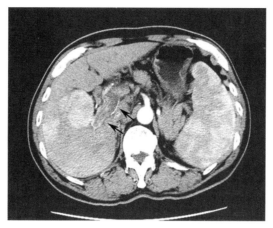

图6-6　门静脉癌栓的CT表现
门静脉管径增粗，增强动脉期见癌栓内肿瘤血管及癌栓强化

（3）血管因为癌栓的膨胀性生长而扩张，由于血管壁受侵或血管内癌栓膨胀性生长对管壁造成的压迫，管壁可以不光滑连续，形成外突结节。

（4）在门静脉癌栓中，部分病例可以见到受累门静脉血管壁强化，表现为强化门静脉期血管壁粗细不均线状、波浪状或花边状强化，这可能是由于肿块侵犯血管壁后，在受累血管壁内形成新生的肿瘤血管增强后强化而显示。

癌栓门静脉阻塞情况重，可出现较独特的肝外侧支循环的改变，如胆囊周围静脉丛及胆管周围静脉丛曲张，此外，癌栓常出现动-门静脉瘘，此征象为肿瘤侵犯破坏血管的直接征象，有明显的特异性，故栓子周围出现动-静脉瘘，应首先考虑癌栓的可能。门静脉癌栓使主支阻塞，致使所属肝的大部或一部分血流灌注异常，由于造影剂进入减少而强化减弱，较周围正常肝实质呈低密度，这点须与肿瘤病灶进行鉴别。

Tublin研究47例癌栓和良性栓子的CT表现，发现癌栓组门静脉平均2.3cm，良性栓子直径平均约1.6cm。83%的癌栓有强化影，仅18%的良性栓子有强化影。癌栓中有43%可见新生血管，而良性栓子无一例有新生血管，结果认为，增强CT中，门静脉内栓子若直径>2.3cm或门脉栓子内有新生血管，诊断为门脉癌栓的敏感性、特异性分别为86%和100%。也有报道，螺旋CT中，癌栓在早期增强CT中可见动静脉瘘表现。

第三节　磁共振成像

磁共振成像（MRI）是良好的门静脉癌栓检测诊断工具，它具有无电离辐射，不需要使用含碘造影剂及具有多角度多序列成像的优点，对血管内病变的检测不亚于CT，甚至有时比CT更直观和客观。MRI对癌栓诊断的价值有：①能获得门静脉横断面、冠状面和矢状面三重图像，可直观了解门静脉与下腔静脉等的关系；②磁共振血管成像（MRP）能完整显示门静脉全貌，可直观地评价门静脉的位置、管径及阻塞程度；③可判断各种治疗疗效，癌栓经治疗后,可在 T2 和增强图像上评价坏死或残余存活。

一、正常门静脉的 MRI 表现

MRI 依赖于组织器官中质子的密度,应用不同脉冲序列作多种参数成像,在常用 SE 序列的 T1 加权像上,正常肝实质为细腻、信号强度均匀的组织结构,呈中等强度。而门静脉主干及左右分支因流空效应呈低或无信号表现,与肝实质对比良好,甚至可显示多数的段级分支(图 6-7)。在 SE 序列的 T2 加权像上,肝实质呈较低信号,内部均匀,门静脉分支则呈较高信号的管道纹理。

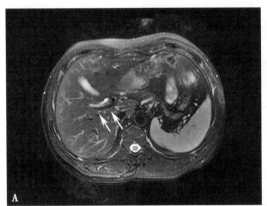
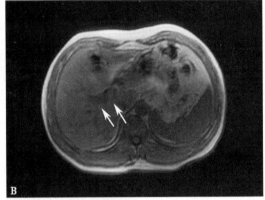
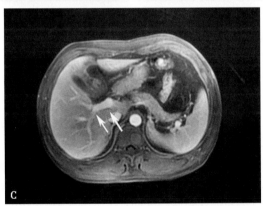

图 6-7　正常门静脉的 MRI 表现
A. T2WI 因流空效应呈低信号;B. T1WI 呈低信号;C. 增强后呈均匀高信号

二、肝癌门静脉癌栓的 MRI 表现

肝癌门静脉癌栓的 MRI 表现有:①门静脉增粗,原来流空的分支状低信号被癌栓组织取代,变成与肝组织相似的信号;②有时门静脉分支发生癌栓时,外周肝段可出现水肿,在 T2 加权上信号增高,类似于 CT 增强扫描中因癌栓所致的局部肝段供血减少,强化程度下降的楔形低密度区;③动态增强扫描表现为血管不规则变细、中断,或门静脉主干或分支不显示,其内可见低信号的充盈缺损呈叉状或半月形,门静脉壁可有强化(图 6-8);④门静脉主干有癌栓时,肝门区可见到强化、扭曲的侧支血管端面影;⑤除横断面成像外,门静脉癌

栓还可用三维成像技术进行血管重建。表现为高信号门静脉突然梗阻中断，梗阻端呈火柴头状、杯口状及不规则形状，并有丰富的侧支血管形成。

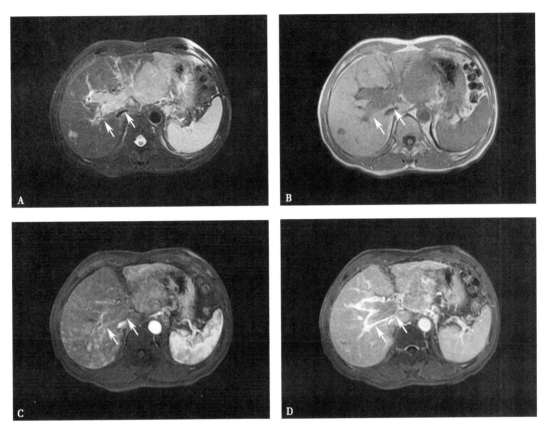

图 6-8　门静脉癌栓的 MRI 表现

A. 门静脉管径明显增粗，管腔内见 T2WI 高信号；B. T1WI 低信号充盈缺损影；C. 增强后动脉期不均匀强化；D. 延迟期强化减退呈低信号

以往，影像学检查主要通过观察门静脉的扩张和栓子的强化来鉴别门静脉血栓与癌栓。MRI 因其良好的软组织对比度，多种序列成像、多角度成像的特点，在肿瘤的定性诊断方面较其他影像学检查有极大优势。常规的 MRI 序列，如自旋回波 T1WI 及 T2WI 序列，在显示门静脉管径、阻塞部位的同时，可清楚地显示栓子的信号特点，有助于血栓和癌栓的鉴别。门静脉血栓通常表现为管腔内的 T1 加权像等或低信号、T2 加权像高信号充盈缺损影，与肝内肿块的信号相似，而血栓多呈 T1WI 混杂略低信号，T2WI 呈低信号，新鲜血栓 T1WI 可呈高信号。

最近，随着 MRI 技术的发展，尤其是并行采集技术和多通道表面线圈技术的应用，使得 MRI 在腹部检查中得到了广泛应用。新的 MRI 序列在门静脉血栓和癌栓鉴别方面的研究也有较多报道。据 Catalano 等报道，通过磁共振弥散加权成像（diffusion-weighted MRI，DWI）扫描，计算获得的 ADC 值（apparent diffusion coefficient，ADC）有助于鉴别血栓和癌栓。血栓和癌栓在 DWI 上都呈高信号，但是血栓的 ADC 值明显高于癌栓。但是血栓的形成时间及成分的多样，在 DWI 表现上的信号变化多样，血栓的 ADC 值与癌栓的 ADC 值存在比较大的重叠,最近较多的研究结果表明,ADC 值并不能有效鉴别血栓和癌栓。

最近 Chuangming 等报道磁敏感加权成像(susceptibility-weighted MR imaging,SWI)技术在鉴别血栓和癌栓方面显示出较高的诊断价值。利用 SWI 序列对铁的高敏感性来鉴别血栓和癌栓。在 SWI 上,血栓呈低信号,癌栓呈相对高信号,以 -0.195 为界值,敏感性及特异性达 95% 和 95.5%。

第四节　正电子发射断层显像

正电子发射断层显像(PET)是核医学发展新的里程碑,它是一种无创伤探测生命元素的生理、生化代谢的显像方法。PET 使用的放射性核素有 ^{11}C、^{15}C、^{13}N、^{18}F,都是组成人体的基本元素。在疾病发生的早期,组织有代谢方面的变化,进而再逐渐发展到病理解剖的变化,PET 则可以在发病早期,即在病理变化之前就能发现疾病的存在。

^{18}F- 脱氧葡萄糖(^{18}F-FDG)正电子发射断层显像除用于肝癌的诊断外,还可用来了解肝癌代谢、肿瘤存活以及评价治疗疗效等作用。FDG 是一种类似糖类的物质,可浓聚于代谢旺盛的肝肿瘤组织。存活的肿瘤组织可主动摄取这一标记的参与代谢物质,而坏死组织则不能。因此它是一种灵敏度高,可准确"示踪"研究的显像技术。PET-CT 不常用于 HCC 伴门静脉癌栓的诊断。PET-CT 可以结合视觉及半定量分析栓子摄取 ^{18}F-FDG 的 SUVmax(maximun standardized uptake value)以反映栓子的代谢情况。不同研究显示,鉴别癌栓与良性血栓的 SUVmax 界值,介于 2.25～3.36,但均显示癌栓较血栓的 SUVmax 大,差异均有统计学意义。门静脉内无血栓或单纯良性血栓无感染时,门静脉管腔内无 ^{18}F-FDG 浓聚。

PET 对癌栓的价值有:①鉴别门脉占位有癌栓或是良性栓子;②癌栓分期和分级;③化疗后的疗效评估;④鉴别转移或复发。PET-CT 有助于发现肝癌的远处转移,在肝癌的诊断、分级及治疗效果评价方面的价值逐渐得到认可。在门静脉栓子的定性诊断方面,^{18}F-FDG PET/CT 有一定的辅助诊断价值,栓子的 ^{18}F-FDG 高代谢提示癌栓的可能,但是,PET-CT 不能明确显示门静脉血流的情况,其诊断的敏感性较高,但是特异性低,在门静脉栓子的定性诊断方面的价值还有待进一步研究(图 6-9)。

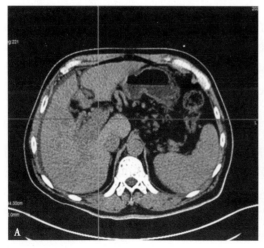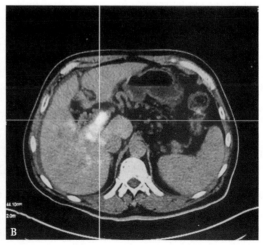

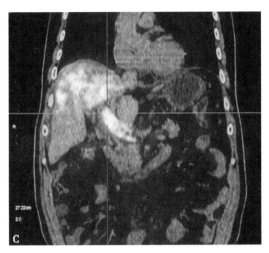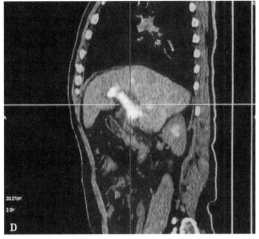

图 6-9　门静脉癌栓的 PET-CT 表现

A. 断层 CT 显示门静脉右支及主干管径明显增粗，管腔内见低密度充盈缺损影；B（横断位）C（冠状位）
D（矢状位）显示栓子的 ^{18}F-FDG 浓聚

第五节　选择性肝血管造影

　　选择性肝血管造影（selective hepatic arteriography）最早由 Seldinger 于 1953 年首创，在当时对肝癌的定位起到一定的作用，但由于是侵入性检查，且后来出现了更实用、更先进的超声显像与 CT 等，曾一度仅作为肝癌介入治疗的一种技术方法而应用。近年来出现了数字减影血管造影技术（digital subtraction angiography，DSA），因它比普通血管成像造影省去了骨骼和其他组织结构的重叠阴影，因此对肝血管的显示更直观，更清晰，目前广泛应用于临床的血管介入治疗。DSA 对癌栓的临床价值有：①明确癌栓的性质，排除血栓等良性病变；②需作癌栓的经导管化疗栓塞（TACE）；③明确肝内肿瘤侵犯门静脉情况，如有无动静脉瘘，癌栓部位、大小和类型，以及有无门静脉侧支循环形成。

一、正常门静脉的 DSA 表现

　　正常门静脉的 DSA 图像与其解剖类似，主干由肠系膜静脉和脾静脉汇合，长约 8～10cm。门静脉右干较左干短而略粗，长约 1～3cm。门静脉左右支的分叉部可因肝脏形态、大小而异。

二、肝癌门静脉癌栓的 DSA 表现

　　门静脉癌栓的 DSA 直接征象：门静脉内的肿瘤血管征和染色（图 6-10A）。"线束征"（thread and streaks）是与癌栓内的动脉沿着门静脉轴象排列有关（图 6-10B）；间接征象主要是动 - 门静脉分流和肝动脉异常高灌注。门静脉分流逆行显示门静脉主干和其中的癌栓所致充盈缺损，相应的门静脉管腔增宽。门静脉主干完全闭塞可引起向肝或离肝性侧支循环。前者表现为肝门主干平行、扭曲、扩张及蛇行的静脉网，切面观呈海绵状，故称为"门静脉海绵变性"（CTPV）。严重门静脉闭塞时可见离肝性侧支循环，表现为胃冠状静脉和食管静脉

曲张。高灌注异常表现为肝内与瘤灶邻近片状或大片状实质期染色区，边缘不清，肝动脉分支增粗，仍可见树枝状逐级分支，与杂乱扭曲的肿瘤血管和较浓密的肿瘤染色有明显的区别，可以明确肿瘤的供血动脉。

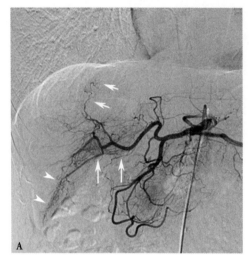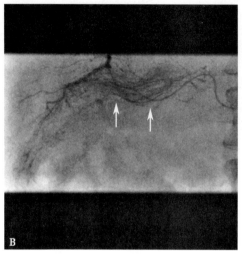

图6-10　肝右叶多发肝癌伴门静脉右支及主干癌栓患者肝动脉造影

A. 肿瘤主要由肝动脉右前支供血，可见肝右叶上段肿瘤血管、肿瘤染色（短箭），门静脉右支癌栓染色（长箭），肝动脉高灌注区（箭头）；B. 线束症（长箭）

（蔡权宇）

参 考 文 献

[1] Tarantino L，Francica G，Sordelli I，et al. Diagnosis of benign and malignant portal vein thrombosis in cirrhotic patients with hepatocellular carcinoma：color Doppler US，contrast-enhanced US，and fine-needle biopsy. Abdom Imaging，2006，31：537-544.

[2] Ueno N，Sasaki A，Tomiyama T，et al. Color Doppler ultrasonography in the diagnosis of cavernous transformation of the portal vein. J Clin Ultrasound，1997，25：227-233.

[3] Tublin ME，Dodd GD，Baron RL. Benign and malignant portal vein thrombosis：differentiation by CT characteristics. Am J Roentgenol，1997，168：719-723.

[4] 程红岩，徐爱民，陈栋，等. 肝癌门静脉癌栓内碘油沉积的CT表现和意义. 实用放射学杂志，2003，19：627-630.

[5] Torzilli G，Leoni P，Gendarini A，et al. Ultrasound-guided liver resections for hepatocellular carcinoma. Hepatogastroenterology，2002，49：21-27.

[6] Kreft B，Strunk H，Flacke S，et al. Detection of thrombosis in the portal venous system：comparison of contrast-enhanced MR angiography with intraarterial digital subtraction angiography. Radiology，2000，216：86-92.

[7] Erden A，Erden I，Yagmurlu B，et al. Portal venous system：evaluation with contrast-enhanced 3D MR portography. Clin Imaging，2003，27：101-105.

[8] Dusenbery D，Carr BI. Fine needle aspiration diagnosis of hepatocellular carcinoma in metastatic sites. Acta

Cytol，1996，40：443-449.

[9] Sun L，Guan YS，Pan WM，et al. Highly metabolic thrombus of the portal vein： ^{18}F fluorodeoxyglucose positron emission tomography/computer tomography demonstration and clinical significance in hepatocellular carcinoma. World J Gastroenterol，2008，14：1212-1217.

[10] Chuanming Li，Jiani Hu，Daiquan Zhou，et al. Differentiation of bland from neoplastic thrombus of the portal vein in patients with hepatocellular carcinoma： application of susceptibility-weighted MR imaging. BMC Cancer，2014，14：590.

[11] Kumaresan Sandrasegaran，Bilal Tahir，Kavitha Nutakki，et al. Usefulness of conventional MRI sequences and diffusion-weighted imaging in differentiating malignant from benign portal vein thrombus in cirrhotic patients. AJR，2013，201：1211-1219.

[12] H. Richard Parvey，Bharat Raval，and Carl M. Sandier. Portal Vein Thrombosis：Imaging Findings. AJR，1994，i62：77-81.

[13] Jhii-Hyun Ahn，Jeong-Sik Yu，Eun-Suk Cho，et al. Diffusion-weighted MRI of malignant versus benign portal vein thrombosis. Korean J Radiol，2016，17（4）：533-540.

[14] D. Sacerdoti，G. Serianni，S. Gaiani，et al. Thrombosis of the portal venous system. Journal of Ultrasound，2007，10：12-21.

[15] Luciano Tarantino，Pasquale Ambrosino，Matteo Nicola Dario Di Minno. Contrast-enhanced ultrasound in differentiating malignant from benign portal vein thrombosis in hepatocellular carcinoma. World J Gastroenterol，2015，21（32）：9457-9460.

[16] Catalano OA，Choy G，Zhu A，Hahn PF，Sahani DV. Differentiation of malignant thrombus from bland thrombus of the portal vein in patients with hepatocellular carcinoma： application of diffusion-weighted MR imaging. Radiology，2010，254：154-162.

[17] Stephen L Chan，Charing CN Chong，Anthony WH Chan，et al. Management of hepatocellular carcinoma with portal vein tumor thrombosis： Review and update at 2016. World J Gastroenterol，2016，22（32）：7289-7300.

[18] Devaki Shilpa Surasi，Janis P. O'Malley，and Pradeep Bhambhvani. ^{18}F-FDG PET/CT findings in portal vein thrombosis and liver metastases. J Nucl Med Technol，2015，43：229-230.

[19] 齐丽萍，赖声远，张秀丽，等 . 肝癌伴门静脉癌栓血流动力学变化的 CT 表现 . 放射学实践，2005，20（4）：308-311.

[20] 申鹏，罗荣城 . 原发性肝癌合并门静脉癌栓的介入治疗进展 . 中国肿瘤，2006，15（10）：686-690.

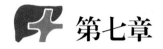

第七章
肝癌门静脉癌栓的三维成像技术

第一节　简　述

现代影像学技术，包括 B 超、CT、MRI 等技术的出现，推动了肝脏外科的发展。随着多层螺旋 CT（multi-slice computed tomography，MSCT）的产生及电脑成像技术的不断升级，使得基于 MSCT 数据的三维图像重建（three-dimensional reconstruction，3D Reconstruction）成为可能。三维成像从获取的原始影像数据中通过各种算法恢复物体的三维结构，即物体的原型，通过三维成像可以直接、立体地重建出被检物体，克服了传统影像学检查的不确定因素。

3D 重建技术为外科医生提供了更加丰富的信息，肿瘤以及周边血管、管腔的三维重建对于判断手术指征、指导手术操作、提示预后具有非常重要的意义。尤其对于肝胆外科，3D 技术可以提供包括直观的肝脏分叶分段图像、血管变异以及精确的肝脏体积测算，这些优势都是传统的二维影像学技术无法比拟的。

第二节　活体人肝脏肿瘤三维图像重建技术

与单层 CT 相比，MSCT 图像具有多种技术优势，其扫描覆盖范围更大、扫描时间缩短、层厚更薄以及辐射剂量更低等。经 CT 四期扫描（平扫期、动脉期、门脉期以及平衡期）之后，即获得原始 CT 图像数据，利用腹部医学图像三维可视化系统，进行三维重建。将 CT 图像从二维平面提取出来，将每一层图像都提取出相应目标区域，称为图像分割。肝脏肿瘤的图像分割主要包括正常肝实质、肝肿瘤、肝动脉、门静脉、肝静脉、下腔静脉以及肝内胆管。系统根据 CT 的连续性和相邻层间的相似性原理，通过计算机的计算迭代，即可将多层的二维图像重建为三维模型。三维重建模型可进行放大、缩小、旋转、透明化等操作，明确肿瘤与肝内血管、胆管系统的毗邻关系，并且可以计算出肿瘤和残肝体积。

3D 成像技术目前已经在肝胆外科进行了许多临床研究，主要包括对术后剩余有效肝脏体积、手术切缘、能否保留重要血管等指标的评估以及结合胆管成像判断肝门部胆管癌胆管侵犯的严重程度和分型等。Saito S 等对 72 例接受肝切除术的患者进行术前 3D 成像，预测的肝脏切除体积以及切缘与手术中实际的数值相差分别为 9.3±6.0ml（$P<0.01$）和

1.6±2.6mm（*P*<0.01），术前术后的判断显著相关。其 3D 成像软件还可以对肝静脉引流的肝脏区域和体积进行测算，避免肝脏淤血，对于肝切除和活体肝移植都非常实用。Endo I 等将 3D 成像技术应用于 15 名肝门部胆管癌患者的术前评估，结果显示 3D 成像和直接胆管造影对于肝门部胆管癌 Bismuth 分型的准确率分别为 87% 和 85%。3D 成像对于门静脉侵犯判断的敏感性，特异性和准确性分别为 100%，80% 和 87%；对肝动脉侵犯判断的敏感性，特异性和准确性分别为 75%，91% 和 87%。对于肝切面胆管开口数目预测的准确率为 13/15，该队列无手术相关死亡率，根治性切除率为 14/15。3D 成像技术在肝胆外科领域已经显示出一定的优势，临床上使用 3D 重建评估肝脏体积、判断血管侵犯等技术也已经在部分医疗机构中常规开展。

第三节　三维图像重建用于评估肝癌门静脉癌栓

对于肝癌门静脉癌栓患者，影像学评估对于指导治疗起到至关重要的作用。尤其对于拟行外科手术治疗的病例，手术的方式及切除范围应根据肿瘤的范围、癌栓的分型进行调整，从而达到根治性切除的目的。然而，常规的 CT、MRI 技术虽然可以提供越来越详细的结构信息，但其只能提供二维图像，准确性和直观性比较欠缺，需要临床医生具备丰富的解剖学、影像学知识以及临床工作经验。由于门静脉存在多种变异，评估癌栓侵犯的范围更容易出现误差。

理论上来说，在肝癌门静脉癌栓的手术评估中，3D 成像技术相对于传统 2D 成像技术存在以下优势：首先，对于肿瘤及门静脉系统立体及 360° 全景的显像可以消除观察误差，降低影像评估的难度；其次，对于切除线的模拟以及术后残肝体积的估算可以为外科手术提供更加丰富的信息；最后，3D 模型可以为手术治疗提供模拟切除方案，保证切缘阴性并避免重要管道的损伤，增加手术安全性，从而提高疗效。

3D 成像技术目前在肝癌门静脉癌栓的临床诊治中尚未推广。笔者所在单位 2016 年报道了一项初步的研究，共纳入 74 名拟接受手术治疗的肝癌伴门静脉患者，其中 31 例使用 3D 成像技术进行术前评估和手术模拟，另外 43 例使用常规 MSCT 评估并制订手术计划。结果显示三维重建可以清晰显示癌栓的侵犯范围并准确进行门静脉癌栓程氏分型，其分型准确度显著高于常规 MSCT（图 7-1、图 7-2、图 7-3）。同时，通过 3D 成像系统测算的切除肝脏体积及切缘距离和手术后的实测结果高度吻合（图 7-4）。

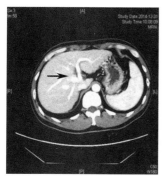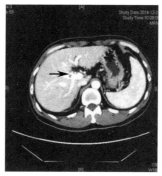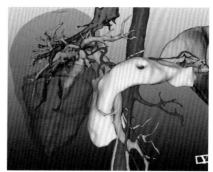

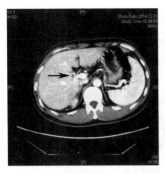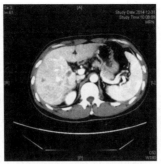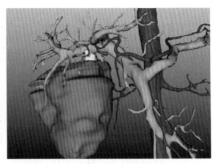

图7-1　Ⅰ型癌栓CT图像示肝右叶肝癌伴门静脉右前支侵犯（黑色箭头），3D成像清楚显示癌栓（黄色）局限于右前支，未侵犯门静脉右干

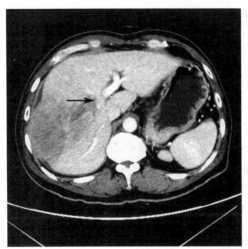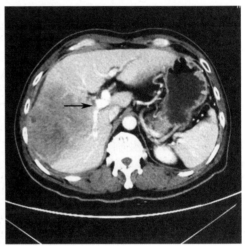

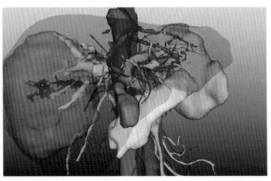

图7-2　Ⅱ型癌栓CT图像示肝右叶肝癌伴门静脉右支侵犯（黑色箭头），3D成像显示癌栓（黄色）侵犯门脉右支，主干未受侵犯

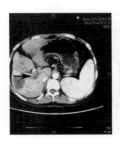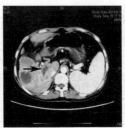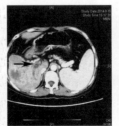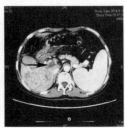

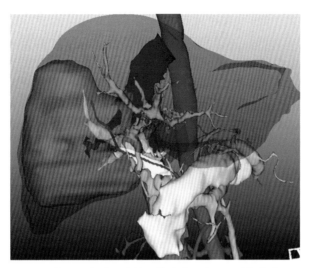

图 7-3 Ⅲ型癌栓 CT 图像示肝右叶肝癌伴门静脉主干侵犯（黑色箭头），3D 成像显示癌栓
（黄色）侵犯门脉主干近肠系膜上静脉、脾静脉汇合处

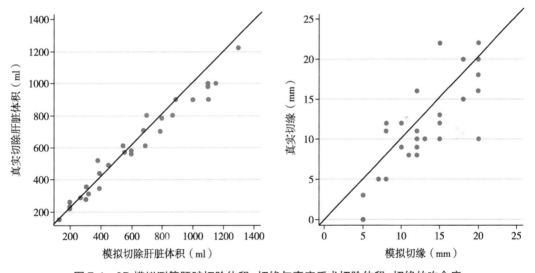

图 7-4 3D 模拟测算肝脏切除体积、切缘与真实手术切除体积、切缘的吻合度

第四节 三维图像重建用于指导肝癌门静脉癌栓的手术治疗

对于肝癌门静脉癌栓患者的手术切除，尤其是未侵犯主干的Ⅱ型癌栓，有两种手术方式：一种为采用 En-bloc 整体切除肿瘤和癌栓，此种方法的优点是可以避免癌栓组织的播散，但同时也造成手术创伤较大，术后肝脏代偿能力下降；另一种方法为先切除肿瘤，再取出癌栓，该种手术方法可以最大限度的保留术后有效肝组织，防止术后肝功能衰竭，但术中对癌栓组织的操作，不可避免的会导致癌组织播散的可能性升高，从而造成术后复发率上升。而实际工作中，在保留足够残肝体积的基础上，应尽可能将肿瘤和癌栓整体切除。

通过软件计算手术切缘、模拟手术切除过程并估算残肝体积，可以进一步提高手术效率并确保安全（图7-5）。同时，术前精确的3D模拟和测算可以更准确的确定癌栓类型，提高肿瘤和癌栓En-bloc切除的比例（图7-6）。笔者所在单位进行的相关研究显示，对于程氏Ⅰ/Ⅱ型癌栓的患者，3D成像组行En-bloc，切除比例为13/16，而MSCT组该比例为11/25（P=0.025*）。同时，3D成像组的手术时间和肝门阻断时间分别为（167.4 ± 42.6）分钟和16.9 ± 5.2分钟，也显著低于MSCT组的（200.2 ± 71.3）分钟（P=0.026*）和（19.6 ± 4.7）分钟（P=0.025*）。最终的生存分析也显示，3D治疗组的术后无病生存时间以及总体生存时间也显著优于MSCT组（图7-7）。

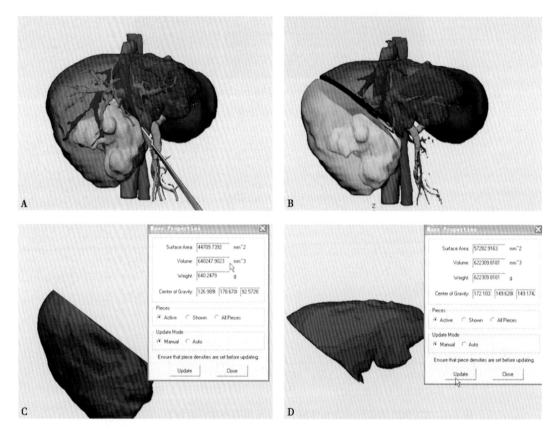

图7-5　A、B：术前通过3D软件模拟手术切缘及切除过程；C、D：精确计算切除肝脏体积及残肝体积

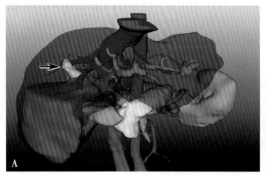
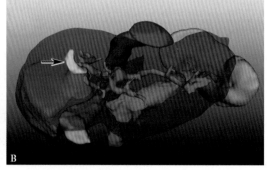

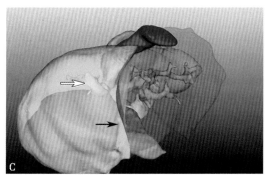
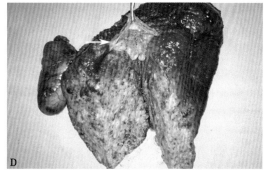

图 7-6　一位 47 岁男性肝癌伴门静脉癌栓患者的术前 3D 评估和手术切除

A. 3D 成像显示肿瘤（棕黄色）位于肝脏 V、VI段，白色箭头示门静脉癌栓（黄色）；B. 通过 3D 成像软件操作，透明化处理肝实质，并且隐藏肝静脉和肝动脉可以清楚显示癌栓（黄色）位于门脉右前支；C. 3D 系统模拟 en-bloc 整体切除肿瘤和癌栓的切除线（黑色箭头）；D. 术后标本显示肿瘤和癌栓被整体切除，癌栓顶部（白色箭头）位于切除范围内

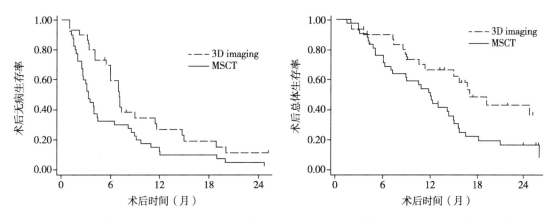

图 7-7　3D 成像组（虚线）的术后无病生存期（$P=0.022$）和总体生存期（$P=0.020$）均显著优于对照组

　　因此，3D 成像技术可以对肿瘤及癌栓组织进行立体的评估和测定，并且能为手术治疗提供精确的模拟，这些优势有望进一步提高癌栓外科手术的疗效。3D 技术在肝癌门静脉癌栓诊治领域存在巨大潜力，还需要更多、更大样本的临床研究进一步进行探索和发掘。

（卫旭彪）

参 考 文 献

[1] Endo I，Shimada H，Sugita M，et al. Role of three-dimensional imaging in operative planning for hilar cholangiocarcinoma. Surgery，2007 Nov，142（5）：666-675.

[2] Hicks CW，Hashimoto K，Uso TD，et al. Use of 3-dimensional imaging reconstruction in the treatment of advanced intra-abdominal desmoid tumors. Surgery，2012，151（4）：625-627.

[3] Saito S，Yamanaka J，Miura K，et al. A novel 3D hepatectomy simulation based on liver circulation：application to liver resection and transplantation. Hepatology，2005，41（6）：1297-1304.

[4] Yamanaka J，Saito S，Fujimoto J. Impact of preoperative planning using virtual segmental volumetry on liver resection for hepatocellular carcinoma. World J Surg，2007，31（6）：1249-1255.

[5] Chen G, Li XC, Wu GQ, et al. The use of virtual reality for the functional simulation of hepatic tumors（case control study）. Int J Surg, 2010, 8（1）: 72-78.

[6] Chen XP, Qiu FZ, Wu ZD, et al. Effects of location and extension of portal vein tumor thrombus on long-term outcomes of surgical treatment for hepatocellular carcinoma. Ann Surg Oncol, 2006, 13（7）: 940-946.

[7] Chok KS, Cheung TT, Chan SC, et al. Surgical outcomes in hepatocellular carcinoma patients with portal vein tumor thrombosis. World J Surg, 2014, 38（2）: 490-496.

[8] Inoue Y, Hasegawa K, Ishizawa T, et al. Is there any difference in survival according to the portal tumor thrombectomy method in patients with hepatocellular carcinoma? Surgery, 2009, 145（1）: 9-19.

[9] Wei XB, Xu J, Li N, et al. The role of three-dimensional imaging in optimizing diagnosis, classification and surgical treatment of hepatocellular carcinoma with portal vein tumor thrombus. HPB : the official journal of the International Hepato Pancreato Biliary Association, 2016, 18（3）: 287-295.

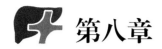

第八章
肝癌门静脉癌栓的诊断与鉴别诊断

门静脉癌栓（Portal vein tumor thrombus，PVTT）的诊断与肝癌的诊断是密不可分的。癌栓的诊断是现代影像学技术有了突破性进展后才被重视和起步的，离开了影像学技术，对癌栓的诊断只能是在"黑暗中摸索"，不可能有更多的认识。自80年代，现代影像学技术如B超、CT等相继进入临床，使肝癌的诊断水平有了突破性进展，临床上可以发现直径小于1cm的微小肝癌，这时开始关注癌栓的诊断与鉴别诊断，但大多局限于门静脉主干内癌栓的辨别。

20世纪90年代以来，随着MRI、DSA、螺旋CT以及B超引导下穿刺活检的应用，癌栓的诊治愈加受到重视。三维成像技术的出现对门静脉的显示能达到三级或三级分支以上的水平，甚至可以发现侵犯到门静脉节段性分支或以上部位的癌栓，使癌栓的诊断达到了更加直观、全面、精细的水平，癌栓诊断的敏感性和特异性提升到一个相当高的程度，相应地对癌栓治疗方法也逐渐深入，成为肝癌治疗中的一个重要环节。

跨入21世纪，对于由于肝癌的整体疗效有了较大改观，特别是发生癌栓后会导致门静脉高压，加速肝功能恶化，还会导致癌细胞在肝内外扩散，严重影响了患者的治疗效果。癌栓已成为限制肝癌患者生存的重要因素，因此对癌栓的诊断和治疗已成为肝癌治疗研究中的重中之重，而无论是PVTT的早期诊断还是与其他疾病的鉴别诊断都是极为重要的。

第一节　肝癌门静脉癌栓的诊断

一、原发性肝癌的诊断

肝癌门静脉癌栓大多是肝癌发生、发展的结果，对癌栓的诊断必须结合肝癌的诊断，若肝癌诊断明确，又有门静脉癌栓的征象，则肝癌癌栓诊断成立。但也有例外，个别患者是以门静脉癌栓为首发病变或肝癌术后以门静脉癌栓为复发的表现，这里分别加以论述。

在现代影像学出现之前，原发性肝癌的诊断主要依据甲胎蛋白（AFP），单项AFP指标诊断肝细胞癌的标准是：AFP≥500μg/L持续1个月或AFP在200～500μg/L持续2个月以上，并能排除妊娠、活动性肝病、生殖腺胚胎性肿瘤者；如果AFP在50～300μg/L之间，应严密观察其动态变化。在观察过程中，当AFP逐步上升，达到上述指标时，也可诊断肝癌；对慢性肝炎、肝硬化患者，发现AFP从低浓度逐步上升到高浓度，或呈马鞍型曲线变化，而肝功能、谷丙转氨酶、碱性磷酸酶、转酞酶等正常时也可诊断肝癌。但必须注意，AFP单项指标诊断肝癌时，应先排除患者有无妊娠、活动性肝炎、肝硬化、睾丸或卵巢胚胎肿瘤的存在。

2011 年，卫生部发布最新的原发性肝癌诊疗规范（2011 年版）（临床肿瘤学杂志，2011年，16∶10），对于原发性肝癌的诊断标准具体内容如下：

（1）病理诊断标准：肝脏占位病灶或者肝外转移灶活检或手术切除组织标本，经病理组织学和（或）细胞学检查诊断为肝癌。

（2）临床诊断标准：要求当同时满足以下条件中的 1+2（1）两项或者 1+2（2）+3 三项时，可以确立肝癌的临床诊断：

①具有肝硬化以及 HBV 和（或）HCV 感染：HBV 和（或）HCV 抗原阳性的证据。

②典型的 HCC 影像学特征：同期多排计算机断层扫描（computed tomography，CT）和（或）动态对比增强磁共振成像（magnetic resonance imaging，MRI）检查显示肝脏占位在动脉期快速不均质血管强化，而静脉期或延迟期快速洗脱。a. 如果肝脏占位直径≥2cm，CT 和 MRI 两项影像学检查中有一项显示肝脏占位具有上述肝癌的特征，即可诊断 HCC；b. 如果肝脏占位直径为 1～2cm，则需要 CT 和 MRI 两项影像学检查都显示肝脏占位具有上述肝癌的特征，方可诊断 HCC，以加强诊断的特异性。

③血清 AFP≥400μg/L 持续 1 个月或 AFP≥200μg/L 持续 2 个月，并能排除其他原因引起的 AFP 升高，包括妊娠、生殖系胚胎源性肿瘤、活动性肝病及继发性肝癌等。

就原发性肝癌的早期诊断而言，对于患者的肝病背景应予以充分重视。我国 95% 的肝癌患者具有乙肝病毒（HBV）感染的背景，10% 有丙肝病毒（HCV）感染背景，还有部分患者 HBV 和 HCV 重叠感染。对下列危险人群应特别加以关注：中老年男性中 HBV 载量高者、HCV 感染者、HBV 和 HCV 重叠感染者、嗜酒者、合并糖尿病者以及有肝癌家族史者。此类人群在 35～40 岁后，每 6 个月应定期进行筛查（包括血清 AFP 检测和肝脏超声检查），当出现 AFP 升高或肝区"占位性病变"时，应立即进入诊断流程，严密观察，力争早期作出诊断。

二、肝癌门静脉癌栓的诊断

根据《肝癌门静脉癌栓多学科诊治——中国共识》，在上述肝癌诊断基础上，若有下列影像学特征者，则门静脉癌栓诊断成立：

（1）B 超示门静脉内充满或部分填充性占位，大多呈低回声，彩色多普勒测定示占位性病变内有血流且呈动脉性频谱；

（2）CT 增强时门静脉期门静脉内可见条状低密度充盈缺损影，部分患者在动脉期时可见门静脉早期显影，以及细线样的高密度影，提示有动门静脉瘘和 PVTT 供血动脉，延迟期肝静脉及下腔静脉如有癌栓，其内可见充盈缺损影（图 8-1）；

（3）MRI 示门静脉占位性病变 T1 加权像中呈腔内等或低信号，质子像及 T2 加权像中呈条状高信号，增强示充盈缺损，表现与 CT 相似（图 8-2）；

（4）DSA 表现为与门静脉平行的线条状低密度影，密度不均匀的充盈缺损或圆形或卵圆形边界清楚的充盈缺损；

（5）肝癌切除术后，虽然肝内未见有肿瘤转移或复发，但门静脉内有占位性病变，首先考虑为肝癌术后复发癌栓形成。如果患者在患有肝癌的基础上，当出现腹胀，腹泻，难以控制的腹水，消化道大出血等门静脉高压的症状，甚至不明原因的黄疸加重，肝功能急剧恶化，除考虑患者出现自发性腹膜炎，肝肾综合征等严重并发症的同时，在此情况下均应该考虑患者是否发展成门静脉癌栓，甚至是急性形成。

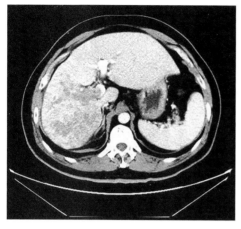

图 8-1　PVTT 的 CT 影像

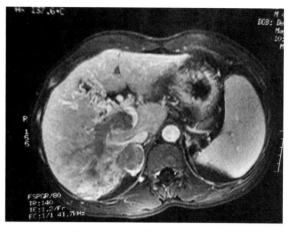

图 8-2　PVTT 的 MRI 影像

在上述影像学检查中,B 超是最简单易行、最常用的方法,CT、MRI 和 DSA 目前均应用广泛。

(1)超声:江爱香等通过对 43 例肝癌门静脉癌栓患者进行回顾性分析发现,门静脉癌栓周围与内部的彩色多普勒状态为管壁与癌栓间出现动脉血流,术后诊断为门静脉癌栓,与栓子中出现血流信号同样有较好的诊断意义。

(2)CT:卫旭彪等采用 3D-CT 扫描 74 位 PVTT 患者,证实 3D-CT 扫描对门静脉癌栓的正确诊断率高达 87.1%,同时可以明确癌栓的位置,确定是否有静脉壁侵犯,辅助选择精准的手术方式。也可以联合三维适形放疗(three-dimensional conformal radiation therapy,3D-CRT),对门静脉癌栓的治疗取得手术相近甚至优于手术的疗效。

(3)MRI:近年来有使用 MRI 的肝癌弥散加权成像(diffusion weighted image,DWI),表观扩散成像(apparent diffusion coefficient,ADC)来诊断门静脉癌栓。Huang 等对 31 例 PVTT 患者进行 MRI 扫描,PVTT 的 ADC 和 DWI 可以进一步提高 PVTT 的诊断准确性;同时对于使用造影剂增强的患者,DWI 和 ADC 可部分代替 MRI 增强扫描,并且在有影响强化的不利因素下,DWI 和 ADC 对 PVTT 的定性诊断较好。Catalano 等认为,当栓子在 ADC 下与 HCC 有相似的 MRI 信号表现时,基本诊断 PVTT。但是此方法存在一些不足,PVTT 的 DWI 和 ADC 表现受一些因素制约,比如:ADC 图与常规 MRI 图适配不准,扫描层面太厚,可能遗漏发生在小分支的 PVTT 等。今后更需要研究 PVTT 在体影像学,特别是分子影像学方面的诊断方法。目前也有使用磁共振门静脉成像(MRP)诊断 PVTT,胡建新对 110 例 PVTT 行 MRP 检查,可见肝动脉供血,表现为点状、条状强化血管影,癌栓轻度强化或无强化;均可见门静脉主干或分支血管腔内充盈缺损,间接征象是门静脉管壁强化,侧支循环建立、门静脉受压、动静脉瘘形成和门静脉海绵样变性。并且 MRP 与其他方法比较具有明显优势,空间分辨率高,具有无创伤,快速、简便、直观等优点,已得到广泛应用。

三、门静脉微癌栓的诊断

微血管癌栓,主要指在显微镜下于内皮细胞衬覆的血管腔内见到癌细胞巢团。微血管癌栓多见于癌旁肝组织内的门静脉小分支(含肿瘤包膜内血管),这与门静脉血流动力学紊乱成为肝癌主要的出瘤血管有关。肝静脉分支也容易发生微血管癌栓,当两者不易区分时,诊断微血管即可。偶可见肝癌侵犯肝动脉、胆管以及淋巴管等脉管小分支。脉管的性质可通过标记 CD34（血管内皮）、弹力纤维（微小血管壁弹力纤维层）、SMA（血管壁平滑肌层）以及 D2-40（淋巴管内皮）染色等区分。研究发现，在单视野高倍镜（400 倍）下，若微血管癌栓里癌细胞数量≥50，则与肝癌患者的预后密切相关，如果脉管内仅有少量松散悬浮癌细胞（<50），应在病理报告中另行说明，此类 MVI 被视为低度复发风险。微血管癌栓是肝癌术后复发风险的重要预测指标，也是临床肝癌术后抗复发治疗的重要病理学指征，在肝癌病理切片中及时诊断微血管癌栓也非常重要。

第二节　肝癌门静脉癌栓的鉴别诊断

一、与门静脉血栓的鉴别

门静脉血栓的形成多因门静脉及其分支的外科手术史，或存在以下局部危险因素：重度肝硬化、门静脉损伤、腹部炎症性疾病或腹部其他肿瘤，全身危险因素：骨髓增殖性疾病、凝血因子突变、妊娠、抗磷脂综合征及高同型半胱氨酸血症等。在上述情况下，均需考虑门静脉栓子是否为血栓。

在影像学鉴别方面，任杰等对 43 例患者使用超声造影（CEUS）对 PVTT 和血栓进行鉴别 PVTT 的依据，是以动脉早期栓子强化进行定性诊断，而血栓各时相均无增强，表现为门静脉高回声衬托下的充盈缺损。Zhang 等使用增强 CT 分别对 PVTT 和血栓各 40 例扫描发现，门静脉癌栓与血栓在密度、强化、管壁侵犯、管腔充盈程度、栓塞位置等方面都有不同表现：①密度：PVTT 常呈低或等密度；血栓常呈略高或等密度；②强化：PVTT 有强化，存在动脉血供；血栓增强可无强化；③管壁侵犯：PVTT 的管壁不光整，血栓的管壁多为较光滑，连续表现；④管腔充盈程度：PVTT 多为完全性栓塞，门静脉主干不仅直径增粗，而且癌栓大部分或完全充盈管腔，形成局部广泛性门静脉充盈缺损；血栓多为偏心性栓塞，且栓子的游离缘经过冲刷是光滑的，且很少导致门静脉管腔局部扩张，而大多数门静脉管腔扩张是由于门静脉高压引起门静脉广泛扩张；⑤栓塞位置：门静脉癌栓多见于右支、主干；血栓最常见于主干。

MRI 通过磁敏感加权成像（susceptibility-weighted imaging，SWI）鉴别，PVTT 具有和 HCC 相似的信号强度（SI），而血栓的 SI 几乎都低于 HCC，这也为临床提供新的鉴别诊断方法。[18]F-FDG PET/CT 使用（the maximum standardized uptake value，SUVmax）来鉴别，PVTT 的 SUVmax 明显高于血栓，可将 SUVmax 大于 3.35 作为 PVTT 的诊断标准。

除了上述影像学鉴别诊断方法，结合患者病史，可有以下三点参考鉴别：①无肝癌征象，但有肝硬化和脾脏切除术史，影像发现门静脉内有絮状回声，一般首先考虑为血栓。②合并有肝癌诊断而近期又行肝癌切除＋脾切除者，若肝癌较小或已行肝癌局部根治切除术，术后发现有门静脉内栓子，一般首先考虑为血栓。可给予密切观察或口服阿司匹林等溶栓药物后一般会逐渐消退。若溶栓药物治疗后栓塞更加严重，须考虑癌栓可能，最好行栓塞活检术以明确诊断；③肝癌肿瘤较大，或术前门静脉癌栓已确认，或术中已行癌栓取出术，术后发现门静脉内栓子，一般考虑为癌栓再生，应引起高度重视，须作为肿瘤转移进行进一步治疗。

二、与门静脉海绵样变性的鉴别

门静脉海绵样变性是指门静脉主干和（或）分支慢性阻塞后，在其周围形成大量侧支静脉的一种病理改变,可分为原发性和继发性两类。

原发性门静脉海绵样变性主要是由于门静脉管腔的缺失,结构先天发育异常、狭窄或闭锁。其次是脐肠系膜和肝静脉之间的静脉从异常增生而来,或新生儿脐静脉化脓,门静脉发生炎症及血栓形成等,该类患者多较年轻。

继发性门静脉海绵样变性则是正常门静脉系统因为各种致病因素导致门静脉血流受阻,血流淤滞及血流量增加而致门静脉高压。门静脉无静脉瓣,血液在一定压力下可产生逆流,易形成栓塞及蔓延。临床需要鉴别门静脉海绵样变是否是癌栓继发导致的。原发性的海绵样变性的患者没有肝癌的征象,临床上容易鉴别。癌栓导致的门静脉海绵样变性在CT增强扫描可见,门静脉胆支的形态及扩张和扭曲,呈"假肿瘤征";胆管周围静脉丛与胆总管紧邻,其扩张和扭曲有时会使胆管壁呈波浪状或结节状外压性改变、胆管腔变窄和不规则,会出现ERCP检查时所见的"假性胆管癌征",可辅助临床鉴别。

三、与肝动 - 静脉分流的鉴别

门静脉癌栓生长到一定程度会严重侵犯门静脉,导致发生肝动脉 - 门静脉分流(hepatic arterioportal shunt,APS),是影响肝癌预后的一个重要因素。临床应用增强 CT 及 DSA 进行诊断,增强 CT 示动脉期门静脉主干与主动脉及肝动脉同步增强,癌栓旁可见不规则排列的网络状血管显影;DSA 和增强 CT 类似,示肝动脉早期显影的同时门静脉同步显影,肿瘤染色出现在门静脉显影后,一般可见瘘口,与肝动脉平行的外周门静脉分支同时显影,出现"双轨征",所以在诊断的 PVTT 的同时需要鉴别是否合并肝动 - 静脉分流。

四、肝癌门静脉癌栓细针穿刺活检的价值

随着影像仪器及穿刺器械的不断进步,超声引导下的门静脉癌栓细针穿刺活检技术越来越受到重视。以往对门静脉癌栓主要依赖影像学诊断,但单纯影像学诊断不能判断良性或恶性栓子,亦无法了解癌栓坏死、变性情况,超声引导下的门静脉癌栓穿刺活检术,不仅可以确定门静脉癌栓的性质,而且还可以客观评价其疗效。陈亚进等报道 25 例患者接受肝动脉栓塞化疗和门静脉化疗,在治疗前后分别行彩色超声多普勒引导下门静脉癌栓细针自动活检术,对活检标本进行总结分析。结果穿刺取材成功率为 100%。21 例(84%)患者癌栓内仍有血流频谱,穿刺活检的癌栓无明显坏死,说明这一治疗方法对门静脉癌栓疗效差。但有 4 例患者治疗后癌栓内血流频谱消失,活检证实癌栓变性坏死,其中有 2 例患者获二期切除。一般门静脉癌栓穿刺活检的敏感性和特异性分别约 62%~92% 和 95%~100%。Tarantino L 等报道分别使用彩色多普勒超声,增强超声和细针穿刺活检,对门静脉栓子的良恶性进行鉴别,得出结论:细针穿刺活检的敏感性为 76%,比彩色多普勒超声的 20% 高,但是比增强超声的 88% 低;临床对于超声诊断门静脉栓子性质尚不明确的情况下,可以考虑细针穿刺活检。综上,门静脉癌栓穿刺活检技术是安全可行的,对临床是有较大指导意义的。

(张修平)

参 考 文 献

[1] Cheng SQ,Wu MC,Chen H,et al. Tumor thrombus types influence the prognosis of hepatocellular carcinoma with the tumor thrombi in the portal vein. Hepatogastroenterology,2007,54(74):499-502.

[2] Shi J，Lai EC，Li N，et al. A new classification for hepatocellular carcinoma with portal vein tumor thrombus. J Hepato-biliary-Pancreat Sci 2011，18：74-80.

[3] 程树群，李楠，吴孟超. 门静脉癌栓分型与治疗选择. 中国普外基础与临床杂志，2012，19（3）：240-242.

[4] 中华人民共和国卫生部. 原发性肝癌诊疗规范（2011 年版）. 临床肿瘤学杂志，2011，16（10）：929-946.

[5] Bruix J，Reig M，Sherman M. Evidence-based diagnosis，staging，and treatment of patients with hepatocellular carcinoma. Gastroenterology，2016，150：835-853.

[6] 中国抗癌协会肝癌专业委员会，中国抗癌协会临床肿瘤学协作专业委员会，中华医学会肝病学分会肝癌学组. 原发性肝癌规范化诊治的专家共识. 临床肿瘤学杂志，2009，14（3）：259-269.

[7] Cheng SQ，Yang JM，Shen F，et al. Multidisciplinary management of hepatocellular carcinoma with portal vein tumor thrombus - Eastern Hepatobiliary Surgical Hospital consensus statement. Oncotarget，2016，7（26）：40816-40829.

[8] 程树群，杨甲梅，沈锋等. 肝细胞癌合并门静脉癌栓多学科诊治——东方肝胆外科医院专家共识. 中华肝胆外科杂志，2015，21（9）：582-590.

[9] 江爱香. 彩色多普勒超声诊断原发性肝癌并门静脉癌栓的临床特点分析. 现代诊断与治疗，2014，25（5）：1147-1148.

[10] Wei XB，Xu J，Li N，et al. The role of three-dimensional imaging in optimizing diagnosis，classification and surgical treatment of hepatocellular carcinoma with portal vein tumor thrombus. HPB，2016，18，287-295.

[11] Huang KY，Ding HQ，Li CC，et al. Apparent diffusion coefficient and diffusion weighted imaging findings in portal vein tumor thrombus caused by hepatic carcinoma. Chinese Journal of Medical imaging，2015，23（8）：602-605.

[12] Catalano OA，Choy G，Zhu A，et al. Differentiation of malignant thrombus from bland thrombus of the portal vein in patients with hepatocellular carcinoma：application of diffusion weighted MR imaging. Radiology，2010，254（1）：154-162.

[13] 胡建新，刘秀顺，李海月，等. 磁共振门静脉成像对肝癌门静脉癌栓的诊断价值与临床应用. 河北医药，2015，37（3）：393-394.

[14] 中国抗癌协会肝癌专业委员会，中华医学会肝病学分会肝癌学组，中国抗癌协会病理专业委员会，等. 原发性肝癌规范化病理诊断指南（2015 版）. 临床与实验病理学杂志，2015，31（3）：241-246.

[15] Manzano-Robleda MC，Barranco-Fragoso B，Uribe M，et al. Portal vein thrombosis：what is new？. Annals of Hepatology，2015，14（1）：20-27.

[16] Zhang X，Jiang HZ，Zhu LY，et al. Differential diagnosis of portal vein thrombus from cancer embolus by spiral CT enhancement scanning. J Med Imaging，2015，25（10）：1812-1814.

[17] Hu S，Zhang J，Cheng C，et al. The role of ^{18}F-FDG PET/CT in differentiating malignant from benign portal vein thrombosis. Abdom Imaging，2014，（39）：1221-1227.

[18] 刘建民，杨林，江山岳等. 肝细胞癌门静脉癌栓致门静脉海绵样变性侧支循环的影像特征探讨. 西部医学，2011，23（11）：2240-2242.

[19] 黄斌. 螺旋 CT 和 DSA 诊断肝细胞癌合并肝动脉——门静脉分流及癌栓的诊断对照分析. 中国医学影像学杂志，2009，17（2）：127-131.

[20] 陈亚进，陈积圣，罗藻明. 彩超引导下门静脉癌栓细针穿刺活检术在门静脉癌栓的诊断和疗效评价中的价值（附 25 例报告）. 中华肿瘤杂志，1997，5：362-364.

[21] Tarantino L，Francica G，Sordelli，et al. Diagnosis of benign and malignant portal vein thrombosis in cirrhotic patients with hepatocellular carcinoma：color Doppler US，contrast-enhanced US，and fine-needle biopsy.［J］. Abdom Imaging，2006，31（5）：537-544.

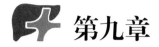 **第九章**
肝癌分期和肝癌门静脉癌栓分型研究

第一节　肝癌分型分期回顾

由于原发性肝癌病期不同,所以预后相差极大。多年来许多学者都曾致力于制定出一个统一的肝癌临床分期方案,以利于选择治疗、评价结果和估计预后。自1971年国际肝癌研讨会上Kampala提出肝癌临床分期标准后,多个国家和肝癌研究中心根据肝癌临床状况、病变涉及的范围及是否合并肝硬化等,分别提出了各种改良意见,包括日本Okuda分期和国际抗癌联盟(UICC)的TNM肝癌分期。

1971年在乌干达的Kampala市举行的国际肝癌讨论会上制定了一个按临床表现、病变涉及范围及是否合并肝硬化的肝癌临床分期标准:

Ⅰ期:没有因肝病而出现的症状,亦没有临床或实验室肝功能障碍的证据。

Ⅱ期:轻度肝功能障碍,轻度腹水但非血性,轻度恶病质。

Ⅲ期:显著的门脉高压,紧张性腹水或血腹,食管静脉曲张,已有或将有肝功能衰竭,显著的恶病质。

1985年日本肝癌专家Okuda提出以肝癌大小结合白蛋白、胆红素及有无腹水等反映肝功能的指标来对肝癌进行分期可能更科学。Okuda提出的分期标准是:

Ⅰ期:肝癌<50%、无腹水、白蛋白>30g/L、胆红素<51.3μmol/L(3mg/dl);

Ⅱ期:肝癌>50%、有腹水、白蛋白<30g/L、胆红素>51.3μmol/L(3mg/dl)四项中有1或2项;

Ⅲ期:肝癌>50%、有腹水、白蛋白<30g/L、胆红素>51.3μmol/L(3mg/dl)四项中有3或4项。

国际抗癌联盟(UICC)早已制定并颁布过乳癌、肺癌、肠癌等常见肿瘤的TNM分期,但肝癌的TNM分期直到1987年第4版《恶性肿瘤的TNM分期》一书中才正式颁布。至2002年肝癌的TNM分期已修订了6版。第6版的肝癌TNM分期是(表9-1):

T_1:单发肿瘤,无血管浸润;

T_2:单发肿瘤,有血管浸润;多发肿瘤,最大者直径≤5cm;

T_3:多发肿瘤,最大者直径>5cm,侵及门静脉或肝静脉的主要属支;

T_4:侵及除胆囊以外的邻近器官,穿透脏腹膜;

N:区域淋巴结。N_1有区域淋巴结转移;

M:远处转移。M_1有远处转移。

表 9-1　UICC 第 6 版（2002 年）TNM 分期系统

分期	TNM
Ⅰ期	T_1、N_0、M_0
Ⅱ期	T_2、N_0、M_0
Ⅲa 期	T_3、N_0、M_0
Ⅲb 期	T_4、N_0、M_0
Ⅲc 期	任何 T、N_1、M_0
Ⅳ期	任何 T、任何 N、M_1

2000 年美国 Pittsburgh 大学的 Marsh 等结合血管和淋巴结转移提出的肝癌分期标准是：

Ⅰ期：单叶的任意肿瘤或两叶的肿瘤≤2cm，无血管浸润，无局部淋巴结转移，无远处转移；或≤2cm 伴有微血管浸润的肿瘤，无局部淋巴结转移，无远处转移；

Ⅱ期：单叶肿瘤>2cm，伴有微血管浸润，无淋巴结转移，无远处转移；

Ⅲa 期：两叶肿瘤>2cm，无血管浸润，无淋巴结转移，无远处转移；

Ⅲb 期：两叶的肿瘤>2cm，伴有微血管浸润，无淋巴结转移，无远处转移；

Ⅳa 期：伴有大血管浸润，但无淋巴结转移或远处转移的任意肿瘤；

Ⅳb 期：有淋巴结或远处转移的任意肿瘤。

也有学者将临床相关指标折算成评分分数对肝癌进行分期，如 1998 年意大利肝癌项目组提出的 CLIP 评分系统（cancer of the liver Italian program，CLIP）根据 Child-Pugh 分期、肿瘤形态、血清 AFP 和门脉癌栓这四个参数进行分期（表 9-2）：

表 9-2　意大利的 CLIP 评分系统

参数	分值		
	0 分	1 分	2 分
Child-Pugh 分期	A	B	C
肿瘤形态	单结节，≤50% 肝体积	单结节，≤50% 肝体积	弥漫或者>50% 肝体积
血清 AFP	<400ng/dl	≥400ng/dl	—
门脉癌栓	无	有	—

2000 年日本肝癌协会制定的 JIS 评分系统结合 TNM 分期和 Child-Pugh 分期将肝癌患者评分为 0、1、2、3 分（表 9-3）。

表 9-3　日本肝癌协会制定的 JIS 评分系统

参数	分值			
	0 分	1 分	2 分	3 分
Child-Pugh 分期	A	B	C	—
TNM 分期	Ⅰ	Ⅱ	Ⅲ	Ⅳ

我国的肝癌分期研究：1977 年在全国肝癌防治协作会议上通过了一个肝癌分期的方案。分为三期：

Ⅰ期（即早期，或亚临床期）：无明确的肝癌症状与体征者；

Ⅱ期（即中期）：介于Ⅰ期与Ⅲ期之间者；

Ⅲ期（即晚期）：有黄疸、腹水、恶病质或远处转移之一者。

2001年中国抗癌协会肝癌专业委员会参照世界各国结合肝功能情况一并考虑的临床分期方案，拟定了适合我国国情的临床诊断和分期标准。于2001年9月在广州召开的第八届全国肝癌学术会议上正式通过了《原发性肝癌的临床诊断与分期标准》（表9-4）：

表9-4　原发性肝癌临床分期标准

分期	肿瘤	癌栓	腹腔淋巴结转移	远处转移	肝功能Child分级
Ⅰa	单个≤3cm	无	无	无	A
Ⅰb	单个或两个≤5cm，在半肝	无	无	无	A
Ⅱa	单个或两个≤10cm，在半肝或2个≤5cm，在左右两半肝	无	无	无	A
Ⅱb	单个或两个>10cm，在半肝或2个>5cm，在左右两半肝	无	无	无	A
	任意	门静脉分支、肝静脉或胆管癌栓	无	无	A
	任意	无	无	无	B
Ⅲa	任意	门静脉主干或下腔静脉癌栓	有或无	有或无	A或B
	任意	有或无	有	有或无	A或B
	任意	有或无	有或无	有	A或B
Ⅲb	任意	有或无	有或无	有或无	C

第二节　肝癌分型分期评价

随着人们对肝癌发生发展规律认识的不断深化，临床对肝癌的分期也在不断地发展和完善。肝癌一方面具有恶性肿瘤本身特有的生物学特征，另一方面也兼有由其产生的对肝功能乃至全身功能的影响。这两个方面因素同时影响着肝癌的临床表现、对治疗的反应及预后。

上述国内外肝癌分期中，Kampala分期很粗，缺少量化标准。Okuda分期结合白蛋白、胆红素及有无腹水等反映肝功能的指标来对肝癌进行分期，适合亚洲合并肝硬化肝癌患者的分期，但它忽略了其他一些重要的因素，比如肿瘤是单发病灶的还是多病灶，是否有血管侵犯等。UICC的TNM分期，充分考虑到了肿瘤大小、是否局限、有无血管侵犯、有无区域淋巴结转移及远处转移等，较全面地反映了肝癌的进展程度，在判断预后和比较疗效等方面发挥了重要作用，是国际间交流的标准依据。但是TNM分期必须依赖病理组织学资料进行分期，不适于不能手术及无法切除者，在预测肿瘤复发方面也有较大缺陷。

Marsh分期考虑到了区域淋巴结转移和血管侵犯与肿瘤复发的关系，但对血管侵犯的程度和范围未给予细化。意大利肝癌项目组提出的CLIP评分系统结合肿瘤形态学、门静脉癌栓、AFP水平和Child-Pugh分级进行评分，根据累计评分进行分期。最终评分为0～6

分,总评分越高,预后越差。CLIP 评分是目前判断肝癌,特别是早期肝癌预后的简单易行的临床分期。日本肝癌协会制定的 JIS 评分系统也是结合肝功能和 TNM 分期进行的肝癌分期,这些数字化分期新方法,便于各治疗中心肝癌疗效的统计与比较。

我国 1977 年制定的肝癌临床分期方案,虽然简单明了且便于掌握和应用,但还是太粗,不适合与国际接轨。1999 年提出的新的肝癌分期标准,以肿瘤直径按≤3cm、≤5cm、5~10cm 及> 10cm 作为分期的基础,同时考虑了门静脉癌栓、区域淋巴结、远处转移及肝功能等的情况,能较为全面地反映肝癌的病期。不过此项分期以病理检查作基础,对非手术肝癌病例分期仍有一定难度。

综上所说,肝癌分期种类繁多,各有重点,各有优势。表 9-5 罗列了目前国内外常用的肝癌分期所涉及的影响因素比较。从表中可以看出,大多数分期侧重于肿瘤大小、肿瘤数目等,对血管侵犯较少描述,即使描述也比较粗略,没有对血管侵犯的程度、范围、是否主干分支等进行分层分析或描述,因此这些分期标准还有欠缺之处,有必要补充和完善。

表 9-5　国内外肝癌分期所涉及参数的比较

	TNM	Marsh	CLIP	JS	Okuda	CHINA
肿瘤大小	+	+	+	+	+	+
肿瘤数目	+	+	+	+	+	+
淋巴转移	+	+	−	+	−	+
血管侵犯	−	−	−	−	−	+
远处转移	+	+	+	+	−	−
肝硬化	−	−	−	−	−	−
Child 分级	−	−	+	+	+	+
生化变化	−	−	−	−	−	−
其他						

第三节　肝癌门静脉癌栓分型研究

一、肝癌门静脉癌栓分型的必要性

上述可见,目前国内外肝癌分期标准中虽提到门静脉癌栓,并且将癌栓也作为肝癌预后的一个主要因素,但都没有对癌栓的侵犯程度和范围进行细化,影响了癌栓分析的分层比较,也影响了肝癌的科学分期。又由于癌栓的部位、发展程度表现不一,预后差别较大,在临床上对各种治疗方法的疗效也很难进行科学评判,更难准确判断预后。因此建立一个科学的癌栓分型标准,对指导临床实践有特别重要的意义。日本学者曾以门静脉分级方法来标明癌栓的分布和浸润程度,如 Fujii 报道癌栓位于门静脉三级分支内(vp1,29 例)与位于门静脉主干内(vp3,43 例)两组肝癌患者的预后比较,整体的 3 年生存率前者为 20.9%,后者为 0,结果有显著差别。这种分类方法描写繁琐,也没有反映癌栓生长的特征,而且分类不准确,因为门静脉主干内癌栓也有长、有短,其预后也不一样。正因为此,对临床而言门静脉癌栓分型非常有必要。

二、肝癌门静脉癌栓分型的可行性

能否建立门静脉癌栓分型，须从三方面考虑：①癌栓生长有无特征性，即有无生长规律可言。过去认为门静脉癌栓生长无特征性，但近年来我们的临床研究发现癌栓大部分的生长有一定的特征性或规律性。一个特征是大部分（95%以上）癌栓以主瘤为基部在同侧门静脉内生长，而对侧门静脉内生长较少。第二个特征是绝大多数（几乎100%）癌栓以门静脉壁作为支架离心式向门静脉主干方向生长蔓延。第三个特征是癌栓的病理基础是增生型为主，机化型少。②门静脉解剖基础：肝脏门静脉从主干，一级分支，二级分支到三级、四级分支，在肝脏八段分布中脉络清楚，条理分明，有利于分型研究。③影像学发展：目前的影像技术如B超、CT、MRI等能详细直观显示门静脉癌栓的部位及范围，在术前就可定位并对癌栓进行分型。上述三点分析我们认为门静脉癌栓分型是可行的。

三、程氏门静脉癌栓分型标准

我们基于癌栓的生长规律和特征，也基于门静脉解剖的特点，建立了一个门静脉癌栓分型标准，即程氏分型。根据癌栓的发展程度（即侵犯不同门静脉部位），将癌栓分为I-IV型，即癌栓累及二级以上门静脉分支者为I型，累及一级门静脉分支者为II型，累及门静脉主干者为III型，累及肠系膜上静脉或下腔静脉者为IV型。I～IV型中每型再分2个亚型。镜下癌栓即微血管癌栓形成为特别型I_0型（癌栓分型标准见表9-6、图9-1）。

表9-6　肝癌门静脉癌栓的分型标准

分型	亚型
I_0型：镜下癌栓形成	微血管癌栓
I型：癌栓累及二级及二级以上门静脉分支	Ia型：癌栓累及门静脉三级及三级以上分支
	Ib型：癌栓累及门静脉二级分支
II型：癌栓累及一级门静脉分支	IIa型：癌栓累及一叶一级门静脉分支（如门静脉左干或右干）
	IIb型：癌栓累及二叶一级门静脉分支（即累及门静脉左干和右干）
III型：癌栓累及门脉主干	IIIa型：癌栓累及门静脉主干、门静脉左右干汇合处以下不超过2cm
	IIIb型：癌栓累及门静脉主干、门静脉左右干汇合处以下超过2cm
IV型：癌栓累及肠系膜上静脉或下腔静脉	IVa型：癌栓累及肠系膜上静脉
	IVb型：癌栓累及下腔静脉

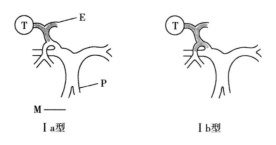

Ia型　　　　Ib型

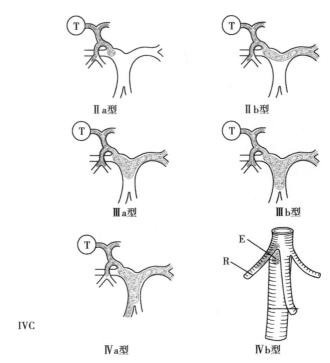

图9-1　门脉癌栓分型示意图

T：肝脏肿瘤；E：癌栓组织；P：门静脉主干；M：肠系膜上静脉；R：右肝静脉；IVC：下腔静脉

相对于日本的VP分型系统，程氏分型将微血管癌栓单独列出（为Ⅰ），并将临床上难以区分诊断的VP1和VP2合并为Ⅰ型，将包含多级门静脉的VP4型细分为Ⅲ/Ⅳ型，尤其是突出了肠系膜静脉内癌栓（Ⅳ型），有较好的临床预后评估的相关性，有利于治疗方法的选择。程氏分型与VP分型的异同点详见表9-7。

表9-7　程氏分型与日本VP分型对应表

门静脉主干	终末分支	三级	二级	一级	主干	肠系膜上静脉
东方肝胆分型	微血管癌栓	Ⅰ		Ⅱ	Ⅲ	Ⅳ
日本VP分型		VP1	VP2	VP3	VP4	

四、肝癌门静脉癌栓分型的意义

通过对癌栓不同分型与其治疗及预后的关系研究，我们发现癌栓分型的意义有：

1. 判断预后　我们回顾分析了84例患者资料，结果提示癌栓分型越高，预后越差，Ⅰ型~Ⅳ型的中位生存时间分别为10.1个月、7.2个月、5.7个月、3.0个月，各组差异有显著性意义。2015年我们通过研究国内四家著名肝胆外科中心共计1500余例癌栓患者的临床资料，进一步验证了程氏分型的科学性与可靠性，结果提示随着癌栓侵犯范围和程度的增加（Ⅰ型~Ⅲ型），其生存期逐步降低（图9-2A），客观反映了癌栓患者的预后，对这类患者的临床预后分析有较好的指导意义。

2. 客观评价疗效及制定正确的治疗方案　近年来，对癌栓的各种治疗方法如手术、化疗、放疗或微创治疗层出不穷，但由于没有统一的癌栓分型标准，各种治疗的疗效很难作科学的对比和参照,结果差异较大,结论可信度差,不利于临床研究。而有了这个癌栓分型标准后,有利于开展各种循证医学研究。在分析了上述 1500 余例癌栓患者的临床资料及预后后我们发现,不同分型的患者接受不同治疗手段后预后也不尽相同(图 9-2B～图 9-2D)。进一步通过倾向性匹配评分分析后我们发现,对于Ⅰ型和Ⅱ型癌栓患者,手术治疗的效果明显优于介入、放疗联合介入及介入联合索拉菲尼。提示对于Ⅰ及Ⅱ型癌栓患者,如果患者无明显手术禁忌证,手术治疗可作为首选。而对于Ⅲ型癌栓患者,放疗联合介入治疗可取的令

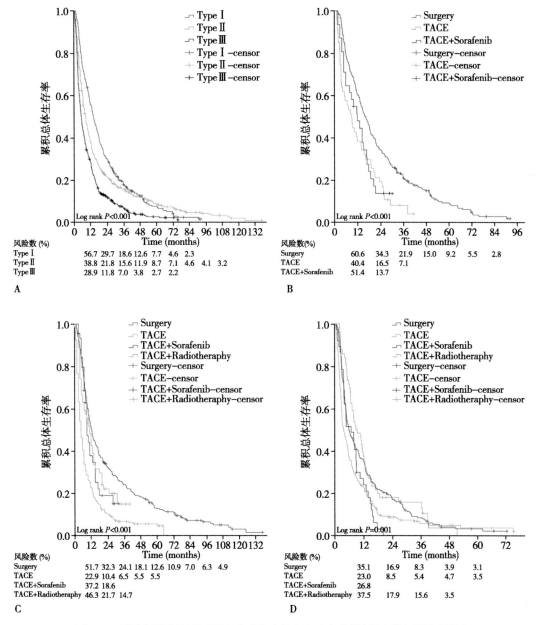

图 9-2　不同分型及接受不同治疗手段癌栓患者生存曲线(倾向性匹配分析前)
A. 不同分型癌栓患者生存曲线;B. Ⅰ型患者接受手术、介入、介入联合索拉菲尼治疗后的生存曲线;
C、D. Ⅱ及Ⅲ型患者接受手术、介入、介入联合索拉菲尼、放疗联合索拉菲尼治疗后的生存曲线

人满意的疗效(图 9-3～图 9-5)。索拉非尼可作为癌栓患者的基本用药贯穿整个治疗过程。另外我们通过分析东方肝胆外科医院 322 例 I_0 型(微血管癌栓)患者的预后发现术后的辅助性介入治疗可显著降低复发率,提高患者总体生存时间(图 9-6)。这一结果提示术后的序贯性治疗对此类患者也具有重要意义。

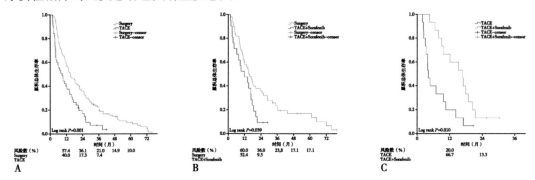

图 9-3　I型癌栓患者接受手术、介入、介入联合索拉非尼治疗后的生存曲线(倾向性匹配分析后)

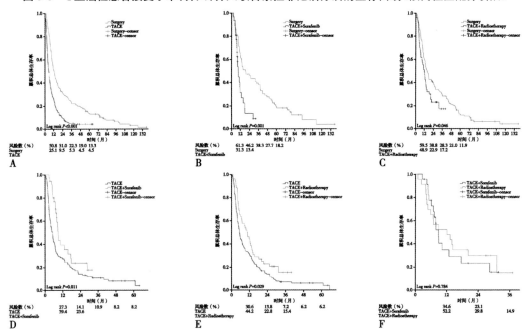

图 9-4　II型癌栓患者接受手术、介入、介入联合索拉非尼、放疗联合介入治疗后的生存曲线
(倾向性匹配分析后)

3. 有利于肝癌分期的完善　癌栓分型的细化,不仅反映出肝癌病期的程度,而且反映出癌栓的部位和范围,若与目前肝癌分期合用,可弥补肝癌分期的不足。

4. 有利于手术方法的改进　局部切除是目前外科治疗伴肝硬化肝癌的主要方法,一般来说,大部分是做梭形切除,但它仅强调切缘长度而不要求其主轴有方向性。基于绝大多数癌栓以门静脉壁作为支架离心式向门静脉主干方向生长蔓延,癌栓向门静脉主干方向生长有特殊的倾向性这个特点,外科切除肝癌门静脉癌栓形成的病灶,我们主张做沿门静脉主干方向为主轴的局部切除,这样可以更多地切除门静脉结构,即更多的切除沿门静脉壁生长的癌栓组织,提高根治切除率,提高疗效。目前我们观察了多例这样手术的患者,发现疗效有明显的提高。因此对癌栓生长特征的研究,有助于手术方法的改进而提高癌栓患者的疗效。

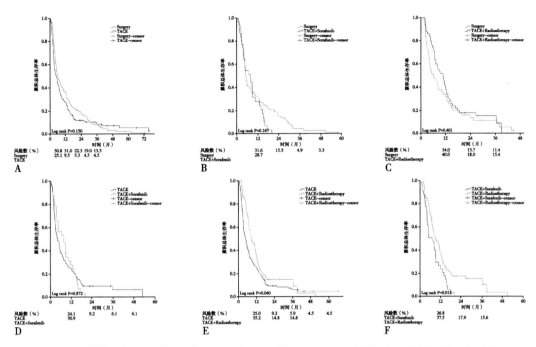

图 9-5　Ⅲ型癌栓患者接受手术、介入、介入联合索拉菲尼、放疗联合介入治疗后的生存曲线
(倾向性匹配分析后)

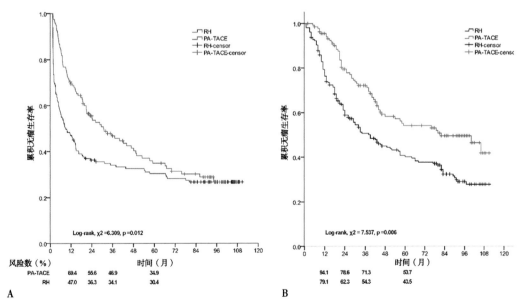

图 9-6　I₀型(微血管癌栓)患者接受辅助性介入治疗生存曲线图
A. 无瘤生存曲线图,B. 总体生存曲线图

五、肝癌门静脉癌栓分型与 TNM 分期、CLIP、JIS 评分系统的比较

上述所言,癌栓分型研究有利于肝癌分期的完善。若与目前肝癌分期合用,可弥补肝癌

分期的不足。临床上常用的肝癌分期,如 UICC 的 TNM 分期,意大利的 CLIP 评分系统,日本的 JIS 评分系统等,虽然将门脉癌栓列为了肝癌分期和分值评定的一个重要参数,但也只是针对门脉癌栓有或无的考虑,并没有进一步的分层和细化,缺乏针对门脉癌栓的不同分型做出不同分期的判断标准,无法对不同分型的门脉癌栓做出更细化的预后判断和临床指导作用。

为了进一步探讨不同分型门脉癌栓的外科疗效,以此进一步验证门脉癌栓分型的实用性,对肝癌分期标准提供更科学的分类。我们对东方肝胆外科医院 2000 年 1 月~至 2003 年 12 月收治入院并手术切除的 406 例肝癌门静脉癌栓患者进行回顾性分析,以我们制定的癌栓分型标准设定为Ⅰ~Ⅳ型。对所有资料进行随访,对调查结果分别以门脉癌栓分型、TNM 分期、CLIP 评分系统、JIS 评分系统分析各组患者的生存时间并绘制生存曲线。对比各系统的分层能力和预后预测能力。通过 TNM 分期和门脉癌栓分型的联合分析,绘制门脉癌栓患者生存曲线,找出适合门脉癌栓分型的 TNM 分期。

(一)肝癌门静脉癌栓分型的预后预测评估

上述 406 例肝癌患者以不同门脉癌栓分型患者的生存率比较见表 9-8,可以发现不同分型的患者 1、2、3 年预后有显著差异。

表 9-8　不同门脉癌栓分型患者生存率比较

生存率(%)	Ⅰ型	Ⅱ型	Ⅲ型	Ⅳ型
1 年生存率	52.1	38.2	24.7	18.3
2 年生存率	31.8	26.6	11.4	0
3 年生存率	25.1	17.7	3.6	0

不同门脉癌栓分型(Ⅰ~Ⅳ型)患者生存曲线见图 9-7。

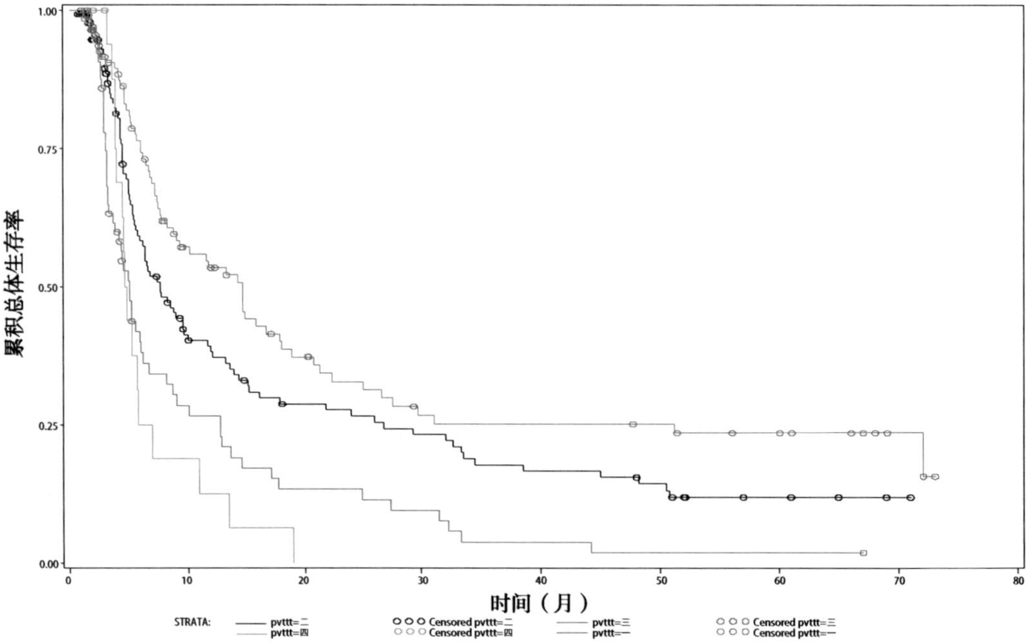

图 9-7　门脉癌栓分型生存曲线(Log-Rank　$P<0.0001$)

不同门脉癌栓分型如果按照 Ia～IVb8 亚型再分类,制成患者生存曲线(图 9-8),可见 8 条生存曲线分布均匀,不相互重叠和交叉,显示曲线较好地反映患者的生存情况。

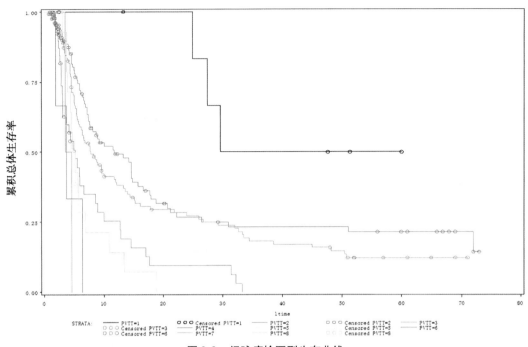

图 9-8　门脉癌栓亚型生存曲线
（Log-Rank　　$P<0.0001$）

通过对上述 406 例肝癌门静脉癌栓的预后分析,我们发现肝癌门脉癌栓的手术疗效总体欠佳,其 1 年、2 年、3 年生存率分别为 34.4%、20.6%、13.0%。中位生存时间也只有 6.4 个月。通过 COX 多因素回归分析后,我们也发现 PVTT 分型和肿瘤直径与门脉癌栓患者的预后最为密切相关,$P\leqslant0.0001$,均有显著统计学意义。通过本研究大样本、系统性分析了门静脉癌栓患者的外科预后,进一步证实了门静脉癌栓不同发展阶段与肝癌预后的关系,进一步验证门静脉癌栓分型的可行性。癌栓分型不仅代表了癌栓的不同发展阶段,更重要的是可对合并有门脉癌栓的肝癌做出预后判断,指导临床治疗。

（二）肝癌门静脉癌栓分型与 TNM 分期、CLIP、JIS 评分系统的比较

下面我们对 406 例肝癌门静脉癌栓患者分别以 TNM 分期、CLIP 评分系统、JIS 评分系统分析各组患者的生存时间并绘制生存曲线。对比各系统的分层能力和预后预测能力。

406 例肝癌门静脉癌栓患者以 TNM 分期患者的生存率、生存曲线(表 9-9、图 9-9)。

表 9-9　406 例肝癌门静脉癌栓以 TNM 分期分布的生存率

生存率(%)	Ⅱ期	Ⅲ期	Ⅳ期
1 年生存率	55.4	36.4	0
2 年生存率	37.5	21.8	0
3 年生存率	30.5	12.8	0

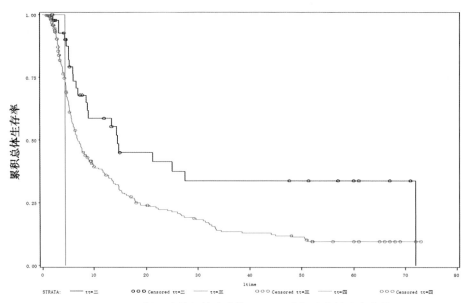

图9-9　406例肝癌伴门静脉癌栓以 TNM 分期分布的生存曲线

（Log-Rank　$P<0.0001$）

表 9-10 为 406 例肝癌门静脉癌栓以 CLIP 评分标准分布的生存率，图 9-10 为其生存曲线。

表 9-10　406例肝癌门静脉癌栓以 CLIP 评分标准分布的生存率

生存率（%）	1分	2分	3分	4分	5分
1年生存率	61.5	38.0	36.7	28.8	0
2年生存率	46.5	20.3	21.8	16.4	0
3年生存率	40.7	14.5	13.7	8.2	0

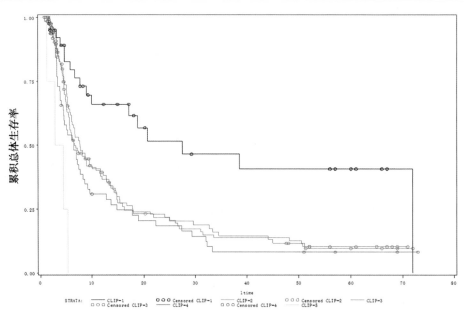

图9-10　406例肝癌伴门静脉癌栓以 CLIP 评分标准分布的生存曲线

（Log-Rank　$P<0.0001$）

表 9-11　406 例肝癌门静脉癌栓以 JIS 评分标准分布的生存率

生存率(%)	1 分	2 分	3 分	4 分
1 年生存率	55.6	36.0	39.1	0
2 年生存率	36.4	21.6	23.0	0
3 年生存率	32.4	13.6	11.2	0

表 9-11 为 406 例肝癌门静脉癌栓以 JIS 评分标准分布的生存率，图 9-11 为其生存曲线。图 9-12 为联合 TNM 分期和癌栓分型标准后的生存曲线图。

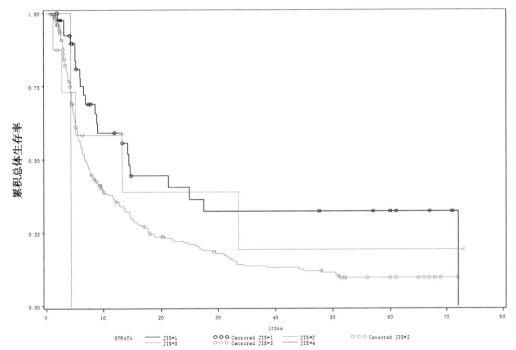

图 9-11　406 例肝癌伴门静脉癌栓以 JIS 评分标准分布的生存曲线图
（Log-Rank　*P*=0.0158）

通过 TNM 分期、CLIP 评分、JIS 评分的生存曲线的描述，我们发现，TNM 分期中大多数手术患者的分期集中位于Ⅲ期，占 86%，而且Ⅲ期中的亚期也不能将癌栓患者更好的分层，Ⅲa 占整个Ⅲ期的 95%，这是必将对癌栓预后的判断产生影响。CLIP 评分中，尽管 1、2、3、4 分中患者的分布比较均匀，比例分别为 11.8%、31.5%、37.9% 和 17.7%，但是从 CLIP 生存曲线上我们发现，除了评分为 1 分的曲线之外，2、3、4 曲线之间存在明显的交叉，并且非常接近，并不能很好地分层。JIS 评分中，84.7% 的患者位于 JIS 2 分的比例中，对门脉癌栓的分层能力也较差。在门脉癌栓分型的生存曲线图中，Ⅰ型、Ⅱ型、Ⅲ型、Ⅳ型分布均匀，并且彼此独立不交叉，Log-Rank *P*<0.0001，显示出良好的分层能力，对门脉癌栓预后分析的预测最为理想。

TNM 分期是目前国际上最为公认的、最为通用的癌症分期，广泛用于各种癌症的预后预测。通过 TNM 分期生存曲线图我们发现，TNM 分期用于门脉癌栓的预后分析中存在很大的局限性，临床手术的门脉癌栓患者中大部分属于 TNMⅡ期和Ⅲ期，尤其以Ⅲ期更为多见，而Ⅲ期中的亚期并不能将门脉癌栓更好的分层（图 9-13，图 9-14）。通过 TNM 分期和癌栓分型的联合分析后，可有效解决此弊端。通过对比 TNM 分期和癌栓分型联合分析后的生存曲线图，我们发现，Ⅲ期Ⅰ型、Ⅲ期Ⅱ型、Ⅲ期Ⅲ型、Ⅲ期Ⅳ型之间曲线分布均匀，独立无交叉，Log-Rank $P<0.0001$，显示出良好的预后性和分层能力。因此，我们建议 TNM 分期在评定肝癌门脉癌栓的预后分析中，联合门脉癌栓的分型将更好地做出预后评定，尤其适用于 TNM Ⅲ期的预测，可作为Ⅲ期的亚型而弥补原亚期的不足。

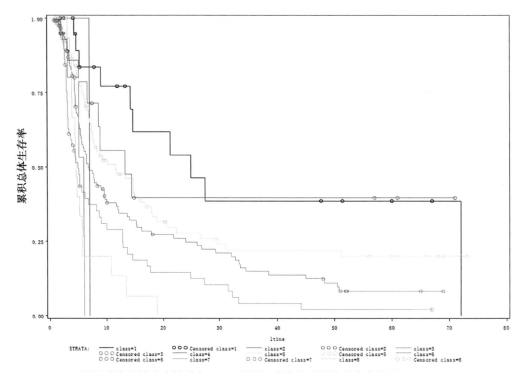

图 9-12　406 例肝癌伴门静脉癌栓联合 TNM 分期和癌栓分型后的生存曲线图（Log-Rank　$P<0.0001$）

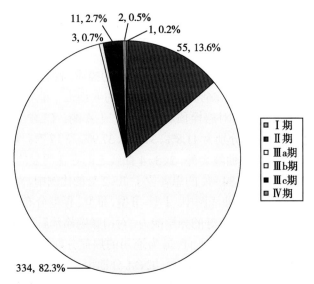

图 9-13　406 例肝癌伴门静脉癌栓以 TNM 分期分类的饼图分析
（提示 TNM 分期不能将门脉癌栓更好地分层）

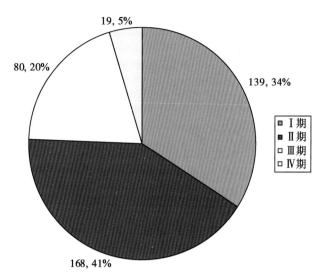

图 9-14 406 例肝癌伴门静脉癌栓以癌栓分型分类的饼图分析
（提示癌栓分型能将门脉癌栓很好的分层）

因此门脉癌栓的分型代表了癌栓的不同发展阶段，对比其他分期系统，对门脉癌栓的预后具有更好的预测能力和分层能力。TNM 分期结合癌栓的分型，将更为客观地反映不同类型门脉癌栓患者的预后，弥补 TNM 分期对门脉癌栓患者分期中的不足，更好地为临床门脉癌栓的治疗以及术后抗复发治疗提供了临床参考标准和指导指南。

六、肝癌门静脉癌栓分型研究的展望

肝癌门静脉癌栓分型标准的建立，在临床研究方面就可以在此基础上，进行更多前瞻性的随机对照研究，以评价目前现有技术、方法对肝癌门静脉癌栓治疗的价值，从中选择最佳的治疗方案。同时还要创新新技术和新方法，研究超声消融、纳米微粒、生物导弹等对肝癌门静脉癌栓治疗的应用。

（王 康 柴宗涛）

参 考 文 献

[1] Okuda K，Ohtsuki T，Obata H，et al. Natural history of hepatocellular carcinoma and prognosis in relation to treatment：study of 850 patients. Cancer，1985，56：918-928.

[2] The Cancer of the Liver Italian Program（CLIP）investigators. A new prognostic system for hepatocellular carcinoma：a retrospective study of 435 patients. Hepatology，1998，28：751-755.

[3] 杨秉辉 . 第四届全国肝癌学术会议概况及关于原发性肝癌诊断标准及分期问题的讨论 . 中华普通外科杂志，2000，15：238-239.

[4] 张智坚，吴孟超，沈锋，等 . TNM 分期对评价肝细胞癌切除术预后的价值 . 中华肿瘤杂志，1999，21：293-295.

[5] Marsh JW，Dvorchik I，Bonham CA，et al. Is the pathologic TNM staging system for patients with hepatoma predictive of outcome？Cancer，2000，88：538-543.

[6] Poon RT，Fan ST. Evaluation of the new AJCC /UICC staging system for hepatocellular carcinoma after

hepatic resection in Chinese patients. Surg Oncol Clin N Am，2003，12：35250.

[7] Ueno S，Tanabe G，Sako K，et al. Discrimination value of the new western prognostic system（CLIP score）for hepatocellular carcinoma in 662 Japanese patients：cancer of the liver Italian program. Hepatology，2001，34：529-534.

[8] 程树群，吴孟超，陈汉，等 . 肝癌门静脉癌栓分型的影像学意义 . 中华普通外科杂志，2004，19：200-201.

[9] Fujii T，Takayasu K，Muramatsu Y，et al.Hepatocellular carcinoma with portal tumor thrombus：analysis of factors determining prognosis.Jpn J Clin Oncol，1993，23：105-109.

[10] 程树群 . 原发性肝癌癌栓分型的探讨 . 中国现代普通外科进展 2003；6：171-173.

[11] 程树群，吴孟超，陈汉，等 . 肝细胞癌伴门静脉癌栓不同治疗方法的疗效比较 . 中华肿瘤杂志，2005，27：183-185.

[12] 程树群，吴孟超，陈汉，等 . 癌栓分型对肝细胞性肝癌合并门静脉癌栓治疗及预后的指导意义 . 中华医学杂志，2004，84：3-5.

[13] 程树群，吴孟超，陈汉，等 . 外科综合治疗对肝细胞癌合并门静脉癌栓的疗效观察 . 中华肝胆外科杂志，2004，10：662-664.

[14] 程树群，吴孟超，陈汉，等 . 经皮肝动脉化疗栓塞（TACE）对不同分型门静脉癌栓的疗效观察 . 中华肝胆外科杂志，2004，10：386-388.

[15] Minagawa M，Makuuchi M，Takayama T，et al. Selection criteria for hepatectomy in patients with hepatocellular carcinoma and portal vein tumor thrombus . Ann Surg，2001，233：379-384.

[16] Cancer of the Liver Italian Program Investigators. Prospective validation of the CLIP score：a new prognostic system for patients with cirrhosis and hepatocellular carcinoma，the Cancer of the Liver Italian Program（CLIP）investigators. Hepatology，2000，31：840-5.

[17] Sala A，Forner A，Varela M，Bruix J. Prognostic prediction in patients with hepatocellular carcinoma. Semin Liver Dis，2005，25：171-80.

[18] Leung TW，Tang AM，Zee B，Lau WY，Lai PB，Leung KL，et al.Construction of the Chinese University Prognostic Indices for hepatocellular carcinoma and comparison with the TNM staging system，the Okuda staging system and the Cancer of the Liver Italian Program staging system：a study based on 926 patients. Cancer，2002，94：1760-9.

[19] Cheng SQ，Wu MC，Chen H，et al. Tumor thrombus types influence the prognosis of hepatocellular carcinoma with tumor thrombi in the portal vein. Hepato-Gastroenterology，2007，54：499-502.

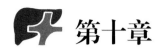

第十章
肝癌门静脉癌栓的手术治疗

手术切除是目前治疗肝癌门静脉癌栓的主要治疗方法之一，也是所有治疗方法中最有可能"治愈"疾病的方法。门静脉癌栓绝大多数以主瘤作为基部沿门静脉主干方向发展，外科手术可在切除主瘤的同时又起到清除癌栓的目的。即使不能完全清除癌栓，也可消瘤减负，使门静脉内血流再通，降低门静脉压力，提高患者生存质量。一般来说，若是微血管内癌栓（镜下癌栓），只要边缘足够，就能达到"根治"的目的。若是癌栓位于门静脉三级分支、二级分支，甚至是一级分支，只要肝功能良好，且有切除可能，也能达到"根治性切除"的目的。门静脉主干内癌栓，除Ⅲa型外，大多不能彻底清除，但亦有研究提示手术切除同样可使此部分患者受益，并为多学科的治疗如介入、放疗打下基础。

第一节　手术适应证

手术切除须严格掌握手术指征，而目前临床上对手术指征尚无统一认识，主要各家对术前可切除估计的把握性方面差异较大。一般来说，如肝功能基本正常，无腹水，肝癌局限，肿瘤单个或只有周边零星播散灶，估计主瘤可切除，余肝可代偿，无肝内广泛癌灶转移及远处转移，则可行外科手术切除，否则则行肝动脉插管化疗栓塞或放疗治疗。根据东方肝胆外科医院的经验，只要主瘤局限可切除，肝功能评分为 Child A 或 B 级，癌栓Ⅰ～Ⅲ型均可行手术切除，对Ⅳ型癌栓，要充分考虑疗效，不要盲目扩大手术切除范围，若原发灶不能切除，单纯切开门静脉取栓并无治疗价值。

Takashi Kokudo 等回顾性分析了 6474 例肝癌门静脉癌栓患者，其中，2093 例行手术治疗，4381 例行非手术治疗，进一步通过倾向性评分匹配了两组各 1058 例患者进行分析，发现在肝功能评分为 Child-Pugh A 级的患者中，手术组中位生存时间比非手术组增加了 1.77 年（分别为 2.87 年、1.10 年，$P<0.001$），倾向性分析结果显示手术治疗比非手术治疗患者的中位生存时间延长了 0.88 年（分别为 2.45 年、1.57 年，$P<0.001$），该研究发现当癌栓侵及门脉主干（Ⅲ级）或癌栓位于肿瘤对侧时，手术治疗与非手术治疗的中位生存时间无统计学差异。

第二节　手　术　方　式

手术切除的方法有多种，Yamaoka 曾总结了 5 种癌栓切除的方法：①整块切除：即连同主瘤和相应门静脉分支一并切除；②气囊导管取栓术：暂时阻断门静脉主干，在门静脉侧壁上切一小口，从此口中伸入气囊导管，直至超过癌栓所在处，用刮匙或吸引器刮吸癌栓；③门静脉搭桥吻合术：连同癌栓一并切除相应门静脉分支，用自体髂外静脉在脐静脉和门静脉主干间搭桥使门静脉血流通畅；④门静脉切除吻合术：若癌栓延伸至对侧门静脉一级分支，切除主瘤并同时切除对侧门静脉分支，然后将门静脉主干与对侧门静脉断端做对端吻合；⑤门静脉开放取栓术：暂时全肝血流阻断，利用生物泵使门静脉和下腔静脉血流转流至腋下静脉，纵形切开门静脉，去除癌栓，连续缝合门静脉切口。目前在临床上常用以下四种手术方法。

一、整块切除

主要适用于Ⅰ、Ⅱ型癌栓患者，肝癌合并同侧门静脉癌栓，在肿瘤预切缘内切除肿瘤，同时一并将癌栓切除（图 10-1），确保切缘阴性且无肿瘤细胞及癌栓残留。切断门静脉时必须距离癌栓近端至少 1cm 处将门静脉夹闭，避免癌栓或肿瘤细胞在切除过程中播散至其他部位。断端用肝素化生理盐水冲洗，并用吸引器吸净，最大限度避免肿瘤细胞残留。Li Shaohua 等对 38 例肝癌门静脉癌栓患者行整块切除，术后总体中位生存时间为 14.3 个月，而其中切缘>1cm 组中位生存时间达到 42.7 个月，因此认为在整块切除手术中，保证阴性切缘是一个极其重要的预后因素。

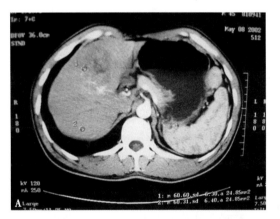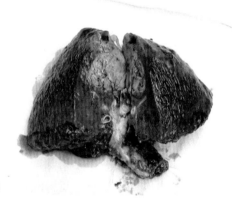

图 10-1　A. 拟行"向心性切除"的肝癌病人术前 CT 资料；B. 术后肝癌组织和癌栓标本

二、部分肝切除＋门静脉癌栓清除术

部分肝切除＋门静脉癌栓清除术主要适用于癌栓位于预切线外或癌栓侵犯对侧门静脉或门静脉主干（即Ⅲ型门静脉癌栓）的情况。整块切除无法将癌栓一同切除。根据肿瘤及癌栓的位置确定预切线，阻断该侧入肝血流，暴露同侧门静脉，于癌栓所在门静脉近端适当位置（至少>1cm）钳夹以阻断血流，待肿瘤切除后，根据下列不同情况选择相应的手术方式。

（一）经门静脉断端取栓术

肿瘤切除后，如断端距癌栓位置较近，将癌栓近端暂时夹闭，于断端将癌栓取出。肝癌合并同侧门脉癌栓（图 10-2、图 10-3），术前影像学资料显示癌栓位置在肿瘤预切缘外。阻断入肝血流，同时在癌栓近分叉处适当位置将门静脉夹闭，防止癌栓顺血管播散。用"程氏取栓钳"配合吸引器于门静脉断端将癌栓尽量取净,肝素化生理盐水洗净残腔,吸引器吸净,短暂开放血管使血流喷出,冲净残腔内可能残存的肿瘤细胞、癌栓及新鲜血栓。残端连续缝合后,开放血管,恢复血流。

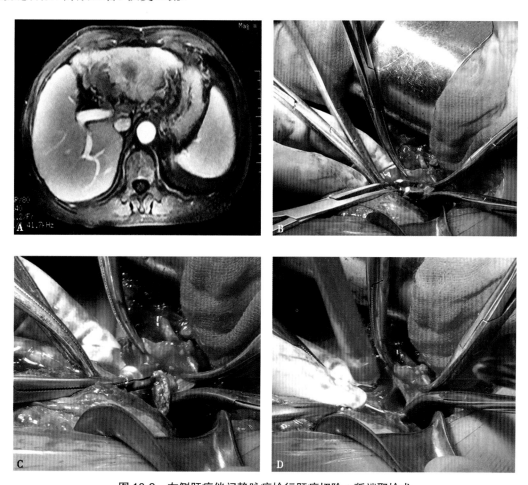

图 10-2　左侧肝癌伴门静脉癌栓行肝癌切除＋断端取栓术
A. 术前影像资料; B、C. 术中经门脉左支断端使用"程氏取栓钳"取出癌栓; D. 用吸引器尽量吸净残留组织

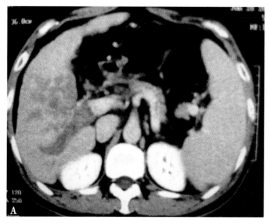

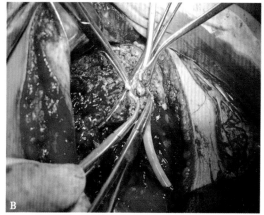

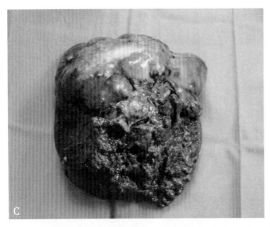
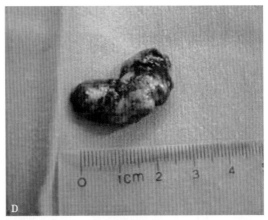

图 10-3　前右侧肝癌伴门静脉右支癌栓经肝断面门静脉取癌栓

A. 术前影像资料；B. 术中使用"程氏取栓钳"经门静脉右支断端取出癌栓；C. 术后肝癌组织标本；D. 取出的癌栓组织标本

（二）气囊导管取栓术

气囊导管取栓术适用于癌栓未完全阻塞所在门静脉、导管可顺利穿过且血管内壁未被癌栓侵犯的情况。切除肝肿瘤后，暂时阻断患侧门静脉血流，在超声引导下气囊从断端伸入门静脉，穿过癌栓后向气囊适当充气，将癌栓用气囊导管拖出，肝素化生理盐水冲洗创面及癌栓所在门静脉，吸引器吸净，对可能残留癌栓的小分支一并冲洗，开放门静脉血流，通过血流冲洗血管残腔，降低癌栓播散的风险。

（三）门静脉开放取栓术

术中暂时全肝血流阻断，利用生物泵使门静脉和下腔静脉血流转流至腋下静脉，纵形切开门静脉，去除癌栓，连续缝合门静脉切口。内膜剥脱术为其中一种手术方式，主要适用于癌栓未广泛侵犯血管内壁的情况。如右侧肝癌伴门静脉分叉处癌栓，阻断入肝血流，切除右侧肝癌后，距癌栓适当位置夹闭门静脉左右干或主干，于癌栓前壁近分支纵行切开，用薄的组织剪将静脉内膜小心分开并随癌栓一同剥离，完全剥离后，残留的癌栓可用吸引器吸出。最后，可利用门静脉血流压力将残余癌栓细胞或新生凝血块冲出腔内，残端切口连续缝合后开放各血流通道。

Inoue 等将 49 例肝癌门静脉癌栓患者随机分为两组，其中 20 例行内膜剥脱术，29 例行整块切除术，术后 5 年存活率分别为 39.0%、41.0%，两组对比差异无统计学意义（$P=0.90$）。Zhang 等将 252 例肝癌门静脉癌栓患者分为两组，113 例行整块切除，139 例行内膜剥脱术，发现两组术后复发率分别为 9.7%、23.9%（$P=0.005$），因此认为对于无法行整块切除的患者方考虑行内膜剥脱术。

三、门静脉切除 + 断端吻合

适用于部分癌栓已浸润门静脉管壁，预计无法取净，且癌栓位于一段连续的门静脉内而未侵犯其余分支时。阻断癌栓两端的门静脉，切除受累的门静脉后再将两断端进行吻合。

（一）门静脉切除重建术

若癌栓扩展至左右支分叉处及主干但未广泛延伸时，可将主干及对侧门静脉进行解剖分离并用血管钳夹闭。在确保阴性切缘及尽可能保留对侧门静脉及主干的情况下选择最适切缘，横行断开对侧门静脉及主干，如果发现任何残留的癌栓在末段门静脉分支，用吸引器吸除或短暂开放血流进行冲洗，残腔用肝素化生理盐水冲洗去除潜在残留的癌组织，由于两断端靠近，张力不大，可直接将两断端进行吻合，重建门静脉血流。对于左肝肿瘤合并Ⅲ型癌栓，部分侵及右支及主干(图 10-4A)，可将左肝切除及主干、右支断端夹闭(图 10-4B)，癌栓尽量取出，并用肝素化生理盐水洗净，吸引器吸除可能残留的癌栓、肿瘤细胞及新鲜血栓。若主干及右支长度足够，预计吻合张力适中，可将断端直接进行吻合(图 10-4C)。若主干及右支断端吻合张力过大，则可用自身血管或人工血管将两断端吻合(图 10-4D)。Chok 等将 88 例肝癌门静脉癌栓患者分为 3 组，71 例行整块切除，10 例行整块切除 + 门静脉重建，7 例行癌栓切除术。3 组患者术后平均生存时间分别为 10.9 个月、9.4 个月、8.6 个月，术后总体生存时间无统计学意义(P=0.962)。

（二）门静脉"搭桥术"

经上述操作切除癌栓所在门静脉后，断端若直接吻合往往由于张力过大而影响术后疗效，可通过自身血管(如再通的脐静脉)或人工血管将两断端吻合图(10-4D)。目前，该技术尚处于探索阶段，尚不成熟，有待更多的循证医学证据支持。

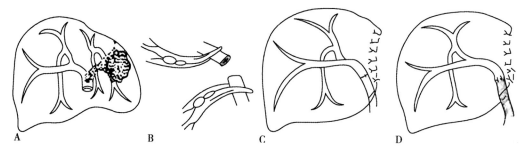

图 10-4　A. 左侧肝癌并门脉左干癌栓，部分侵及门脉主干；B. 夹闭癌栓远端及近端，切除该段血管；C. 直接吻合两断端；D. 门静脉"搭桥术"

四、腹腔镜肝切除 + 门静脉癌栓清除术

腹腔镜肝癌切除手术已在临床广泛开展，但对于合并门静脉癌栓的肝癌患者进行腹腔镜手术尚在早期研究阶段。Nakahira 等对 3 例晚期肝癌门静脉癌栓患者行腹腔镜下肝切除 + 门静脉癌栓清除术，手术均顺利完成，术后予索拉非尼辅助治疗。其中 2 例患者术后生存时间达 10 个月，另 1 例患者行姑息性切除，术后生存时间为 4 个月。该研究认为肝癌门静脉癌栓患者行腹腔镜手术安全可行，并认为术后早期的介入治疗可令患者获得更好的疗效。

第三节　手术经验

根据癌栓生长主要是逆着血流向门静脉主干方向发展的特征，东方肝胆外科医院认为手术切除癌栓应以整块切除最适，其中要求手术为"向心性切除"。所谓"向心性切除"是指以肝癌主瘤为中心(图 10-1)，沿门静脉主干方向作一梭形切除，以尽可能多切除一些门静

脉分支，以防癌栓残留。另外，也可在术中取栓时选择性阻断对侧或同侧门静脉分支以防止癌栓播散（图 10-5）。如肿瘤位于右前叶，应沿着第一肝门主轴方向作一梭形切除，门静脉右前支应结扎切断，如肿瘤位于右半肝，应在门静脉右支起始部结扎切断。这种切除方式与 Couinaud 分段标准切除有区别，前者主要以门静脉支长轴作为切除重点，并适当延长门静脉切除范围，不考虑或少考虑肝静脉回流系统，而后者以肝动脉、门静脉和肝静脉系统为一完整单位给予切除，是一种功能性分段切除。"向心性切除"与常规的局部切除也有区别，局部切除以主瘤为中心，梭形切缘无方向性，可随意切除。虽然"向心性切除"也是一种局部切除，但更强调其梭形切缘的长轴向着门静脉主干方向为标准，以此来更大范围地切除门静脉支内的癌栓。东方肝胆外科医院曾对 30 例肝癌门静脉癌栓患者行向心性切除术，与 30 例同期行局部切除比较，2 年肝癌复发率分别为 60% 和 80%，2 年生存率分别为 70% 和 50%，说明了"向心性切除"的优越性。

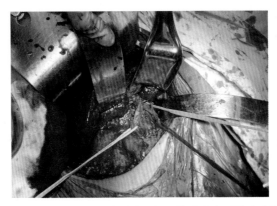

图 10-5　术中选择性阻断对侧或同侧门静脉分支以防止癌栓播散

第四节　疗　效　预　后

如表 10-1 所示，近年来国内国外各种手术方式对治疗肝癌门静脉癌栓的疗效比较。从表中可以看出，即使行手术切除，癌栓患者的总体疗效仍欠佳，1 年、3 年、5 年生存率分别为 31.1%～67.3%，9.6%～30.1%，3.4%～29.2%。术后复发率极高，约为 68.2%～80%。与非手术治疗比较，手术治疗的患者中位生存期有明显延长，但与没有癌栓患者比较，累积生存率较低。

从表 10-1 中发现各家报道的术后疗效差异极大，原因一是因为这些资料都是回顾性分析，目前还缺乏有力的前瞻性随机对照研究结果，原因二是因为对癌栓的侵犯程度没有作一更客观的分层分析。事实上，由于癌栓侵犯门静脉部位浸润程度不同，其预后是完全不同的。基于此，东方肝胆外科医院对 2000 年 1 月至 2003 年 1 月东方肝胆外科医院收治的肝细胞癌门静脉癌栓获手术切除的 36 例患者进行了回顾性地分层分析，36 例中男 30 例，女 6 例，平均年龄 46.5 岁。36 例患者分为 3 个治疗组，切除 +TACE+ 胸腺肽 a_1 治疗为 A 组（$n=9$），切除 +TACE 为 B 组（$n=20$），单纯切除组为 C 组（$n=7$），这三组患者的癌栓分型分布见表 10-2，三组没有显著性差异。患者治疗后中位生存时间结果见表 10-3，可见手术切除对Ⅰ型癌栓疗效好，对Ⅱ型、Ⅲ型癌栓疗效差。癌栓分型较客观地显示出治疗的疗效。因此在分析这类患者疗效时，应建立不同分型的患者的诊疗标准。

表 10-1 外科手术治疗肝癌门脉癌栓疗效比较

作者（年份）	手术方式	例数	生存率（%）			复发率（%）	围手术期死亡率（%）
			1年	3年	5年		
Xu，et al.2015	整块切除	16	31.5	NA	NA	NA	0.8
	部分肝切除＋门静脉癌栓清除术	40	62.3	16.1	5.2	NA	
Pesi，B.，et al.2015	整块切除	43	53.3	30.1	20.0	NA	4.8
	气囊导管取栓术	15					
	门静脉切除重建术	4					
Li Shaohua，et al.2015	整块切除	38	58.5	32.9	29.2	73.7	NA
	癌栓清除术	39	42.6	11.4	5.7	79.5	
Chok，K.S.，et al.2014	整块切除	71	45.8	22.7	11.2	78.9	2.8
	整块切除＋门静脉重建	10	50.0	12.5	12.5	80.0	10.0
	部分肝切除＋门静脉癌栓清除术	7	28.6	14.3	14.3	75.7	0.0
林新居，等.2012	整块切除	84	67.3	28.1	7.9	68.2	6.5
	经门静脉断端取栓术	85	65.1	22.3	3.4		
	部分肝切除＋门静脉癌栓清除术	48	46.8	9.6	NA		
Chen，J.S.，et al.2011	整块切除	46	31.1	15.2	NA	NA	4.5
	经门静脉断端取栓术	22					
	部分肝切除＋门静脉癌栓清除术	20					

表 10-2 A、B、C 三组患者癌栓类型分布情况（%）

	Ⅰ型	Ⅱ型	Ⅲ型	Ⅳ型	P值
切除＋TACE＋胸腺肽 a_1 组	2（22.2）	5（55.6）	2（22.2）	0	
切除＋TACE 组	7（35.0）	5（25.0）	8（40.0）	0	0.000
切除组	2（28.6）	4（57.1）	1（14.3）	0	

表 10-3 A、B、C 三组患者不同癌栓分型的中位生存期比较

	例数	不同癌栓分型的中位生存期（月）（CI）				P值（Log Rank）
		Ⅰ	Ⅱ	Ⅲ	Ⅳ	
切除＋TACE＋胸腺肽 a_1 组	9	12.0（1.7，16.3）	8.0（8.0，8.0）	8.0（8.0，8.0）	—	0.1691
切除＋TACE 组	20	8.0（5.3，10.7）	7.0（6.4，7.6）	5.0（3.9，6.1）	—	0.2093
切除组	7	8.0（8.0，8.0）	5.0（5.1，9.9）	3.0（3.0，3.0）	—	0.0747

东方肝胆外科医院纳入 95 例肝癌门静脉癌栓患者，其中 45 例于术前四周进行连续 6 天的 300cGY 三维适形放疗，50 例仅行手术治疗，发现术前新辅助化疗可明显降低术后复发风险与死亡率，HR 值分别为 0.36（95% CI，0.19～0.70）、0.32（95% CI，0.18～0.57）。在东方肝胆外科医院另一项回顾性研究中，纳入 322 例肝癌合并微血管癌栓的患者，其中 185 例仅 R0 切除，137 例 R0 切除 + 术后 TACE，东方肝胆外科医院发现患者术后 1-、2-、3-、5- 年总体生存率手术切除 + 术后 TACE 组为 94.2、78.8、71.5、54.0% 对比单纯手术组 78.9、62.2、54.1、43.2%（P = 0.006）。综上所述，相比单纯手术治疗，辅以术前放疗或术后 TACE 均可提高患者预后生存。

研究证实对于部分经严格筛选的肝癌门静脉癌栓患者，采用不同方式的手术治疗可带来可观的生存收益。但是在手术适应证、手术方式的选择等问题上仍未达成广泛的共识，且相关研究多为回顾性设计，亟需前瞻性随机对照临床试验进一步验证相关研究结果。东方肝胆外科医院认为手术方式的优化、辅助 / 新辅助放疗的使用以及多学科联合诊疗的推广应用等一系列进展有望进一步提高肝癌门静脉癌栓的术后疗效。

（程树群　钟承千）

参 考 文 献

[1] Poon RT，Fan ST，Ng IO，et al. Prognosis after hepatic resection for stage IVA hepatocellular carcinoma：a need for reclassification. Ann Surg, 2003，237: 376-383.

[2] Pawlik TM，Poon RT，Abdalla EK，et al. Hepectomy for hepatocellular carcinoma with major portal or hepatic vein invasion：results of a multicenter study. Surgery 2005；137: 403-410.

[3] Le Treut YP，Hardwigsen J，Ananian P，et al. Resection of hepatocellular carcinoma with tumor thrombus in the major vasculature. A European case-control series. J Gastrointest Surg, 2006，10: 855-862.

[4] Lee HS，Kim JS，Choi ⅡJ，et al .The safety and efficacy of transcatheter arterial chemoembolization in the treatment of patients with hepatocellular carcinoma and main portal vein obstruction. Cancer, 1997，79: 2087-2094.

[5] Wu MC，Chen H，Shen F，Surgical treatment of primary liver cancer: report of 5524 cases . Chin J Surg, 2001，39 : 25-28.

[6] Yamaoka Y，Kumada K，Iuo K，et al . Liver resection for hepatocellular carcinoma（HCC）with direct removal of tumor thrombi in the main portal vein. World J Surg, 1992，16: 1172-1176.

[7] 樊嘉，吴志全，周俭，等 . 肝细胞癌伴门静脉癌栓不同治疗方法的比较 . 中华肿瘤杂志, 2000，22: 247-249.

[8] 郭荣平，陈敏山，林小平，等 . 取栓术和栓塞化疗在提高合并门静脉癌栓肝癌手术疗效中的意义 . 中华肝胆外科杂志, 2000，6: 374-376.

[9] 李楠，程树群 . 一种肝脏外科手术用门静脉取栓钳：中国，CN201520189136.1［P］. 2015-11-25.

[10] Cheng SQ，Wu MC，Chen H，et al. Tumor thrombus types influence the prognosis of hepatocellular carcinoma with tumor thrombi in the portal vein.Hepato-Gastroenterology, 2007，54: 499-502.

[11] 程树群，吴孟超 . 肝癌门静脉癌栓临床研究进展和展望 . 中国微创外科杂志, 2007，7: 6-7.

[12] 程树群，吴孟超，陈汉，等 . 肝细胞癌伴门静脉癌栓不同治疗方法的疗效比较 . 中华肿瘤杂志, 2005，27: 183-185.

[13] 程树群，吴孟超，陈汉等 . 癌栓分型对肝细胞性肝癌合并门静脉癌栓治疗及预后的指导意义 . 中华医学

杂志,2004,84:3-5.

[14] 程树群,吴孟超,陈汉,等.外科综合治疗对肝细胞性癌合并门静脉癌栓的疗效观察.中华肝胆外科杂志,2004,10:662-664.

[15] 程树群,吴孟超,陈汉,等.肝癌门静脉癌栓分型的影像学意义.中华普通外科杂志,2004,19:200-201.

[16] Pesi,B.,A. Ferrero,G.L. Grazi,et al.,Liver resection with thrombectomy as a treatment of hepatocellular carcinoma with major vascular invasion:results from a retrospective multicentric study. Am J Surg,2015,210(1):35-44.

[17] Li Shaohua,W. Qiaoxuan,S. Peng,et al.,Surgical Strategy for Hepatocellular Carcinoma Patients with Portal/Hepatic Vein Tumor Thrombosis. PLoS One,2015,10(6):e0130021.

[18] Chok,K.S.,T.T. Cheung,S.C. Chan,et al.,Surgical outcomes in hepatocellular carcinoma patients with portal vein tumor thrombosis. World J Surg,2014,38(2):490-6.

[19] 林新居,汤阳阳,肖开银,等.原发性肝癌合并门静脉癌栓的手术疗效分析.中国普外基础与临床杂志,2012,04:382-386.

[20] Inoue,Y.,K. Hasegawa,T. Ishizawa,et al.,Is there any difference in survival according to the portal tumor thrombectomy method in patients with hepatocellular carcinoma?.Surgery,2009,145(1):9-19.

[21] Fan,J.,J. Zhou,Z.Q. Wu,et al.,Efficacy of different treatment strategies for hepatocellular carcinoma with portal vein tumor thrombosis,. World J Gastroenterol,2005,11(8):1215-9.

[22] Shi,J.,E.C. Lai,N. Li,et al.,Surgical treatment of hepatocellular carcinoma with portal vein tumor thrombus. Ann Surg Oncol,2010,17(8):2073-80.

[23] Nakahira,S.,Y. Takeda,Y. Katsura,et al.,Laparoscopic left hepatectomy with tumor thrombectomy in patients with hepatocellular carcinoma concomitant with advanced portal vein tumor thrombus. Surg Endosc,2014,28(12):3505.

[24] Kokudo T,Hasegawa K,Matsuyama Y,et al.,Survival benefit of liver resection for hepatocellular carcinoma associated with portal vein invasion. J Hepatol,2016,65(5):p. 938-943.

[25] Li N,Feng S,Xue J,et al.,Hepatocellular carcinoma with main portal vein tumor thrombus:a comparative study comparing hepatectomy with or without neoadjuvant radiotherapy. HPB(Oxford),2016,18(6):p. 549-56.

[26] Sun J J,Wang K,Zhang C Z,et al.,Postoperative Adjuvant Transcatheter Arterial Chemoembolization After R0 Hepatectomy Improves Outcomes of Patients Who have Hepatocellular Carcinoma with Microvascular Invasion. Ann Surg Oncol,2016,23(4):p. 1344-51.

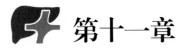

第十一章
肝癌门静脉癌栓的肝动脉结扎插管和门静脉插管术

肝癌门静脉癌栓的血管插管术是指术中因各种原因如肿瘤巨大或多发，无法根治性切除而选择术中肝动脉结扎插管化疗（hepatic artery ligation and infusion，HAL+HAI）和（或）术中门静脉插管化疗（portal vein infusion，PVI）。近年来，为了提高远期疗效，即使是肝癌已行切除并加门静脉癌栓取出术，仍主张术中再做肝动脉结扎插管和（或）门静脉插管术，以备后续综合治疗。

第一节 治 疗 原 理

早在20世纪五六十年代，诸多研究已证实了肝癌血供主要来源于肝动脉系统，结扎肝动脉可以使肝癌的血供减少90%～95%，进而导致肝癌坏死、缩小，延长肝癌患者的生存期。基于肿瘤的生物学特性，阻断其血供后，肿瘤能在较短的时间内再次形成新生血管建立侧支循环，重新获得血供，因而单纯的肝动脉结扎很难完全消灭所有肿瘤细胞，因而在结扎肝动脉同时进行插管，以备后续化疗，以期望获得更好的治疗效果。虽然肝癌大部分接受肝动脉供血，但目前研究已证明肝癌为肝动脉和门静脉双重供血。如Dong等在一项大鼠肝癌模型中的研究发现肝癌主要是由肝动脉供血，门静脉在肝癌周边部位参与血供，并以细小分支向中心延伸，在较大的肿瘤（>5cm）中肝动脉与门静脉分支交织在一起，形成"血管湖"，而较小肿瘤结节（<5cm）内，其肿瘤血供部分或完全来自门静脉。因此门静脉插管化疗对不可切除性肝癌来说，也很有必要。近年来，有研究表明门静脉癌栓的血供也呈多样性，即肝动脉血供型和双重血供型。因此，结扎肝动脉插管化疗或经门静脉插管化疗对门静脉癌栓亦是有效的。此外，经门静脉插管灌注化疗可以有效提高门静脉腔内局部化疗药物的浓度，进而提高局部抗肿瘤的作用。对肝癌门静脉癌栓患者进行肝动脉插管化疗和（或）门静脉化疗，最终的目的是抑制原发癌灶及门静脉癌栓的进一步发展，甚至是使原发癌灶及门静脉癌栓减少或消失，提高患者的生活质量，延长其生存期。

第二节 手术指征及禁忌证

目前行肝动脉插管术或门静脉插管术的主要指征：①肿瘤体积巨大或多发，无法行根治性手术切除者；②行肝癌切除术或门静脉癌栓取出术患者，备术后综合化疗，而行肝动脉或门静脉插管。

行肝动脉插管术或门静脉插管术的主要禁忌证：①黄疸；②腹水不易控制者；③肝功能Child C 级；④曲张的食管及胃底静脉出血未能控制者；⑤肝外转移者；⑥凝血机制差。

第三节　手术方法

一、术中肝动脉插管术

肝动脉插管术常用两种方法：①经肝固有动脉插管：直接在肝十二指肠韧带内解剖出肝固有动脉，从肝固有动脉前壁插管，结扎肝固有动脉，根据肿瘤部位决定插管至肝左或肝右动脉。为证实导管位置，可注入亚甲蓝 2，如右半肝立即染蓝，证实导管已在肝右动脉，反之亦然。将导管在网膜、腹膜上反复多次固定，连接化疗泵埋入皮下组织内固定和封闭。②经胃网膜右动脉插管：在距胃幽门 5～10cm 处游离出胃网膜右动脉 2cm，远端血管端结扎，导管由胃网膜右动脉近端插入，直视下从胃十二指肠动脉插管至肝固有动脉或患侧肝动脉支，先注射亚甲蓝观察肝脏染色范围以证实导管位于左或右肝动脉内。因胃十二指肠动脉与肝总动脉大多成锐角，因此插管前先解剖游离出肝总动脉、肝固有动脉，插管时以套线方式暂时阻断肝总动脉，有助于插管顺利插入到预定位置。最后，将胃网膜右动脉断端固定于导管上，将化疗泵埋入切口皮下组织内固定和封闭。除上述两种方法进行肝动脉插管外，还可以经过胃右动脉、胃十二指肠动脉插管（图 11-1）。

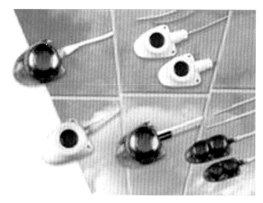
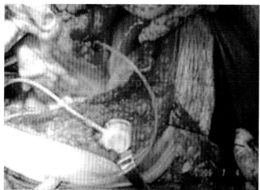

肝动脉插管导管及化疗泵　　　　　　　　　经胃网膜右动脉行肝动脉插管

图 11-1　肝动脉插管导管、化疗泵及术中插管图片

二、术中门静脉插管术

门静脉插管术主要有三种方法：①经门静脉分支插管：在移去肝肿瘤和取净患侧门静脉分支中癌栓后直接将导管插入患侧门静脉分支直达门静脉主干，然后结扎患侧门静脉分支并同时固定导管。②经结肠中静脉插管：方法在结肠前找到结肠中静脉分支，从结肠中静脉分支中将导管插至结肠中静脉，然后达门静脉主干，术中手指探查十二指肠韧带确认导管已在门静脉主干后，在插入端双重结扎固定导管。③经脐静脉插管：找到肝圆韧带并

予切断，找到灰白色纤维条索状的脐静脉，用大隐静脉剥脱器或小号胆道扩张器向肝方向轻轻扩张，勿用暴力，防止损伤门静脉或穿出肝圆韧带，当有阻力消失感时向后退出扩张器，如有血溢出，说明已将闭锁的脐静脉与门静脉沟通。插入导管，深度以进入肝门内2～3cm为度。插管处应双重结扎。

三、术后导管维持和化疗方案

为防止导管脱落、阻塞或渗漏，术后每周应行导管维护。近年来，肝素化导管的问世，已大大减少了导管维护的频率。导管维护需要每7～10天以10ml肝素液冲管1次。常用肝素液配制方法为0.9%生理盐水250ml+12500u肝素一支。如冲管时感觉阻力下疑有阻塞时，可改用尿激酶溶液，常用剂量为0.9%生理盐水10ml+尿激酶10000U。连续冲管3天后，在透视下行导管肝动脉造影，以了解导管有无阻塞或脱落。冲管时应严格无菌操作，泵内注射时宜缓慢推注，切忌粗暴操作。一般化疗2～3次后，原则上应在透视下确认导管的位置和通畅情况，然后决定再次导管内化疗或栓塞治疗。

目前常用的化疗药物有顺铂（CDDP）、多柔比星（ADM）或表柔比星（EADM）、丝裂霉素（MMC）、氟尿嘧啶（5-FU）等。化疗时一般先用注射用水5～10ml与化疗药稀释，再在无菌容器内与碘油2～5ml搅拌混合成悬浊液，用5ml或10ml注射器缓慢推入导管内。术后首次化疗可在肝功能基本恢复后进行，一般在术后7～10天为宜。每一疗程可将2或3种化疗药物联合应用，常用剂量为CDDP 80mg，EADM 40mg，MMC 8mg，5-FU 1g，经皮下化疗泵分剂量4～5天连续化疗，第5天在透视下根据肿瘤大小、肝内碘油沉积量注射5～10ml碘油。一般肝动脉内化疗间期为1个半月左右，应根据患者全身情况、肝功能、血白细胞水平和肿瘤发展情况等综合调整。如肝功能谷丙转氨酶（ALT）超过正常值的3倍或白细胞小于$3×10^9/L$，宜暂缓化疗。门静脉置管化疗可与肝动脉化疗同时一起进行，但化疗剂量应各半，或分间隔进行，化疗总剂量以患者最大忍受力为限度。

为了防止门静脉癌栓再发生，维持门静脉内血液药物浓度。近年来，门静脉置管化疗多主张用微泵连续灌注化疗，即将2～3种化疗药溶于500～1000ml生理盐水中，从微泵缓慢注入，微泵注射速度一般为50ml/h。有时为了增加疗效，在连续化疗灌注中间，穿插注入肝素以防血小板聚集。经门静脉化疗不能用碘油栓塞治疗，以防碘油流至肺静脉致肺梗死。

肝动脉插管或门静脉插管术取得良好疗效另一个关键是导管必须位置正确。术中结扎胃右静脉，有助于减少术后化疗反应，术后维持导管长期通畅，严格无菌操作，预防导管内感染等。

第四节　疗效及评价

一、术后并发症

肝癌患者单纯行HAL+HAI或+PVI术后并发症较多，包括肝功能衰竭、肾衰竭、上消化道出血，顽固性腹水、胸腔积液、感染、发热、腹痛、化疗毒副作用等；1973年的一篇文献报道，在3例单纯行HAL的原发性肝癌患者中就有1例患者术后出现了肝功能衰竭；周信达等1991年报道了356例不能切除肝癌行HAL或HAL+HAI病例，术后30天内的总死亡率为3.1%，其致死相关的并发症为肝功能衰竭（5例）、肝肾衰竭（3例）、上消化道出血

（2 例）、感染性休克（1 例）；潘承恩等 1992 年在一篇文献中报道，61 例不可切除肝癌患者行 HAL+ 肝动脉化疗栓塞，在 6 个月内，有近 1/3（19/62）的患者出现了肝功能衰竭；张勇等 2005 年报道 31 例经 HAL+HAI 的肝癌病例，未见肝功能衰竭、上消化出血等严重并发症，有顽固性腹水 3 例，胸腔积液 2 例，切口感染 1 例。袁永胜等报道 22 例行肝动脉 + 门静脉双插管治疗不可切除肝癌的病例，22 例患者均于早期出现发热、13 例出现肝区胀痛、4 例出现腹水、1 例出现上消化道出血；李振亚等报道 22 例肝癌患者在腹腔镜下行肝动脉 + 门静脉双插管治疗，术后 18 例患者均出现了上腹痛、发热等症状，5 例死亡患者均系肝功能衰竭。行 HAL+HAI 或 +PVI 的患者主要严重并发症为肝功能衰竭，究其原因主要是绝大多数不可手术切除的肝癌患者本身就有严重的肝硬化，行 HAL+HAI 或 +PVI 后会进一步加重肝脏缺血，进而导致了肝功能衰竭。因而，在行 HAL+HAI 或 +PVI 时，临床医生需要细致评估患者的肝功能及全身状态。

二、疗效评价

早在 20 世纪 60 年代，Plengvanit 等报道了 40 例原发性肝癌患者应用 HAL 的治疗效果，在动脉结扎 2 个月后，有 12 例患者表现出了一定的临床治疗效果。尽管肝动脉结扎阻断了肝癌血供，但其远期疗效仍不甚理想；究其原因，一方面是在阻断肝动脉后，肿瘤可在较短的时间内再次建立侧支循环；另一方面，大部分肝癌是肝动脉和门静脉双重供血。因而，目前临床主张在结扎肝动脉的同时进行插管及联合门静脉插管，以备后续化疗，以期望获得更好的治疗效果。

事实上，后续临床研究也证明了 HAL+HAI 较之单纯 HAL，临床治疗效果要更为显著。例如，在 1973 年时，Fortner JG 等报道应用 HAL+HAI 治疗肝脏肿瘤 23 例（17 例转移性肝癌和 6 例原发性肝癌），在 6 例原发性肝癌患者中，3 例单纯行 HAL 处理，3 例行 HAL+HAI。在 3 例单纯 HAL 处理的患者中，其中 1 例患者未见明显临床效果（术后 5 周时死亡），另 1 例患者术后甲胎蛋白明显下降，但在 14 周时甲胎蛋白再次上升，并在 17 周时死亡；而 3 例行 HAL+HAI 的患者术后肿瘤均明显缩小，其整体生存期也要显著长于单纯行肝动脉结扎的患者，其中有 1 例患者在 44 周时仍带瘤生存。周信达等于 1991 年报道了 356 例行 HAL 或 HAI 或 HAL+HAI 的肝癌病例，不可手术切除的肝癌患者行 HAL+HAI 的远期疗效要显著优于单纯性的 HAL 组（五年生存率分别为 24.4%，9.7%，$P<0.01$）。更为可喜的是 112 例行 HAL+HAI 的肝癌患者，有 10 例（8.9%）患者的肿瘤明显缩小，获得了Ⅱ期切除。张勇等于 2005 年报道了 31 例不可切除大肝癌的患者接受 HAL+HAI 治疗，经 1～2 个疗程后，有 68% 的患者的 AFP 下降了至少 50%，74.7% 的患者的肿瘤明显缩小，25.8% 的患者获得Ⅱ期切除；6 个月、12 个月、18 个月的生存率分别达到 74.19%、58.06%、35.48%。

肝癌门静脉癌栓一直被认为是肝癌的晚期，而无积极的治疗方式，仅仅采取保守治疗或消极对症治疗，因而患者的预后极差。门静脉癌栓亦是肝动脉或双重供血，采取 HAL 加 / 不加 HAI 或 PVI，可望提高患者生存质量，延长生存期。如袁永胜等于 1995 年报道，22 例不可切除肝癌患者经 HAL+HAI+PVI 处理，2 个月后，肿瘤缩小率为 13.3%～85.8%，平均缩小 39.5%，5 例合并门静脉癌栓者，3 例消失，1 例缩小，1 例无变化；其术后 6 个月、1 年、2 年生存率分别为 95.5%、81.8%、36.4%。2002 年赵挺等报道 28 例肝癌门静脉癌栓患者经过 HAL+HAI+PVI 处理后，23 例患者的主瘤有所缩小，6 例瘤体缩小 50% 以上，6 例门静脉癌栓完全消失，1 年生存率达到 63.5%，2 年生存率为 13%。尽管 HAL+HAI 或 PVI 在一定程度上延长了肝癌合并门静脉患者的生存时间，与手术切除相比，其治疗效果仍然十分有限。如在 1999 年时樊嘉等报道，行保守治疗的肝癌合并门静脉癌栓的患者都在 3 个月内死亡，而行 HAL+HAI 或 PVI 的患者的生存期能有所延长。尽管如此，其 1 年生存率仅仅只有 6%，远远低于手术（肝切除 + 癌栓取出术）组患者的 61.7%。近年来，国内临床上对可行手术切除的患者并不主张对患者实施单纯的 HAL+HAI 或 PVI，多主张接受肝切除 + 门静脉癌栓取出术 +HAL+HAI 或 PVI。肝切除 + 门静脉癌栓取出术 +HAL+HAI 或 PVI 可在一定程度上延长患者的生存期。在 2001 年时，樊嘉等进一步报道 18 例肝癌门静脉癌栓患者接受 HAL 加或不加 HAI 的患者，其 1 年、3 年和 5 年生存率分别为 22.2%，5.6% 和 0，治疗效果要好于保守治疗组，但仍低于手术组，远远低于手术 + TACE/HAL+HAI /PVI。黎洪浩等报道了 62 例患者行非规则性肝切除及癌栓清除术，其中 42 例术中行 HAL+HAI+PVI。术后随访示手术联合化疗组的复发率要显著低于单纯手术组，而生存率则高于手术组。Liang LJ 等报道 86 例患者行肝切除加癌栓取出术，其中有 33 例患者接受了 PVI，其中位无瘤生存时间为 5.1 个月，要显著长于未接受 PVI 组；其中位生存时间为 11.5 个月，也要显著长于未接受 PVI 组。

基于同样的治疗原则，近 20 余年来开展的经导管肝动脉化疗栓塞（transcatheter hepatic arterial embolization，TACE）在不可切除肝癌的临床治疗上取得了较好治疗效果。但肝癌门静脉癌栓患者单纯接受 TACE 治疗，其治疗效果仍欠佳。究其原因，主要是 TACE 虽然阻断了肝动脉供血，但门静脉癌栓仍可由门静脉系统供血。因而，目前临床上针对门静脉癌栓需要多学科诊治模式（multidisciplinary team，MDT），如在行肝癌切除 + 癌栓取出术后联合 TACE/PVI 取得较好的治疗效果；我们在 2012 年时，开展了国内首个肝癌门静脉癌栓的 MDT 门诊，通过积极的综合治疗，使患者获得了相对满意的治疗效果。

（唐裕福）

参 考 文 献

[1] Carlsson G，Hafstrom L. Influence of hepatic artery ligation on liver tumor growth in rats. J Surg Oncol，1983，22：184-188.

[2] Delk S，El-Domeiri A.A. Effect of infusion chemotherapy and hepatic artery ligation on normal liver：experimental study in the cat. J Surg Oncol，1979，11：39-44.

[3] Dong YH，Lin G. Experimental studies of portal venous embolization with iodized oil in rats with experimentally induced liver cancer. J Vasc Interv Radiol，1993，4：621-624.

[4] Gelin LE，Lewis DH，Nilsson L. Liver blood flow in man during abdominal surgery.Ⅱ. The effect of hepatic artery occlusion on the blood flow through metastatic tumor nodules. Acta Hepatosplenol，1968，15：21-24.

[5] Guan YS，Zheng XH，Zhou XP，et al. Multidetector CT in evaluating blood supply of hepatocellular carcinoma after transcatheter arterial chemoembolization. World J Gastroenterol，2004，10：2127-2129.

[6] Tygstrup N，Winkler K，Mellemgaard K，et al. Determination of the hepatic arterial blood flow and oxygen supply in man by clamping the hepatic artery during surgery. J Clin Invest，1962，41：447-454.

[7] 万智勇，冯敢生，梁惠民，等 . 兔移植性肝癌门静脉癌栓的微血管结构与血供 . 中国医学影像技术，

2005，21（2）：187-190.

[8] 司芩，黄声稀，仝威，等．肝癌及门静脉癌栓血供灌注特征的彩超与超声造影研究．东南国防医药，2011，1：20-23.

[9] Fortner J.G，Mulcare R.J，Solis A，et al. Treatment of primary and secondary liver cancer by hepatic artery ligation and infusion chemotherapy. Ann. Surg，1973，178（2）：162-172.

[10] 周信达，汤钊猷，余业勤，等．肝动脉结扎和插管化疗治疗不能切除肝癌的评价．中华肝胆外科杂志，1991，29（2）：87-89.

[11] 潘承恩，李志超，刘治保，刘绍诰．肝动脉门静脉化疗栓塞治疗原发性肝癌的进展．普外临床，1992，7（5）：299-301.

[12] 张勇，马曾辰，樊嘉，等．微创治疗大肝癌——再评肝动脉结扎插管术在大肝癌治疗中的价值．中国临床医学，2005，4：599-601.

[13] 袁永胜，马福顺．肝动脉及门静脉双插管化疗治疗不能切除原发性肝癌22例分析．中国肿瘤临床，1995，22（9）：624-626.

[14] Plengvanit U，Limwonges K，Viranuvat V，et al. Treatment of Primary Carcinoma of the Liver by Hepatic Artery Ligation，Preliminary Report of 40 Cases. Int. Assoc. for the Study of the Liver. Liver Research；translation of the Third Intemational Symposium，Tokyo and Kyoto，1966，Antwerp，Tijdschrift voor Gastroenterologie，1967:490.

[15] 樊嘉，吴志全，汤钊猷，等．肝细胞癌合并门静脉癌栓的手术切除及疗效观察．中华外科杂志，1999，37（1）：8-11.

[16] Fan J，Wu ZQ，Tang ZY，et al. Multimodality treatment in hepatocellular carcinoma patients with tumor thrombi in portal vein. World J Gastroenterol，2001，7（1）：28-32.

[17] 黎洪浩，陈积圣，李海刚，等．肝切除联合经导管化学药物治疗伴有门静脉癌栓的肝癌40例报告．中华普通外科杂志，2001，16（8）：457-458.

[18] Liang LJ，Hu WJ，Yin XY，et al. Adjuvant intraportal venous chemotherapy for patients with hepatocellular carcinoma and portal vein tumor thrombi following hepatectomy plus portal thrombectomy.World J Surg，2008，32：627-631.

[19] Ando E，Tanaka M，Yamashita F，et al. Chemotherapy for hepatocellular carcinoma with portal hypertension due to tumor thrombus. Cancer，2002，95（3）：588-595.

[20] Katamura Y，Aikata H，Kimura Y，et al.Intra-arterial 5-fluorouracil/interferon combination therapy for hepatocellular carcinoma with portal vein tumor thrombosis and extrahepatic metastases. J Gastroenterol Hepatol，2010，25（6）：1117-1122.

[21] Niguma T，Mimura T，Tutui N.Adjuvant arterial infusion chemotherapy after resection of hepatocellular carcinoma with portal thrombosis: a pilot study. J Hepatobiliary Pancreat Surg，2005，12（3）：249-253.

[22] Katamura Y Aikata H，Takaki S，et al. Intra-arterial 5-fluorouracil/interferon combination therapy for advanced hepatocellular carcinoma with or without three-dimensional conformal for portal vein tumor thrombosis.J gastroenterol，2009，44（5）：492-502.

[23] Nagai H，Mukozu T，Ogino YU，et al . Sorafenib and hepatic arterial infusion chemotherapy for advanced hepatocellular carcinoma with portal vein tumor thrombus.Anticancer Res，2015，35（4）：2269-77.

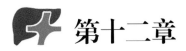

第十二章
肝癌门静脉癌栓的介入放射治疗

介入放射学是在影像诊断学、选择或超选择性血管造影、细针穿刺和细胞病理学等新技术基础上发展起来的。它包括两个基本内容：①以影诊断学为基础，利用导管等技术，在影像监视下对一些疾病进行非手术治疗；②在影像监视下，利用经皮穿刺、导管等技术，取得组织学、细菌学、生理和生化资料，以明确病变的性质。可以这样理解：介入放射学是在影像医学的引导下，为现代医学诊疗提供了新的给药途径和手术方法。与传统的给药途径和手术方法相比较，更直接有效，更简便微创。在国外始于20世纪60年代，大多是在Seldinger 穿刺插管技术的基础上发展而来，目前它不但用于血管系统疾病和出血的治疗，并广泛用于其他系统多种疾病的诊断和治疗。

原发性肝癌是我国常见的恶性肿瘤之一。据20世纪90年代统计，我国肝癌的年死亡率为20.37/10万，在恶性肿瘤死亡顺位中占第2位，在城市中仅次于肺癌，农村中仅次于胃癌。由于肝癌起病隐匿，临床症状轻，待患者有临床症状时，肝癌已经进展到晚期，晚期肝癌的主要特点是出现门静脉癌栓。根据流行病学统计，原发性肝癌患者不合并门静脉癌栓患者的中位生存期为24.4个月，然而肝癌门静脉癌栓的患者中位生存期仅2.7个月，因此对于晚期肝癌患者，积极处理门静脉癌栓及有效治疗，成为延长晚期肝癌患者生命的关键，也是有效治疗肝癌的瓶颈。近年来，随着科学技术的发展，对肝癌门静脉癌栓的治疗有较大的发展，介入放射治疗无疑是重要的部分之一。

第一节　经导管肝动脉栓塞或化疗栓塞

最早应用肝癌患者放射介入治疗是经导管肝动脉栓塞（transcatheter hepatic arterial embolization，TAE）或化疗栓塞（chemoembolization，TACE），是目前不能切除肝癌非手术疗法中最普遍应用的方法。1953年由 Seldinger 首先应用，先是通过股动脉穿刺，将一细管直接在 X 线透视下穿至肝动脉，注入化疗药物或血管栓塞剂，堵塞肿瘤血管，导致肿瘤缺血、坏死。

原理：肝癌血供的95%～99%来自肝动脉，因此，将导管插至供应肝癌的肝动脉，注入栓塞剂碘化油或吸收性明胶海绵细条，即可堵塞肿瘤血管，导致肿瘤大部分坏死。此外，栓塞剂如碘化油可与化疗药混合，将化疗药物带入肿瘤内缓慢释放，更好地杀伤肿瘤。经肝动脉灌注化疗的药理学优势是肝动脉内有较高的血药浓度。在首关效应下，肝癌组织摄取较全身化疗多量的化疗药物，对于多数化疗药物，特别是剂量效应曲线陡直的化疗药物，可以提高化疗治疗肝癌的疗效。而且，由于首关效应，使进入体循环的化疗药物减少，进而使化疗药物的全身毒性也减少。因此，肝动脉灌注化疗是目前肝癌化疗的主要用药途径。目前常用埋藏式药盒的方法，经皮穿刺动脉灌注化疗。

疗效评价：介入放射治疗根据不同的化疗栓塞方法又分为以下几类，不同方法疗效也不尽一致。

一、动脉插管化疗

动脉插管化疗（transcatheter arterial infusion，TAI）是较早应用的介入治疗方法，其理论基础是：门静脉癌栓组织与肝内原发灶一样具有双重血供，即肝动脉和门静脉，而肝动脉的供给其主要作用，约占 90% 以上，因此通过动脉给药能使药物首进靶器官而不受血流分布的影响，同时靶器官的首关效应使其成为全身药物分布最多的部位。近几年药盒导管系统的应用，使持续多次 TAI 治疗变得简单易行。

Ando 等对 48 名肝癌门静脉癌栓患者（14 人癌栓位于门静脉二级分支，34 人位于一级分支或主干）经皮植入化疗泵行 TAI 治疗。具体一个疗程的治疗方案为：在 1～5 天每天给予 cisplatin 7mg/（$m^2 \cdot h$）及 5-FU 170mg/（$m^2 \cdot 5h$），每次给药顺序为先 cisplatin 后 5-FU。所有患者接受 4 个疗程的治疗。结果显示：4 人完全有效，19 人部分有效，总有效率为 48%。1年、2 年、3 年和 5 年生存率分别为 45%，31%，25% 和 11%。有效组及无效组的中位生存期分别为 31.6 个月，5.4 个月。Itamoto 等报道对 7 例门静脉主干或第一支有癌栓的肝癌患者进行 TAI 治疗。前 5 天经由动脉给予 cisplatin 10mg/h 和 5-FU 250mg/24h，之后停止治疗 2天。之后按此方式通过植入的化疗泵给予 3 个或更多疗程的化疗。结果显示：67% 的患者血清 AFP 水平下降，2 人恢复正常。3 人（43%）的门静脉癌栓缩小或消失，平均和中位生存时间分别为 8.0 个月，7.5 个月。临床研究显示 TAI 对于肝癌门静脉癌栓的治疗还是有较好疗效的，但其局部药物浓度持续时间不长的缺点使其单次给药时间偏长，患者容易产生各种不适。

二、动脉插管化疗加栓塞或动脉插管栓塞治疗

动脉插管化疗加栓塞（transcatheter arterial chemoembolizition，TACE）或动脉插管栓塞治疗（transcatheter arterial embolizition，TAE）是介入治疗中应用较广泛的治疗方法之一。其在 TAI 的基础上通过栓塞肿瘤血管减少血流量，能增加局部药物浓度的持续时间，减少单次给药时间，增强治疗效果。

关于 TACE 适应证的问题，过去一直将门静脉癌栓列为其禁忌证过去一直将门静脉癌栓列为其禁忌证。但近年来研究显示肝癌形成的门静脉癌栓大多数是逐渐而缓慢形成的，机体具有代偿能力，门脉周围小静脉扩张，形成侧支循环，血管造影可见与门静脉主干平行的蛇行静脉丛。这类患者往往一般状况尚好，没有腹水，肝功能基本正常，对其行TACE 是可行的。也有作者认为只要门静脉主干癌栓阻断门静脉腔不超过 50% 即可行TACE 治疗，反之不可。总之，对于肝癌门静脉癌栓患者只要肝功能尚可，无明显腹水或严重黄疸以及无全身明显禁忌证患者都可考虑采用 TACE 治疗。在临床实践中确实发现有部分患者经 TACE 治疗后门静脉主干癌栓内碘油填充良好，对控制癌栓发展有很大的抑制作用（图 12-1、图 12-2）。曹觉等对 40 例肝癌门静脉癌栓肝癌患者进行多次化学栓塞治疗

后，总有效率为 67.5%，治疗后半年、1 年及 3 年生存率分别为 75%、12.5% 及 2.5%，平均生存期为 9 个月。其研究还显示平均治疗间期应视患者情况而定。刘崎等的研究也还表明不同的栓塞剂对疗效也是有影响的。化疗加碘油栓塞（LpTACE）和化疗加碘油剂吸收性明胶海绵栓塞（LpGsTACE）治疗肝癌门静脉癌栓肝癌患者。门静脉主干癌栓消失率及不变率，LpTACE 组分别为 21.4% 及 54.8%，LpGsTACE 组分别为 37.7% 和 40.4%（$P<0.001$）。0.5 年、1 年、2 年、3 年生存率两组也有显著差异（$P<0.05$）。其原因为碘油的栓塞部位在毛细血管末梢和肝血窦，碘油易被冲走，而且门脉主干癌栓一般都并有动脉门脉瘘，碘油易经瘘口进入门脉系统；而吸收性明胶海绵在栓塞动脉的同时堵塞动脉门静脉瘘口，减少碘油的冲刷，增强疗效。

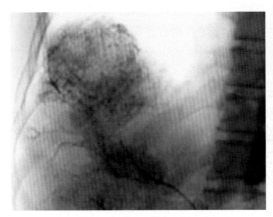
图 12-1　DSA 示门静脉癌栓有显影

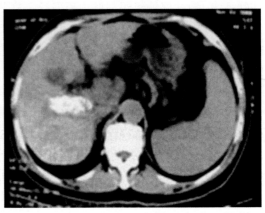
图 12-2　TACE 后 1 个月复查 CT 示门静脉癌栓有大量碘油填充

三、双插管灌注化疗

有报道动脉治疗的同时联合门静脉化疗对门静脉癌栓有效。临床研究也给予了支持。田民等对 46 例手术探查不能行手术治疗的肝癌患者行肝动脉（经胃十二指肠动脉、肝固有动脉、肝左或肝右动脉）、门静脉（经胃网膜右静脉或肠系膜下静脉入门静脉主干）双路插管连接皮下输注器做化疗和栓塞，使用药物为表柔比星 50mg，丝裂霉素 20mg，5-Fu1.0g 及碘化油 20ml。每周两次，3～4 周为一疗程，共计治疗 2～3 疗程。结果 6 例门静脉癌栓，1 例癌栓消失，2 例癌栓缩小。46 例患者主要的不良反应为一过性的恶性、呕吐、腹痛、腹胀及发热。严重者为上消化道出血（1 例）及腹水肝功能衰竭（2 例）。赵挺等采取手术开腹于肝固有动脉及门静脉分别置入化疗泵的方式治疗肝癌门静脉癌栓患者，28 例患者经 1～4 个疗程的治疗，B 超复查癌栓消失 6 例，体积变小或数量减少者 14 例（总有效率 71%），1、2 年生存率分别为 63.5%、13%，中位生存时间为 14.2 个月。分析其原因可能是门静脉给药由于门静脉压力低、流速慢，能增加药物与肿瘤的接触时间从而增加疗效。

四、经皮经肝门静脉栓塞化疗术或经皮选择门静脉栓塞化疗术

目前认为单纯 TACE 不可能完全阻断肿瘤血供，也不可能使肿瘤组织完全坏死。联合门静脉化疗已被证明是行之有效的治疗方法，但门静脉插管方式需经手术开腹，创伤较大。经皮经肝门静脉栓塞化疗术或经皮选择门静脉栓塞化疗术（selective portal vein embolization，SPVE）是在 B 超的引导下经皮经肝实质刺入荷瘤侧门静脉分支并注入化疗药

物,进行选择性门静脉栓塞化疗。其优点在于:①简单、方便、安全、创伤小;②由于是选择性栓塞,对健侧肝段或肝叶无明显影响;③药物直接作用于肿瘤组织,提高疗效。

王轩等对 39 例患者先行 TAE 治疗,1～2 周后再行 SPVE。结果显示:门静脉癌栓消失或缩小率为 68.4%,9 例Ⅱ期手术切除,病理证实门静脉癌栓坏死率 100%。术后随访,1 年与 3 年存活率分别为 73.7% 和 18.4%。不良反应为有不同程度的恶心、呕吐及轻度肝功能损害。对症处理均可缓解。温增庆等的研究显示:20 例患者单纯行 SPVE 治疗后 1 例癌栓消失,3 例门脉主干癌栓缩小,6 例得到有效控制,所有患者临床症状得以改善。这两组治疗中都未发生出血、肿瘤破裂及肝功能衰竭等严重并发症。因此 SPVE 或 SPVE 联合 TACE 治疗癌栓是一简单、有效、安全的方法。必须注意的是药物过敏、凝血功能异常、明显黄疸腹水、肝脏肿瘤过大影响到穿刺的静脉、心功能不全者列为禁忌。

五、经肝动脉放射性栓塞治疗

经肝动脉放射性栓塞治疗(transarterial radioembolization,TARE),主要是使用带有放射性的微球进入肝动脉,并起到肝动脉栓塞及放疗的作用。放射性的微球能够很好进入肝癌病灶对门静脉癌栓进行近距离的放射治疗,还能同时起到栓塞的作用,阻断肝癌病灶动脉供血。近几年,带有钇 -90 的微球作为代表,被广泛关注。传统的外部放射治疗存在放射性肝炎、放射性胃炎等并发症,相对于传统的放射性治疗来说,钇 -90 的微球不仅对局部肿瘤有较高的放射性治疗,而且有效的限制肿瘤生长以外,同时降低全身放射治疗的伤害,大大降低了并发症的发生。因此,钇 -90 微球可能成为治疗肝癌门静脉癌栓的一种有效手段。

Tsai AL 等证实钇 -90 微球是可以被肝癌门静脉癌栓的患者所耐受的,并且钇 -90 微球相对于化疗栓塞而言,并发症较少。研究表明,使用钇 -90 微球治疗的患者的中位生存期可达 7 个月左右。Inarrairaegui M 等报道 25 例不能手术的肝癌伴有门静脉癌栓患者,使用钇 -90 微球治疗后,证实钇 -90 微球并发症低,25 位患者中位生存期有 10 个月。Saxena A 等报道了 45 例连续使用钇 -90 微球的治疗患者,其中位生存期高达 27.7 个月,其中 36 个月以上的患者竟高达 26%。这有结果证实了钇 -90 可作为治疗不可手术的肝癌患者的有效手段之一。

第二节 射 频 消 融

随着现代化的科学技术的发展,微创成为了未来治疗患者疾患的重要趋势之一。在肝癌患者治疗中,射频消融(radiofrequency ablation,RFA)和微波消融(microwave ablation,MWA)在治疗肝癌方面有着重要的作用。对于不能耐受手术治疗及不适合手术的肝癌患者,RFA 及 MWA 最大优点是可重复性,及治疗后较低的并发症发生率。最近有研究报道,RFA 治疗能有效提高肝癌患者生存期,并可能成为治疗门静脉癌栓的重要选择。J.-s. Zheng 等通过临床试验证实,RFA 联合肝脏 TACE 治疗能有效的治疗肝癌门静脉癌栓患者,并延长患者生存期。

门静脉消融导管消融

近几年,RFA 在一些实质器官恶性肿瘤中的治疗取得很好的疗效,主要原理是直接破坏肿瘤组织,使肿瘤组织溶解坏死,其特点是安全有效,创伤小。血管内 RFA 导管的治疗原理是:电极中高频交变电流导致细胞内离子快速运动,电极周围的组织均匀生成热量并凝结。移除 RFA，紧接着行球囊扩张血管，可以有效重新塑造管腔并增加管腔直径。

葛乃建等人详细阐述了门静脉消融导管治疗门静脉癌栓手术操作过程（图 12-3）：①患者平卧于 DSA 手术床上，行腹部超声检查，确定穿刺入路。常规消毒、铺巾，穿刺点以 2% 盐酸利多卡因局部麻醉后，在超声引导下，采用 EV 针穿刺未受累肝段的门静脉分支成功后，拔出针芯，将黑泥鳅超滑软导丝置入门静脉，沿着导丝置入 8F 导管鞘。沿着导丝将 5F Cobra 导管置入脾静脉或肠系膜上静脉造影，以明确癌栓位置和累及范围。②在 DSA 引导下，采用黑泥鳅导丝穿过门静脉癌栓，将 Cobra 导管沿导丝导入癌栓；撤出黑泥鳅导丝，使用 0.035 英寸（1 英寸 =2.54 厘米）的超硬导丝将 HabibTMVesOpen 导管电极部位送至癌栓位置；连接射频发生器（RITA），设置功率 10W 消融治疗。消融时间约每 25mm 消融 2min。消融完毕，撤出 HabibTMVesOpen 导管，沿导丝将 5F 球囊导管气囊部位送至癌栓狭窄位置进行球囊扩张成形术，球囊充气 2min，重复 2 次。撤出球囊导管。将 Cobra 导管置入脾静脉或肠系膜上静脉再次造影检查门静脉再通情况。最后缓慢拔出导管，用无菌敷料加压覆盖穿刺部位，稳定观察 48h 之后，患者可以出院。葛乃建等人通过对 15 例肝癌门静脉癌栓患者行导管治疗研究，其结论经皮穿刺门静脉 RFA 门静脉癌栓在技术上具有可行性。可能是治疗肝癌门静脉癌栓的一种有效方法。

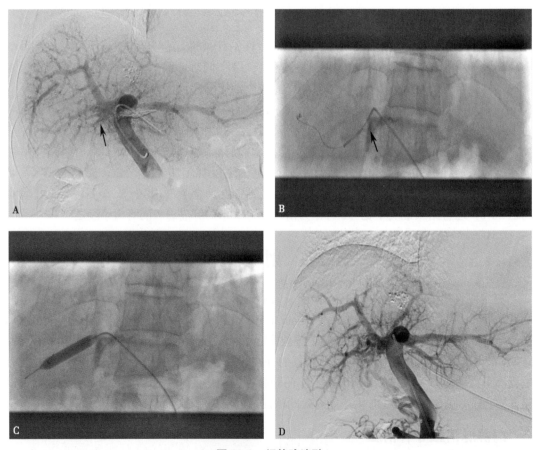

图 12-3 门静脉消融

A. HCC 伴门静脉右支癌栓患者射频消融术前行直接门静脉造影术显示癌栓位置；B. 直径 5-Fr 的射频消融导管在导丝引导下穿过令进入肝右叶血流减少的癌栓；C. 沿导丝将 5F 球囊导管气囊部位送至癌栓狭窄位置进行球囊成形术；D. 射频消融术后直接门静脉造影术显示门静脉右支部分再通，肝右叶血流流速修复

第三节　金属内支架置入

一、经皮经肝门静脉支架置入

经皮经肝门静脉支架置入的门脉通路可通过穿肝、穿脾两种方式建立,后者的难度和风险明显增大。大多数学者认为,支架开通的是正常肝组织的血流,因此,支架应跨过狭窄段,远端位于正常肝侧门脉分支,近端位于门脉主干。门静脉金属内支架置放后,闭塞的门脉再通,文献报道,门静脉压力可下降约 100～150mmH$_2$O,从而有利于食管胃底静脉曲张、腹水的好转;改善正常肝组织的门静脉血供,改善肝功能,增加肝功能储备,降低肝功能衰竭、肝性脑病及上消化道出血的几率,有利于进一步的化疗栓塞等其他治疗,使肿瘤得到更好的控制。

关于支架置入后的通畅率,Yamakado 等报道,1 组 21 例患者 15 例在生存期内支架通畅,累计通畅率为 53.6%,平均通畅期为 12.4 个月,2 例未抗凝者发生血栓形成和内膜增生,6 例发生支架堵塞,其中 2 例因肝功能衰竭死亡。龚高全等采用门静脉支架治疗门脉癌栓患者 19 例,其中 16 例获得随访,支架通畅期为 1～20 个月,中位通畅期仅为 4 个月。肿瘤沿支架网格或两端长入,血栓形成及内膜增生均可导致支架再狭窄,尤其是肿瘤的继续生长,被认为是支架发生再狭窄的主要原因,因此支架置入后,尚需配合抗肿瘤,抗凝等治疗。

二、经皮穿刺 ^{125}I 粒子条联合粒子支架置入术

^{125}I 粒子组织间治疗肿瘤具有创伤小、并发症低等优点,临床应用治疗颅内肿瘤、头颈部肿瘤、胰腺癌、早期前列腺癌、肝癌等肿瘤都有显著的疗效。放射性粒子直接种植在瘤体内,射线有效距离 1.7cm,射线集中肿瘤内部照射,极少损伤正常组织,不会引起白细胞下降、放射性胃炎等并发症。因此,我们可以将其有效的应用在门静脉癌栓的治疗中(图 12-4)。

在多普勒超声导下用 22GChiba 针穿刺未受累肝段的门静脉分支,交换 NPAS 套管系统,再次通过导丝置入 5F 导管鞘。用猪尾导管越过门静脉狭窄段入脾静脉或肠系膜上静脉造影,判断癌栓累及程度。测量癌栓长度,计算所需 ^{125}I 粒子数。将所需 ^{125}I 粒子连续封装入 4F 透明导管内制成粒子条备用,经鞘内分别置入合适金属支架及粒子条。再次行脾静脉造影后,用直径 3mm 弹簧圈封堵穿刺道。

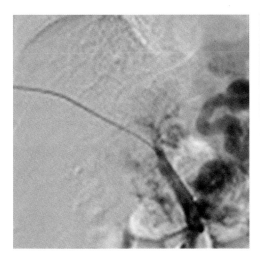
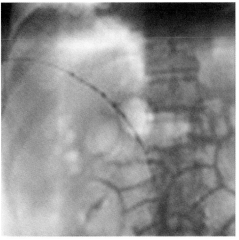

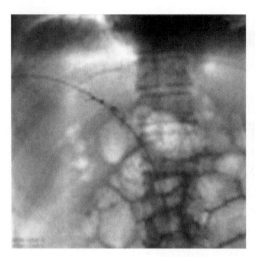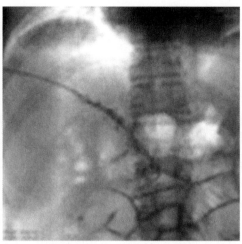

图12-4 ^{125}I粒子条联合粒子支架植入术

三、经颈静脉肝内门腔分流术

姜在波等报道了经颈静脉肝内门腔分流术（TIPS）治疗门脉癌栓性门脉高压的手术方法：常规术前准备，右颈内静脉入路，按常规 TIPS 方法穿刺门脉右支，回抽有门脉血液后（由于癌栓引起门脉闭塞，狭窄变形并继发门脉海绵样变等，不一定穿刺到门脉右支的合适位置，即便穿刺到分支中亦可继续进行手术；如果门脉回血不畅，常需造影指示），引入黑泥鳅导丝，钻入门脉主干，引入导管，造影证实导管在门脉主干或肠系膜上静脉后，更换为超硬导丝，进行球囊扩张并按狭窄段长度及肿瘤侵犯程度选择内支架的型号及个数。放置支架时，支架一定要覆盖癌栓，球囊扩张前后测量门脉压力变化。术前设计穿刺路径时，尽量避免穿刺道经过肿瘤组织。他们报道的 14 例终末期肝癌合并 PVTT 及门静脉高压症患者，平均年龄 53.6 岁，8 例门静脉主干完全堵塞，6 例门静脉主干及分支有不同程度栓塞，5 例合并门静脉海绵样变，1 例单纯上消化道大出血，3 例单纯顽固性腹水，10 例上消化道大出血合并顽固性腹水。结果 14 例中 10 例患者成功行 TIPS 治疗，平均门静脉压力从术前 37.2mmHg（1mmHg=0.133kPa）降至术后 18.2mmHg，平均降低 19.0mmHg，腹水减少或消失，消化道出血、腹胀、腹泻等症状缓解，平均生存 132.3d，4 例失败，此 4 例均伴有严重肝硬化，彩色多普勒提示门脉海绵样变放弃手术。此组病例显示，TIPS 技术是治疗肝癌合并 PTVV 引起的上消化道大出血和顽固性腹水的有效方法（图 12-5）。

目前，各种针对 PVTT 的介入疗法均取得了一定的效果，采用与肝内主瘤灶联合治疗的方法不同程度的延长了患者的生存期，但是更确切的疗效仍需更多的临床实践及经验总结，以便制定规范的治疗方案。

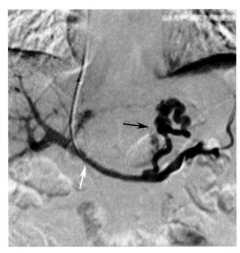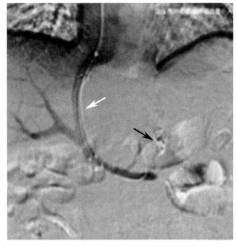

图12-5　经颈静脉肝内门腔分流术

白色箭头为门静脉，黑色箭头为胃冠状静脉

（葛乃建）

参 考 文 献

[1]　Constantinovici A, Clotan N, Grigoruta F, et al. Encephalopathy secondary to severe craniocerebral trauma: incidence--prognosis. Revista de medicina interna, neurologie, psihiatrie, neurochirurgie, dermatovenerologie Neurologie, psihiatrie, neurochirurgie, 1989, 34（1）: 39-55.

[2]　Valdes Olmos RA, Vidal-Sicart S, van Leeuwen FW. Crossing technological frontiers in radioguided intervention. European journal of nuclear medicine and molecular imaging, 2016, 43（13）: 2301-2303.

[3]　Sauzay C, Petit A, Bourgeois AM, et al. Alpha-foetoprotein（AFP）: A multi-purpose marker in hepatocellular carcinoma. Clinica chimica acta, international journal of clinical chemistry, 2016, 463: 39-44.

[4]　Pascale RM, Joseph C, Latte G, et al. DNA-PKcs: A promising therapeutic target in human hepatocellular carcinoma? DNA repair, 2016, 47: 12-20.

[5]　Abdelsalam ME, Murthy R, Avritscher R, et al. Minimally invasive image-guided therapies for hepatocellular carcinoma. Journal of hepatocellular carcinoma, 2016, 3: 55-61.

[6]　Hao S, Fan P, Chen S, et al. Distinct Recurrence Risk Factors for Intrahepatic Metastasis and Multicenter Occurrence After Surgery in Patients with Hepatocellular Carcinoma. Journal of gastrointestinal surgery : official journal of the Society for Surgery of the Alimentary Tract, 2016, 21（2）: 312-320.

[7]　Liu HZ, Deng W, Li JL, et al. Peripheral blood lymphocyte subset levels differ in patients with hepatocellular carcinoma. Oncotarget, 2016, 7（47）: 77558-77564.

[8]　Yang B, You X, Yuan ML, et al. Transarterial Ethanol Ablation Combined with Transarterial Chemoembolization for Hepatocellular Carcinoma with Portal Vein Tumor Thrombus. Hepatitis monthly, 2016, 16（8）: e37584.

[9]　Giorgio A, Merola MG, Montesarchio L, et al. Sorafenib Combined with Radio-frequency Ablation Compared with Sorafenib Alone in Treatment of Hepatocellular Carcinoma Invading Portal Vein: A Western Randomized Controlled Trial. Anticancer research, 2016, 36（11）: 6179-6183.

[10] Cheng S，Yang J，Shen F，et al. Multidisciplinary management of hepatocellular carcinoma with portal vein tumor thrombus - Eastern Hepatobiliary Surgical Hospital consensus statement. Oncotarget，2016，7（26）：40816-40829.

[11] Jia Z，Jiang G，Tian F，et al. A systematic review on the safety and effectiveness of yttrium-90 radioembolization for hepatocellular carcinoma with portal vein tumor thrombosis. Saudi journal of gastroenterology：official journal of the Saudi Gastroenterology Association，2016，22（5）：353-359.

[12] Huang M，Lin Q，Wang H，et al. Survival benefit of chemoembolization plus Iodine125 seed implantation in unresectable hepatitis B-related hepatocellular carcinoma with PVTT：a retrospective matched cohort study. European radiology，2016，26（10）：3428-3436.

[13] Long J，Zheng JS，Sun B，et al. Microwave ablation of hepatocellular carcinoma with portal vein tumor thrombosis after transarterial chemoembolization：a prospective study. Hepatology international，2016，10（1）：175-184.

[14] Liu Y，Liu R，Wang P，et al. Percutaneous implantation of（125）iodine seeds for treatment of portal vein tumor thrombosis in hepatocellular carcinoma. Medical oncology，2015，32（8）：214.

[15] Su TS，Lu HZ，Cheng T，et al. Long-term survival analysis in combined transarterial embolization and stereotactic body radiation therapy versus stereotactic body radiation monotherapy for unresectable hepatocellular carcinoma>5cm. BMC cancer，2016，16（1）：834.

[16] Zhong JH，Peng NF，You XM，et al. Hepatic resection is superior to transarterial chemoembolization for treating intermediate-stage hepatocellular carcinoma. Liver international：official journal of the International Association for the Study of the Liver，2016，37.

[17] Xu C，Lv PH，Huang XE，et al. Transarterial Chemoembolization Monotherapy in Combination with Radiofrequency Ablation or Percutaneous Ethanol Injection for Hepatocellular Carcinoma. Asian Pacific journal of cancer prevention：APJCP，2016，17（9）：4349-4352.

[18] Gallicchio R，Nardelli A，Mainenti P，et al. Therapeutic Strategies in HCC：Radiation Modalities. BioMed research international，2016，2016：1295329.

[19] Glantzounis GK，Tokidis E，Basourakos SP，et al. The role of portal vein embolization in the surgical management of primary hepatobiliary cancers. A systematic review. European journal of surgical oncology：the journal of the European Society of Surgical Oncology and the British Association of Surgical Oncology，2016，43（1）：32-41.

[20] Endo Y，Miyamoto M，Koujima T，et al. A case of advanced hepatocellular carcinoma with portal vein invasion successfully treated by sorafenib. Gan to kagaku ryoho Cancer & chemotherapy，2012，39（6）：963-965.

[21] Hokari M，Kazumara K，Nakayama N，et al. Treatment of Recurrent Intracranial Aneurysms After Clipping：A Report of 23 Cases and a Review of the Literature. World neurosurgery，2016，92：434-444.

[22] Yang CF，Ho YJ. Transcatheter arterial chemoembolization for hepatocellular carcinoma. Cancer chemotherapy and pharmacology，1992，31 Suppl：S86-588.

[23] Garin E，Rolland Y，Edeline J，et al. Personalized dosimetry with intensification using 90Y-loaded glass microsphere radioembolization induces prolonged overall survival in hepatocellular carcinoma patients with portal vein thrombosis. Journal of nuclear medicine：official publication，Society of Nuclear Medicine，2015，56（3）：339-346.

[24] Tsai AL，Burke CT，Kennedy AS，et al. Use of yttrium-90 microspheres in patients with advanced

hepatocellular carcinoma and portal vein thrombosis. Journal of vascular and interventional radiology：JVIR，2010，21（9）：1377-1384.

[25] Saxena A，Meteling B，Kapoor J，et al. Yttrium-90 radioembolization is a safe and effective treatment for unresectable hepatocellular carcinoma: a single centre experience of 45 consecutive patients. International journal of surgery，2014，12（12）：1403-1408.

[26] Kawabata M，Sasaki T，Maeda S，et al. Rivaroxaban for periprocedural anticoagulation therapy in Japanese patients undergoing catheter ablation of paroxysmal non-valvular atrial fibrillation. International heart journal，2016，57（6）：712.

[27] Keisari Y. Tumor abolition and antitumor immunostimulation by physico-chemical tumor ablation. Frontiers in bioscience，2017，22：310-347.

[28] Marquez HP，Puippe G，Mathew RP，et al. CT Perfusion for Early Response Evaluation of Radiofrequency Ablation of Focal Liver Lesions：First Experience. Cardiovasc Intervent Radiol，2016，40（1）：90-98.

[29] Roberts SL，Burnham RS，Agur AM，et al. A Cadaveric Study Evaluating the Feasibility of an Ultrasound-Guided Diagnostic Block and Radiofrequency Ablation Technique for Sacroiliac Joint Pain. Regional anesthesia and pain medicine，2016，42（1）：69.

[30] Liang HL，Yang CF，Pan HB，et al. Percutaneous transsplenic catheterization of the portal venous system. Acta Radiol，1997，38：292-295

[31] Yamakado K，Tanaka N，Nakatsuka A，et al. Clinical efficacy of portal vein stent placement in patients with hepatocellular carcinoma invading the main portal vein. J Hepatol，1999，30：660-668.

[32] 龚高全，王小林，周康荣，等. 肝癌伴门静脉癌栓的金属内支架治疗的初步研究. 临床放射学杂志，2003，22：498-501.

[33] Yamakado K，Nakatsuka A，Tanaka N，et al. Portal venous stent placement in patients with pancreatic and biliary neoplasms invading portal veins and causing portal hypertension：initial experience. Radiology，2001，220：150-156

[34] Tsukamoto T，Hirohashi K，Kubo S，et al. Percutaneous transhepatic metallic stent placement for malignant portal vein stenosis. Hepatogastroenterology，2003，50：453-455.

[35] Yamakado K，Nakatsuka A，Tanaka N，et al. Malignant portal venous obstructions treated by stent placement：significantfactors affecting patency. J Vasc Interv Radiol，2001，12：1407-1415.

[36] Brahimaj B，Lamba M，Breneman JC，et al. Iodine-125 seed migration within brain parenchyma after brachytherapy for brain metastasis：case report. Journal of neurosurgery，2016，125（5）：1167-70.

[37] Yang Y，Ma ZH，Li XG，et al. Iodine-125 irradiation inhibits invasion of gastric cancer cells by reactivating microRNA-181c expression. Oncology letters，2016，12（4）：2789-95.

[38] Jiao D，Wu G，Ren J，Han X. Radiofrequency ablation versus ^{125}I-seed brachytherapy for painful metastases involving the bone. Oncotarget，2016，7（52）：87523-87531.

[39] Fernandez Ots A，Browne L，Chin YS，et al. The risk of second malignancies after ^{125}I prostate brachytherapy as monotherapy in a single Australian institution. Brachytherapy，2016，15（6）：752-759.

[40] 姜在波，单鸿，关守海，等. 门静脉癌栓合并门脉高压症的 TIPS 姑息治疗. 中华放射学杂志，2002，36：1075-1079.

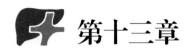

第十三章
肝癌门静脉癌栓的放射治疗

第一节　简　述

肿瘤的放射治疗（简称放疗）是指利用核素产生的 α、β、γ 射线或 X 射线治疗机及加速器产生的高能 X 射线、电子束、质子束、快中子、负 π 介子以及其他重粒子等治疗恶性肿瘤的一种方法。

放疗虽仅有 100 余年的历史，但发展异常迅猛。自 1895 年伦琴发现 X 线以来，早期用于治疗浅表肿瘤的 X 线能量只有几千伏（KV），到现在加速器产生的 X 线能量达百万伏（MV），可用于治疗身体任何深度的肿瘤。特别是随着计算机应用技术的发展和广泛应用，使放疗精准定位、精准计划、精准治疗成为现实，达到精准放疗的新阶段。目前的放疗技术通过特制铅模块或多叶光栅使高能射线在空间分布上与肿瘤的大小形状相吻合，并可通过调强技术，使肿瘤靶区得到致死性照射，而周围正常组织受照射影响很小，像刀切一样消除肿瘤，俗称 X- 刀或光子刀、伽马刀、陀螺刀、质子刀等。它们是放射治疗的不同方式，患者可不开刀、不流血、无痛苦、损伤小而达到根治肿瘤的目的。

放射治疗的作用机制是利用各种放射源释放出来的射线直接打断细胞核内 DNA 链或通过电离水产生离子来间接打断 DNA 链，从而使肿瘤细胞不能无限制的分裂增生，进而达到抑制或杀灭肿瘤细胞的目的。射线对人体细胞的损害作用具有一定的选择性，分化越差、生长繁殖能力越强的细胞，越容易遭受射线的损害。恶性肿瘤细胞一般比正常细胞生长快、繁殖能力强且分化能力差，所以在相同剂量射线照射下，肿瘤细胞较正常细胞更易受到破坏，而且不易修复。所以说放射治疗是利用组织细胞之间放射敏感性的差异来治疗肿瘤。

过去我们认为肝细胞癌对放射治疗不敏感，而正常肝组织又极易遭受射线的损害，因此使放射治疗在肝脏恶性肿瘤中的应用受到很大限制。后来专家学者们通过一系列的基础及临床研究，均表明放射治疗对肝癌以及门静脉癌栓患者是有显著疗效的。有学者从放射生物学角度分析，肝癌属于早反应组织，其 α/β 值约为 11.2Gy，属于放射敏感的肿瘤，其敏感性约等同于低分化鳞癌。近年来关于门静脉癌栓放射治疗效果的报道非常多，其在抑制癌栓生长、提高门静脉癌栓患者疗效上的应用得到了肯定。东方肝胆外科医院程树群教授团队曾收集了一些癌栓患者放疗前后的影像学图片（图 13-1、图 13-2），可见癌栓明显缩小，并对放疗后手术取出的标本进行 HE 染色分析，发现放疗后的癌栓标本中可见到大量的坏死癌细胞（图 13-3）。

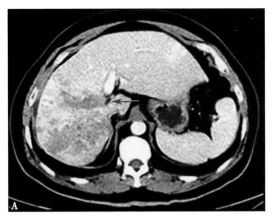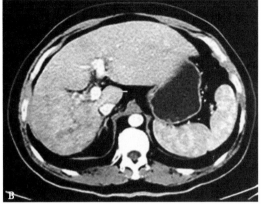

图 13-1　1 例肝癌伴门静脉右支癌栓患者放疗前后 CT 图片

A. 放疗前图片；B. 经 18Gy（300cGy×6）放疗后图片。可见癌栓体积缩小

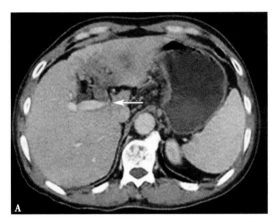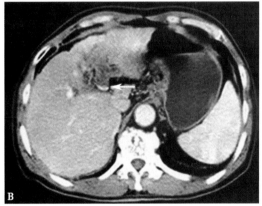

图 13-2　另一例肝癌伴门静脉主干癌栓患者放疗前后 CT 图片

A. 放疗前图片；B. 经 18Gy（300cGy×6）放疗后图片。可见癌栓体积缩小

未放疗组　　　　　　　　　　　　放疗组

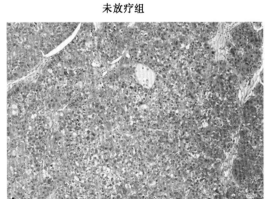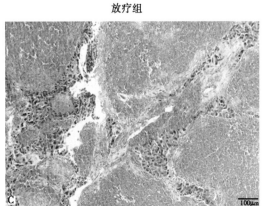

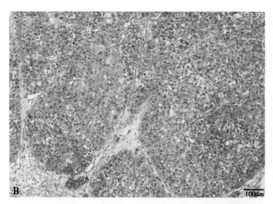
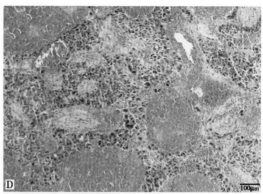

图 13-3 放疗 + 手术组与单纯手术组患者术后癌栓标本 HE 染色图片
C、D 与 A、B 相比，可见大量癌细胞坏死灶

第二节 PVTT 放疗的适应证及注意事项

适应证：①不可外科手术切除的 HCC 伴 PVTT 患者，可以联合 TACE 或其他微创治疗；②手术未取净癌栓者，术后辅助治疗；③术后复发的癌栓；④癌栓术前新辅助放疗。东方肝胆外科医院程树群教授团队曾将收治的 95 例肝癌门静脉主干癌栓患者分为新辅助放疗 + 手术组（n=45）和单纯手术组（n=50）进行对照研究，前者经放疗后有 12 例患者的癌栓体积明显缩小，其中有 6 例患者癌栓类型从Ⅲ型降为Ⅱ型。前者术后 6 个月和 1 年复发率为 49.0% 和 77.0%，后者为 88.7% 和 97.7%；前者 1 年和 2 年生存率为 69.0% 和 20.4%，后者为 35.6% 和 0%。研究表明，新辅助放疗后再行手术切除可显著提高癌栓患者的生存率。

注意事项：若患者有肝外转移灶、食管 - 胃底静脉重度曲张或活动性消化道溃疡则不宜行放射治疗；对于肝功能 Child C 级的患者应禁行放射治疗。

第三节 放疗技术及疗效

一、外放射治疗

外放射治疗是将 60 钴、X 线等放射源从患者体外发出射线，使其从体表穿透进入体内预定的位置和深度，达到抑制肿瘤生长或杀死肿瘤细胞的目的。制约放疗效果的主要因素之一是放射剂量。肝癌的有效放射剂量应>40Gy，达到根治的效果则应在 60Gy 上下，但正常肝组织的耐受量在 30～35Gy 以内。以往的放射治疗技术因无法对肿瘤靶区进行明确定位，而使肿瘤靶区的放射剂量受到影响。目前临床上应用的放疗技术如三维适形放疗（three dimensional conformalradiotherapy，3D-CRT）、调强放疗（intensitymodula-ted radiationtherapy，IMRT）、图像引导放射治疗（image-guidedradiationtherapy，IGRT）、质子束放射治疗（PBT）等，实现了精准治疗，使病灶在达到有效的照射剂量的同时，降低了对肝脏整体的损害。

早在 2005 年，Zeng 等就曾研究过对 PVTT 给予直线加速器常规分割局部外放疗的疗效,其中完全缓解率为 34.1%,部分缓解率为 11.4%,总有效率为 45.5%。

关于癌栓外放疗的疗效(表 13-1),文献报道有效率为 25.2%~82.9%,其中完全缓解率 0~34.1%。放疗有效患者的中位生存期为 10.2~22 个月,而放疗无效患者的仅为 5~7.2 个月,1 年生存率为 25.2%~57.2%。

其中放疗组中位生存时间为 8 个月,1 年生存率为 34.8%,对照组中位生存时间为 4 个月,1 年生存率为 11.4%。Toya 等对 38 例 HCC 伴 PVTT 患者采用适形放疗,平均剂量为 50.7Gy,其中完全缓解、部分缓解、疾病稳定率分别为 15.8%、28.9%、44.7%,总有效率为 44.7%。中位生存时间为 9.6 个月,1 年生存率 39.4%。Yu 等收集了 281 例行放射治疗的 HCC 伴 PVTT 患者,总剂量为 30~45Gy,分割剂量为 1.8~4.5Gy。其中完全缓解率为 3.6%,部分缓解率为 50.2%,总有效率为 53.8%,中位生存期为 11.6 个月。并指出放疗联合其前后的如手术、TACE 等综合治疗可以明显延长患者的生存期。张黎等对 41 例肝细胞癌合并门静脉和(或)下腔静脉癌栓患者实施调强放疗,中位放疗剂量为 36Gy(30~8Gy),4 例(9.8%)达到完全缓解,19 例(46.3%)部分缓解,有效率 56.1%。1 年生存率为 50.3%,中位生存时间为 13 个月。

3D-CRT 是通过调整非共面高能射线线束的入射形状,形成与靶区三维空间形状相符且剂量分布均匀的射线体积,进而对肿瘤实施相对精准的放射治疗。这种技术使在射线体积之外的区域为相对低剂量辐射区,进而减轻了对周围正常组织的损害。IMRT 是在 3D-CRT 技术的基础上,采用多野等中心技术,将每个照射野分成若干个子野,每个子野的照射强度可根据靶区形状及周围组织情况进行随意调节,其靶区剂量适形性更好,特别对于形状不规则的肿瘤或肿瘤附近有需要保护的重要组织器官的病例,IMRT 比 3D-CRT 更有优势。从理论上讲,随着照射野设置的增多,靶区的调强就越精确,剂量适形就越好,疗效也就越可靠。

目前,3D-CRT 和 IMRT 通过高度适形照射已获得了较好的疗效。但是,在放疗过程中受摆位或呼吸运动的影响,会导致肿瘤脱靶。IGRT 将加速器或治疗机与 CT 等影像设备相结合,在照射的过程中通过实时采集影像图像来随时修整靶区位置和剂量分布,进一步提高治疗的精准度,更好地保护肿瘤周围的正常组织,并且提高了靶区的照射剂量,提高肿瘤控制率。射波刀(Cyberknife)是目前已经应用于临床的一种 IGRT 技术,它在放疗过程中可以实时追踪肿瘤靶区的位置变化而及时纠正照射靶区。文献报道其在肝癌原发灶的治疗中有显著的疗效,使所入组的 17 例患者全部取得了局部控制的疗效。但是,射波刀对 PVTT 的疗效如何,目前的报道还较少。

螺旋断层放疗(helical tomotherapy)是将螺旋 CT 与直线加速器相结合。患者在治疗前首先进行螺旋 CT 扫描,机器通过比对扫描图像与定位 CT 图像的差别,自动修正脱靶误差,然后直线加速器围绕肿瘤逐层进行 360°旋转聚焦照射。Kim 等报道了 35 例 HCC 伴 PVTT 患者采用此技术进行放疗的研究,总照射剂量为 45~60Gy,分割 10 次。有效率为 42.9%,其中完全缓解率为 14.3%,部分缓解率为 28.6%。稳定无进展率为 51.4%,中位生存期为 12.9 个月,1 年和 2 年生存率分别为 51.4% 和 22.2%。该研究同时报道门静脉主干癌栓患者放疗后总生存期为 9.8 个月,门静脉分支癌栓患者总生存期为 16.6 个月,两者差异有统计学意义,表明 PVTT 的进展程度与放疗的预后是存在一定的相关性的。

质子束放射治疗是继 X 刀和 γ 刀之后新兴起的更为先进的放疗技术,它通过发射穿透

表 13-1 外放射治疗门静脉癌栓的疗效比较

作者	n	治疗	放疗靶区	分割剂量（Gy）	总剂量（Gy）	CR（完全缓解率）（%）	PR（部分缓解率）（%）	SD（疾病稳定率）（%）	CR+PR（有效率）（%）	中位生存期（月）	一年生存率（%）
Zeng 等	44	3D-CRT	PVTT	2	36~40（50）	34.1	11.4	52.3	45.5	8	34.8
Toya 等	38	3D-CRT	PVTT+HCC	1.8~4	17.5~50.4（40）	15.8	28.9	44.7	44.7	9.6	39.4
Yu 等	281	3D-CRT	PVTT±HCC	1.8~4.5	30~54	3.6	50.2	25.6	53.8	11.6	48.1
张黎 等	41	IMRT	PVTT+HCC	5~8	30~48	9.8	46.3	34.1	43.9	13	50.3
Kim 等	35	helical tomotherapy	PVTT+HCC	4.5~6	45~60	14.3	28.6	51.4	42.9	12.9	51.4
Sugahara 等	35	PBT	PVTT+HCC	2.2~5.5	55~70	22.9	60	8.6	82.9	22	—

性非常强的质子并产生独特的 Bragg 峰，使其更为精准地对肿瘤靶区进行杀伤，更大程度地减少了靶区周围正常肝组织及其他器官的损伤，极大地提高了肿瘤放射生物学效应。李家敏等研究发现，与 3D-CRT 技术相比较，质子束放射治疗可以显著下调靶区周围正常组织器官的照射剂量和肝脏组织的平均受照剂量，报道显示当质子放疗的总剂量比 3D-CRT 高 20%～30% 时，其肝脏的平均受照射剂量仍可明显低于后者。Sugahara 等收集了 35 例接受质子束放疗的 HCC 伴 PVTT 患者，总剂量为 55～77GyE，单次分割剂量为 2.2～5.5GyE，完全缓解率为 22.9%，部分缓解率为 60.0%，稳定无进展率为 8.6%，中位生存期为 22 个月。

二、内放射治疗

内放射治疗是通过介入、经皮肝穿刺技术或在手术当中将放射性核素注入肝动脉或植入瘤体内，通过在体内发射射线达到控制肿瘤生长的目的。内放射治疗肝细胞癌的临床疗效观察中，其对合并的 PVTT 也收到了较好的疗效。究其原因，与以下几点相关：①内放射治疗既可释放射线，又可通过栓塞肿瘤血管来阻断部分癌栓血供；②定位肿瘤的内放射治疗，可杀死肿瘤周围靠门静脉供血而残余的癌细胞，并且可杀伤瘤区门静脉分支内的癌栓。临床上目前用于治疗肝癌及其门脉癌栓的核素主要有 ^{133}I、^{125}I、^{90}Y、^{32}P 等。

^{133}I 是临床上最常用的放射性核素，^{133}I-碘化油通过介入手术经肝动脉注入后，既可栓塞肿瘤微血管，又可释放 β、γ 射线，其中 β 射线为内放射疗法中发挥作用的主要射线，可以杀伤肿瘤细胞，延长 PVTT 患者的生存期。Marelli 等对 PVTT 患者采用 ^{133}I-碘油进行 TACE，与单纯碘油 TACE 比较，^{133}I-碘油 TACE 组（$n=50$）平均生存 454 天，明显长于单纯碘油 TACE 组（$n=74$）的 171 天。但其可释放较多的 γ 射线，导致放射损害，经肝血窦入血后可引起肾毒性及全身骨髓的损害。李海伟等比较 ^{125}I 放射粒子植入与 γ 刀治疗 PVTT 的疗效，每组各 30 例，治疗后 3 个月 γ 刀组癌栓完全消失 0 例，部分缓解 26.6%（8 例），无变化 56.7%（17 例），进展 16.7%（5 例），粒子植入组完全消失 10.0%（3 例）部分缓解 63.4%（19 例）无变化 23.3%（7 例），进展 3.3%（1 例）。两组差别具有统计学意义，表明 ^{125}I 粒子植入治疗 PVTT 的近期疗效优于 γ 刀。

^{90}Y 及 ^{32}P 为纯辐射 β 射线的放射性核素，较其他核素具有以下四个优点：①不释放 γ 射线，不需要隔离患者，对人体无毒害副作用；②单位核素能在病变局部产生较大的辐射能量，并且不会伤及周围正常组织；③靶区剂量率较大，对肿瘤杀伤力较强；④玻璃微球在体内不被溶解吸收，可通过永久性栓塞来杀害肿瘤细胞。

Tsai 等回顾分析了 22 例经肝动脉 ^{90}Y 栓塞治疗的 HCC 伴 PVTT 患者，癌栓位于门静脉主干或一级分支，结果显示 2 例部分有效，50% 病情稳定，42% 疾病进展，整体中位生存时间为 7 个月。但 ^{90}Y 在临床上的应用受到了一定的限制，原因是其半衰期较短，仅为 64.2 个小时，不易存放和运输，且在肝内的作用时间较短。^{32}P 作为一种高纯度 β 射线放射源，具有以下特点：①微球理化性质相对稳定；②半衰期较长（14.3 天）；③释放射线最大射程可达 1cm；④能量为 ^{133}I 所产生的 β 射线能量的两倍。^{32}P 是目前选择性较好的内放射剂，但近年来关于 ^{32}P 治疗门静脉癌栓的报道尚较少。

内放射治疗 PVTT 的效果虽然可以肯定，但其也有不足之处，比如：①由于剂量率低，不适于控制体积较大或增长较快的肿瘤；②由于穿刺进针时需避开周围重要组织器官，所以放射性核素粒子较难准确地植入到理想的位置，而导致剂量分布不均；③植入的粒子可能会发生移位而导致异位栓塞，从而导致组织器官缺血坏死等并发症。

三、联合治疗

肝癌门静脉癌栓患者大多已属肝癌晚期，往往伴有门脉高压等并发症，全身耐受情况比较差，为了提高放疗疗效，减少放疗后不良反应，目前多采用放疗联合肝动脉化疗栓塞（TACE）或其他治疗方式的综合治疗，这样既可互补各自的不足，又可取得协同抗癌的疗效，其有以下三个优点：①门脉癌栓可接受门静脉血管壁的动脉血液供应，介入栓塞后可引起癌栓细胞的坏死，加上放疗的增敏作用，可提高患者的疗效；②介入或其他治疗后，大量癌细胞被破坏，并可促使 G0 期细胞进入增殖期，乏氧细胞再充氧，进而可提高肿瘤对放疗的敏感性并可减轻机体的放射剂量负荷；③介入或其他治疗后，癌栓体积缩小，放疗靶区体积亦缩小，可减少射线对周围组织的损伤，并可提高靶区的照射剂量。

文献报道（表 13-2）放疗联合 TACE 治疗，有效率为 39.6%～80.0%，一年生存率为40.0%～58.8%。

表 13-2　放疗联合介入治疗门静脉癌栓的疗效比较

姓名	n	治疗	分割剂量（Gy）	总剂量（Gy）	CR（%）	PR（%）	SD（%）	CR+PR（%）	中位生存期（月）	一年生存率（%）
Yoon 等	412	TACE+3D-CRT	2-5	21-60	6.6	33.0	46.0	39.6	10.6	42.5
Zhang 等	16	PTPVS+TACE+3D-CRT	2	30-60	0	35.6	28.9	35.6	—	32.5
冯爽 等	37	TACE+3D-CRT	2-2.2	40-55				59.5	—	29.7

Yoon 等报道了 412 例 HCC 伴 PVTT 患者接受 3D-CRT 联合 TACE 治疗的疗效，癌栓完全缓解率为 6.6%，部分缓解率为 33.0%，有效率为 39.6%，无变化率为 46.0%，中位生存期为10.6 个月，1 年及 2 年累积整体生存率分别为 42.5% 和 22.8%。zhang 等报道了 45 例原发性肝癌合并门静脉主干癌栓的患者联合治疗的疗效，联合组 16 例给予 TACE 联合 3D-CRT，对照组 29 例行 TACE，所有患者均植入门静脉血管支架。研究结果显示，联合组的 1 年生存率为 32.5%，明显高于对照组的 6.9%，联合组门静脉支架的通畅时间也比对照组长。冯爽等比较了放疗联合 TACE 与单纯 TACE 治疗 PVTT 的疗效，联合组（n=37）完全缓解率18.9%，部分缓解率 40.5%，1 年生存率为 29.73%；单行 TACE 组（n=45）缓解率 11.1%，部分缓解率 20.0%，1 年生存率为 8.89%；两组之间差别有统计学意义。

有学者对放疗联合 TACE 治疗 PVTT 的先后顺序进行了相关研究，芦东徽等将 65 例HCC 伴 PVTT 的患者随机分为 2 组，3D-CRT+TACE 组 32 例，TACE+3D-CRT 组 33 例，两组的中位生存期、局部控制率、生存率、有效率均无差异，但 TACE+3D-CRT 组肝功能恶化程度高于 3D-CRT+ TACE 组。

近年来也有专家分析比较了放疗联合介入与外科手术治疗癌栓的疗效，结果表明联合治疗的效果等同于甚至优于手术治疗的效果。吴志军等将收治的 145 例 HCC 伴 PVTT 患者进行分组对照研究，其中 TACE 联合 3D-CRT 治疗组 81 例，单纯手术组 64 例，经统计分析，两组疗效相近。Tang 等将收治的 371 例 HCC 伴 PVTT 患者进行分组对照研究，一组

采用手术联合 TACE 治疗，另一组采用放疗联合 TACE 治疗，经统计学分析，对于可切除的
HCC 伴 PVTT 患者放疗联合 TACE 的疗效优于手术联合 TACE。但若要明确两者间疗效的
差异，尚需大量的临床前瞻对照试验的进一步探讨与论证。

第四节　肝癌门静脉癌栓放疗不良反应

肝脏肿瘤放疗的不良反应主要是厌食、恶心、呕吐、放射性皮炎等非特异性反应和放射
性肝损害等特异性反应。非特异性反应的治疗主要通过暂停放疗并给予适当的药物，便可
获得很好的缓解。而放射性肝病（radiation-induced liver disease，RILD）是肝癌放疗的严重
并发症，一旦发生，预后非常差。我国的肝细胞癌患者绝大部分伴有慢性病毒性肝炎和肝
硬化，严重影响了肝细胞对放射损伤的修复能力。RILD 一般发生于放疗后 2 周～3 个月，
典型表现为转氨酶升高、黄疸以及腹水，但也有不少患者为不典型表现。对于 RILD 目前临
床上尚无特别有效的预防及治疗方法，主要是对症处理。另外，目前有较多学者发现乙肝
病毒复燃也是放疗的一项不良反应，不过新一代抗病毒药物的应用可有效地对抗，目前并
不影响放疗的临床应用。

第五节　展　　望

目前，HCC 合并 PVTT 的放射治疗已经取得了长足的进步，但关于肝癌及门静脉癌栓
的放射治疗剂量，包括总剂量及单次分割剂量，尚无统一的参考标准或计算方法。虽然新
兴的放疗技术如射波刀、质子束放疗等可以给癌组织较大的照射剂量，但是如何根据患者
的肝功能情况、肝硬化程度及癌栓分型等估算或精确计算出每一位患者的合理治疗剂量，
采取最优的个体化治疗方案，尚需各位学者进一步深入地研究。此外，以放疗作为联合治
疗方式之一的综合治疗，如何选择最为合适的联合方案及序贯顺序，同样尚待各位学者进
行更为深入地探究。

（张　龙）

参 考 文 献

[1] 蒋富强，康静波. 原发性肝癌伴门静脉癌栓治疗进展. 实用肝脏病杂志，2013，16（3）：286-288.

[2] Zeng ZC，Jiang GL. DNA-PKcs subunits in radiosensitization by hyperthermia on hepatocellular carcinoma hepG2 cell line. World J Gastroenterol，2002，8（5）：797-803.

[3] Li N，Feng S，Xue J，et al. Hepatocellular carcinoma with main portal vein tumor thrombus：a comparative study comparing hepatectomy with or without neoadjuvant radiotherapy. HPB：the official journal of the International Hepato Pancreato Biliary Association，2016，18（6）：549-556.

[4] 程树群，杨甲梅，沈锋，等. 肝细胞癌合并门静脉癌栓多学科诊治——东方肝胆外科医院专家共识. 中华肝胆外科杂志，2015，21（9）：582-590.

[5] 广东省抗癌协会肝癌专业委员会，广东省医学会肝胆胰外科学分会. 肝细胞肝癌合并门静脉癌栓多学科团队综合治疗广东专家共识（2015 版）. 中华消化外科杂志，2015，14（9）：694-701.

[6] Zeng ZC，Fan J，Tang ZY，et al. A comparison of treatment combinations with and without radiotherapy for

hepatocellular carcinoma with portal vein and/or inferior vena cava tumor thrombus. International journal of radiation oncology，biology，physics，2005，61（2）：432-443.

[7] Toya R，Murakami R，Baba Y，et al. Conformal radiation therapy for portal vein tumor thrombosis of hepatocellular carcinoma. Radiotherapy and oncology：journal of the European Society for Therapeutic Radiology and Oncology，2007，84（3）：266-271.

[8] Yu JI，Park HC，Lim DH，et al. Prognostic index for portal vein tumor thrombosis in patients with hepatocellular carcinoma treated with radiation therapy. Journal of Korean medical science，2011，26（8）：1014-1022.

[9] 张黎，梁健，孙文钊，等. 原发性肝癌伴门静脉癌栓立体定向放射治疗的疗效分析. 中山大学学报（医学科学版），2015，36（4）：579-584.

[10] Goyal K，Einstein D，Yao M，et al. Cyberknife stereotactic body radiation therapy for nonresectable tumors of the liver: preliminary results. HPB surgery：a world journal of hepatic，pancreatic and biliary surgery，2010：1-8.

[11] Kim JY，Yoo EJ，Jang JW. Hypofractionated radiotheapy using helical tomotherapy for advanced hepatocellular carcinoma with portal vein tumor thrombosis. Radiation Oncology，2013，8（15）：1-9.

[12] Ling TC，Kang JI，Bush DA. Proton therapy for hepatocellular carcinoma. Chinese journal of cancer research，2012，24（4）：361-367.

[13] 李家敏，于金明，刘素文. 质子束在肝细胞肝癌治疗中的剂量分布. 中华医学杂志，2009，89（45）：3201-3206.

[14] Sugahara S，Nakayama H，Fukuda K，et al. Proton-beam therapy for hepatocellular carcinoma associated with portal vein tumor thrombosis. Strahlentherapie und Onkologie，2009，185（12）：782-788.

[15] Marelli L，Shusang V，Buscombe JR，et al. Transarterial injection of ^{131}I-lipiodol，compared with chemoembolization，in the treatment of unresectable hepatocellular cancer. Journal of nuclear medicine：official publication，Society of Nuclear Medicine，2009，50（6）：871-877.

[16] 李海伟，刘静，李森. [125]I 粒子植入与伽马刀治疗门脉癌栓的疗效对比. 介入放射学杂志，2014，23（8）：702-705.

[17] Tsai AL，Burke CT，Kennedy AS，et al. Use of yttrium-90 microspheres in patients with advanced hepatocellular carcinoma and portal vein thrombosis. Journal of vascular and interventional radiology：JVIR，2010，21（9）：1377-1384.

[18] 王向前，蔡晶. 原发性肝癌合并门静脉癌栓的放射治疗进展. 临床肿瘤学杂志，2013，18（11）：1045-1047.

[19] 张龙，李楠，石洁，等. 原发性肝癌伴门静脉癌栓放射治疗的现状及展望. 中华肝胆外科杂志，2014，20（6）：476-480.

[20] Yoon SM，Lim YS，Won HJ，et al. Radiotherapy plus transarterial chemoembolization for hepatocellular carcinoma invading the portal vein: long-term patient outcomes. International journal of radiation oncology，biology，physics，2012，82（5）：2004-2011.

[21] Zhang XB，Wang JH，Yan ZP，et al. Hepatocellular carcinoma with main portal vein tumor thrombus: treatment with 3-dimensional conformal radiotherapy after portal vein stenting and transarterial chemoembolization. Cancer，2009，115（6）：1245-1252.

[22] 冯爽，徐胜，王昊，等.原发性肝癌伴门静脉癌栓的放射治疗研究.中国辐射卫生，2015，24（5）：460-462.

[23] 芦东徽，唐隽，周俊平，等.三维适形放射治疗联合经皮肝动脉化疗栓塞不同序贯顺序治疗原发性肝癌伴门静脉癌栓的临床对照.中华肝脏病杂志，2015，23（3）：184-188.

[24] 吴志军，蔡晶，徐爱兵，等.三维适形放疗联合肝动脉化疗栓塞治疗肝癌伴门脉癌栓的临床观察，中华医学杂志，2011，91（40）：2841-2844.

[25] Tang QH，Li AJ，Yang GM，et al. Surgical resection versus conformal radiotherapy combined with TACE for resectable hepatocellular carcinoma with portal vein tumor thrombus：a comparative study. World journal of surgery，2013，37（6）：1362-1370.

[26] 黄九宁，黎功.肝癌伴门静脉癌栓放射治疗进展.肝癌电子杂志，2014，1（2）：53-57.

[27] Culleton S，Jiang H，Haddad CR，et al. Outcomes following definitive stereotactic body radiotherapy for patients with Child-Pugh B or C hepatocellular carcinoma. Radiotherapy and oncology：journal of the European Society for Therapeutic Radiology and Oncology，2014，111（3）：412-417.

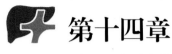

第十四章
肝癌门静脉癌栓的系统化疗

第一节 概 述

系统化疗又称全身化疗,主要通过口服、肌肉、静脉给予单药或者联合给药进行化疗。系统化疗的优点在于给药方便,操作简单,易于控制剂量。但过去认为,原发性肝癌对细胞毒类化疗药物并不敏感,很容易耐药,并且毒副作用较重,因此很少成为早期肝癌治疗的选择方案。系统化疗曾广泛应用于不能手术的晚期肝癌患者,但是因为其对晚期肝癌的疗效并不肯定,疗效甚微,一般单药的有效率<20%,而且晚期肝癌患者全身耐受情况较差,毒副作用较大,所以一直制约了这一技术的开展。

肝癌进展到晚期,往往合并有门静脉癌栓的出现,系统化疗对晚期肝癌患者,尤其是癌栓患者疗效较差的主要原因有以下几点:①晚期肝癌往往具有较大的肿瘤负荷,此时肝癌的大多数癌细胞是 G0 期细胞,不处在增殖周期中,往往对化疗不敏感;②由于晚期肝癌门静脉肝癌门静脉癌栓的出现,使得药物受门静脉血流的影响,肿瘤局部的药物浓度不够,治疗作用不够明显;③大多数的肝癌患者肝癌细胞表达有较高的多药耐药基因,肝癌普遍存在原发性耐药,加之肝微循环障碍和转化功能(如 CYP450 系统等)降低,使常规的化疗药物的吸收、分布、代谢和利用度差,难以达到预期的目的;四是在杀伤肿瘤细胞的同时对身体其他部位包括正常组织造成损伤,可引起明显的全身不良反应,尤其是对肝功能的损害,难以保证化疗的剂量强度和疗程的完整。

随着近年来医药科技、生物技术的不断发展,出现了越来越多高效低毒的新的化疗药物,并且一些传统的、老的化疗药物被高度提纯,副作用也越来越小,这一以往近乎被忽略遗忘的传统治疗手段越来越受到重视。

第二节 临床常用的化疗药物

目前临床上的常用的化学药物有:①氟尿嘧啶(5-FU)及其衍生物。这类药在体内转化为氟尿嘧啶核苷,可抑制胸腺嘧啶核苷合成酶,阻断尿嘧啶脱氧核苷转变为胸腺嘧啶核苷,从而影响 DNA 的合成,起到抗肿瘤的作用;②奥沙利铂(草酸铂,OXA)作为第 3 代金属铂类络合物,与其他铂类药物作用相同,即均以 DNA 为靶作用部位。铂原子与 DNA 形成交叉联结,阻断其复制和转录;③卡倍他滨(希罗达,XELODA)是阻止核酸生物合成的药物。口服后经肠黏膜吸收,在肝脏被羧基酰酶转化为无活性的中间体

5′- 脱氧 5′- 氟尿苷,经肝和肿瘤组织的胞苷脱氨酶作用转化为 5′- 脱氧 - 氟尿苷,最后在肿瘤组织内经胸苷磷酸化酶催化为 5-FU 而起作用;④吉西他滨(吉西他滨,GEMZAR)进入人体后由脱氧胞嘧啶激酶活化,由胞嘧啶核苷脱氨酶代谢,作为嘧啶类抗肿瘤药物,作用机制主要是在细胞内掺入 DNA,作用于 G1/S 期;⑤索拉菲尼(sorafenib)是一种多重激酶抑制剂,能抑制丝氨酸 / 苏氨酸激酶 Raf-1、VEGFR、PDGFR、FLT-3 和 C-kit 等多种受体的络氨酸激酶,从而抑制肿瘤细胞的生长和血管生成。⑥其他药物如多柔比星,三氧化二砷,丝裂霉素,长春新碱,羟喜树碱,甲氨蝶呤,顺铂或卡铂等。

第三节　临床常用的化疗方案

一、单药化疗

临床上最早应用的单药化疗药物有多柔比星、氟尿嘧啶、奥沙利铂等。近年来有报道对肝癌有效药物有表柔比星、吉西他滨和复方替加氟(优福定)等。

(一)蒽环类抗肿瘤药

多柔比星曾经作为原发性肝癌的标准化疗用药,但其毒副作用和化疗相关性死亡率高,难以在临床中推广。伊达比星是一种可以口服的蒽环类药物,有报道研究其单药治疗有效率(RR)为 17.5%,中位进展时间(TTP)为 4 个月,安全性好,但还缺乏大规模的临床验证。

(二)氟尿嘧啶类

氟尿嘧啶类药物是消化系统恶性肿瘤的基本用药,是第一个用于原发性肝癌的系统性化疗药物。应用中,加用亚叶酸钙可增加细胞内亚叶酸水平,从而增强疗效。作为一种细胞周期特异性抗代谢药,持续给药更符合药理学特点 Lencioni 报道应用去氧氟尿苷治疗的有效率为 17%;Yehuda 报告 37 例晚期肝癌患者接受卡培他滨治疗有效率为 11%,MST 为 10.1 个月。但总体有效率仍偏低,并且毒副作用较重。

(三)铂类

铂类属广谱有效的抗癌药,临床上较早应用的为顺铂。奥沙利铂是第三代铂类,已在消化道肿瘤中显示较顺铂有更好的疗效,且毒副作用少。但临床上一般作为联合用药,单用铂类药物的报道较少。

(四)吉西他滨

吉西他滨 II 期临床试验的研究方案是每周 1250mg/m^2,连用 3 周,停 1 周。有研究报道,晚期肝癌患者的 RR 达 17.8%,中位 TTP 12 周。最常见的毒性是骨髓抑制、血小板下降。

总体而言,单药化疗的疗效是非常有限,有效率一般不超过 20%。同样,单纯的全身化疗对于癌栓的治疗疗效不佳。樊嘉曾报道 18 例肝癌门静脉癌栓患者给予全身化疗后中位生存时间为 2 个月,1 年生存率为 5.6%,3 年及 5 年生存率均为 0。我们的资料也显示,406 例肝癌门静脉癌栓患者术中大网膜静脉内注入丝裂霉素 10mg,结果治疗组和对照组的生存率比较未见明显区别(表 14-1)。

表 14-1　肝癌的单药化疗

化疗药物	临床试验	患者数	有效率(%)
全身化疗			
多柔比星(单一化疗药)	Ⅱ/Ⅲ期	>1000	10-18
顺铂			
表柔比星	Ⅱ期	48	10
米托蒽醌	Ⅱ期	62	11
氟尿嘧啶、紫杉醇、伊立替康、吉西	Ⅱ期	118	16
他滨	Ⅱ/Ⅲ期	376	<10
抗雄激素			
干扰素	Ⅲ期	60	<10
他莫昔芬(激素类抗肿瘤药)	Ⅲ期	>1000	<10
奥曲肽(激素及有关药物/性激素及	Ⅲ期	60	<5
促性激素/促性腺激素)	Ⅲ期	7	<5
西奥骨化醇(维生素类药)	Ⅲ期	46	<5

二、联合化疗

近年来,随着新药的开发和新的联合化疗方案的推出,联合化疗在延长患者生存期、控制疾病发展以及提高生存质量方面具有重要的实际意义,并且效果优于单药化疗(表 14-2)。

(一)化疗药物联合干扰素

自 1993 年 Patt 报道了 5-FU 联合干扰素治疗能使肝癌疗效(有效率为 22%)提高以来,抗肿瘤药物联合化疗对肝癌门静脉癌栓的治疗研究有了很大的进展。基于 α- 干扰素能下调肝癌细胞多耐药基因的表达,可以提高对化疗的敏感性,因此形成了包含 α- 干扰素的多种化疗方案。如 Kaneko 等报道 5-FU、顺铂和干扰素的治疗方案对晚期肝癌门静脉癌栓患者有效。Sakon 等应用持续动脉灌注 5-FU(450mg/d,前两周)和皮下注射干扰素(5MU,30次)组成的化疗方案,发现这种化疗方案对于门静脉主干受侵犯的 HCC 患者有效。Urabe等联合持续动脉输注 5-FU 及皮下注射 α- 干扰素,治疗 16 例患者,有效率为 46.7%,中位生存期为 7 个月。Obi 等用同样的化疗方案治疗不能切除的肝癌伴门静脉主干癌栓患者 116例,1 年和 2 年生存率为 34% 和 18%,对照组为 15% 和 5%。完全缓解组患者 1 年和 2 年生存率分别为 81% 和 59%。在部分缓解组分别为 43% 和 18%。中位生存时间平均延长了 11个月。

(二)FOLFOX 方案

FOLFOX(氟尿嘧啶、亚叶酸钙及奥沙利铂灌注)方案常用于胃肠道肿瘤的化疗中。2013 年,以秦叔逵教授为主的研究团队,将 FOLFOX 方案应用于治疗晚期 HCC 的大型Ⅲ期临床研究(EACH 研究)取得成功,彻底颠覆了传统观念,改变了晚期 HCC 系统化疗缺乏标准方案的现状。

EACH 研究是一个开放的、多中心的随机对照Ⅲ期临床试验。这项研究招募了 371 例患者,中国患者占 75%(中国大陆 70%,中国台湾 5%),韩国患者(14%)和泰国(11%)。患者随机分为两组,接受 FOLFOX4 治疗或单独使用多柔比星。研究发现 FOLFOX4 组相比多柔比星组,在中位无进展生存期(mPFS)、反应率(RR)和疾病控制率(DCR)均有显著地优势（2.4 个月 vs 1.7 个月，8.6%vs 1.4% 和 44.0%vs 30.8%），并且在安全性和毒副作用方面更好。EACH 研究是一项由中国专家首任主要研究者（PI）的大型国际临床研究，首次证明了系统化疗（含奥沙利铂的方案）能为晚期 HCC 患者带来局部控制和生存获益。这是肝癌领域的一个重大突破，对中国、亚太地区乃至全世界都具有重要的实用价值和科学意义。

近几年，我们课题组也围绕 FOLFOX4 化疗开展临床治疗，但在临床实践中我们发现并非所有患者都具有良好的疗效。我们前期的结果证实全反式视黄酸（ATRA）可诱导肝癌干细胞的分化，增加肝癌干细胞对铂类化合物的敏感性（图 14-1），在此基础上我们使用改良的 FOLFOX 方案（ATRA 联合 FOLFOX4）治疗门静脉癌栓患者，发现疗效优于单独使用 FOLFOX4 方案，尤其对于 FOLFOX4 方案不敏感的患者，联合用药方案可取得令人满意的疗效（图 14-2，图 14-3）。

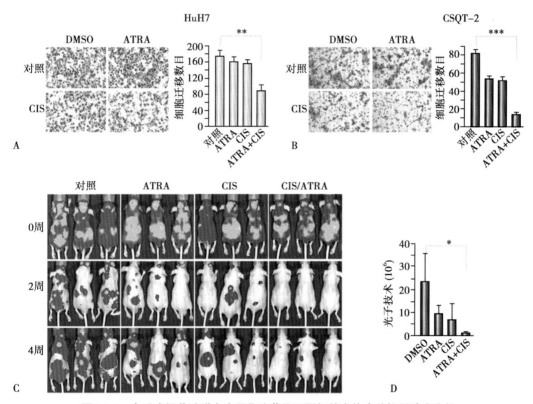

图 14-1　全反式视黄酸联合应用化疗药物可更好的在体内外抑制肿瘤生长

（三）GEMOX、XELOX 方案

近年来，各国学者积极探索，分别开展了奥沙利铂联合其他新一代抗肿瘤药物（如吉西他滨和卡培他滨）等治疗晚期肝癌的一系列临床试验，并且取得了令人鼓舞的数据。疗效较为确切的有 GEMOX 方案（奥沙利铂联合吉西他滨），XELOX 方案（奥沙利铂联合卡培他滨）。这些化疗方案均报道对晚期肝癌具有较好的疗效，并且具有较小的毒副作用。但总体来说，这些方案的疗效报道还缺少大规模、随机对照的临床研究数据，应当尽快弥补。

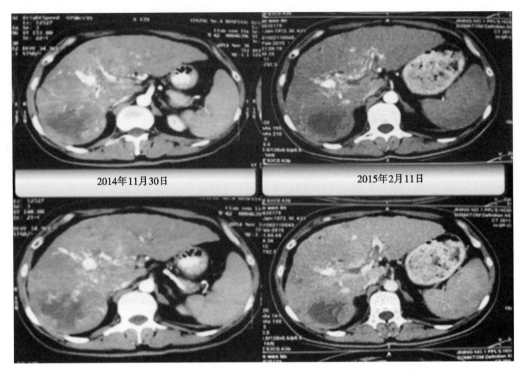

| 2014年11月30日 | 2015年2月11日 |

图 14-2　全反式视黄酸联合 FOLFOX 方案治疗晚期门静脉癌栓患者

（四）化疗药物联合靶向药物

索拉非尼是目前唯一获得美国食品药品管理局（FDA）和中国食品药品监督管理局（SFDA）批准治疗肝癌门静脉癌栓的靶向药物。2008 年一项全球多中心Ⅲ期双盲随机对照试验（SHARP），共纳入 602 例晚期肝癌患者，结果显示索拉非尼组和安慰剂对照组，中位生存期分别为 10.7 个月和 7.9 个月。一项亚组分析中，伴有肉眼可见的血管侵犯，即大部分为门静脉癌栓，索拉非尼组和对照组的总体生存时间分别为 8.1 个月和 4.9 个月。2009 年在亚太地区开展的晚期肝癌患者口服索拉非尼试验，与 SHARP 试验取得一致性结果，索拉非尼可以延长不可切除的晚期肝癌患者的总体生存期，索拉非尼组和对照组分别为 6.5 个月和 4.2 个月。

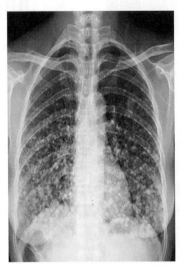

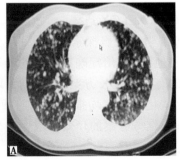

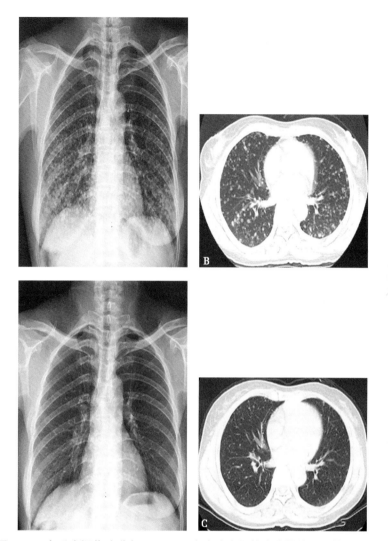

图 14-3　全反式视黄酸联合 FOLFOX 方案治疗门静脉癌栓伴双肺转移的患者

　　BCLC 分期系统认为肝癌门静脉侵犯为晚期疾病（C 期），同时推荐索拉非尼作为系统治疗药物。目前来自 AASLD 和 EASL 的指南大部分跟 BCLC 分期和推荐的治疗是相吻合的。

　　基于奥沙利铂的系统化疗和索拉非尼有潜在的协同作用，近几年的研究发现，系统化疗联合索拉非尼治疗中晚期肝癌取得了良好的效果。它不仅提高了 RR，而且延长了 TTP，PFS 和 OS。但临床上还缺少大规模、随机对照的研究。

　　近年来，随着分子生物学，基因组学，蛋白质组学的发展，开发出了一系列针对目标分子的分子靶向药物，有针对 EGFR，VEGF，PDGFR 等一系列的分子靶向药物，如阿帕替尼、瑞格非尼、乐伐替尼等，但其对癌栓的作用及其联合化疗药物对癌栓的作用，临床还缺少相关的随机对照研究。

表 14-2　肝癌的联合化疗

作者	化疗方案	病例数	癌栓部位	中位生存时间（月）	癌栓有效率	参考文献
Okada	（替加氟，MMC，MTX，CDDP，5-FU）	22	门静脉主干（3.9个月）			Hepatology（1992）
Patt Y Z	5-FU+α-干扰素	29			22	Cancer（1993）
Itamoto T	局部化疗（5-FU+DDP）	19	主干和一级分支	7.5	33	J Surg Onco（2002）
Ota H	局部化疗（5-FU+α-干扰素）	55	主干和一级分支	11.8	43.6	Br J Cancer（2005）
Obi S	局部化疗（5-FU+α-干扰素）	116	主干和一级分支	6.9	52	Cancer（2006）
Ishikawa	肝动脉灌注（依托泊苷，卡铂，表柔比星，5-FU，替加氟）	10	主干	15.2	33.3	World J Gastroenterol（2007）
Jun Yong Park	肝动脉灌注（5-FU+顺铂）	41	主干和一级分支	12	22	Cancer（2007）

第四节　总　　结

　　系统化疗是治疗恶性肿瘤的一种常见的有效治疗方法，但这一传统的治疗方法，在肝癌门静脉癌栓治疗中的应用并不广泛，一个原因是门脉癌栓患者病程偏晚，往往合并门脉高压、肝功能受损、腹水等并发症，全身耐受情况较差。另一个很重要的原因是，人们对传统的化疗观念根深蒂固，既往传统化疗毒副作用较强，并且肝癌耐药，总体疗效并不是很好，存在化疗加快患者病程的误区。随着新药的开发和医药技术的进步，越来越多的高效低毒的药物得到推广，并且越来越多的联合用药疗效得到证实，系统化疗在肝癌中的应用越来越广泛。但细胞耐药，仍然是肝癌化疗中无法逃避的门槛。如何对耐药的肝癌细胞诱导分化，进一步提高其敏感性，也许为肝癌化疗提供了另一种临床思路。

（石　洁、刘　华）

参 考 文 献

[1] 吴孟超. 原发性肝癌治疗的进展及展望. 第二军医大学学报，2002，23：1-4.

[2] Cheng SQ，Wu MC，Chen H，et al. Combination transcatheter hepatic arterial chemoembolization with thymosin a1 on prevention recurrence of hepatocellular carcinoma after hepatectomy. Hepato-Gastroenterology，2004，51：1445-1447.

[3] Komorizono Y，Kohara K，Oketani M，et al. Systemic combined chemotherapy with low dose of 5-fluorouracil and subcutaneous recombinant interferon alfa-2b for treatment of hepatocellular carcinoma.J Clin Oncol，2003，21：421-427.

[4] Cheng SQ，Wu MC，Chen H，et al.Tumor thrombus types influence the prognosis of hepatocellular carcinoma with tumor thrombi in the portal vein.Hepato-Gastroenterology，2007，54：499-502.

[5] YlehudaZ，Manal M，A1varoA，et al. Oral capecitabine for the treatment of hepatocellular carcinoma，cholangiocarcinoma，and gallbladder carcinoma. Cancer，2004，101：578-586.

[6] Zhu AX，Blaszkowsky LS，Ryan DP，et al. Phase Ⅱ study of gemcitabine and oxaliplatin in combination with bevacizumab in patients with advanced hepatocellular carcinoma. J Clin Oncol，2006，24：1898-1994.

[7] Hsu C，Chen CN，Chen LT，et al. Low-dose thalidomide treatment for advanced hepatocellular carcinoma. Oncology，2003，65：242-248.

[8] Masami Minagawa，Masatoshi Makuuchi.Treatment of hepatocellular carcinoma accompanied by portal vein tumor thrombus. World J Gastroenterol，2006，21；12（47）：7561-7567

[9] Liu L，Cao Y，Chen C，et al. Sorafenib blocks the RAF/MEK？ERK pathway，inhibits tumor angiogenesis，and induces tumor cell apoptosis in hepatocellular carcinoma ModeIPLC/PRF/5.Cancer Res，2006，66：11851.

[10] Ghassan K，Abou-Alfa，Lawrence Schwartz，et al. Phase Ⅱ study of sorafenib in patients with advanced hepatocellular carcinoma. J Clin Oncol，2006，24：4293-4300.

[11] Toru Ishikawa，Michitaka Imai，Hiroteru Kamimura，et al. Improved survival for hepatocellular carcinoma with portal vein tumor thrombosis treated by intra-arterial　chemotherapy combining etoposide，carboplatin，epirubicin and pharmacokinetic modulating chemotherapy by 5-FU and enteric-coated tegafur/uracil：A pilot study. World J Gastroenterol，2007，13（41）：5465-5470.

[12] 黄杨卿，程树群.化疗对肝癌伴门静脉癌栓治疗的现状和进展.肝胆外科杂志，2003，11：311-313.

[13] Cao H，Phan H，Yang LX. Improved chemotherapy for hepatocellular carcinoma. Anticancer Res，2012，32：1379-1386.

[14] Deng GL，Zeng S，Shen H. Chemotherapy and target therapy for hepatocellular carcinoma：New advances and challenges. World J Hepatol，2015，7：787-798.

[15] Hamanishi J，Mandai M，Matsumura N，et al. PD-1/PD-L1 blockade in cancer treatment：perspectives and issues. Int J Clin Oncol，2016，21：462-473.

[16] Han K，Kim JH，Ko GY，et al. Treatment of hepatocellular carcinoma with portal venous tumor thrombosis：A comprehensive review. World J Gastroenterol，2016，22：407-416.

[17] Kaneko S，Urabe T，Kobayashi K. Combination chemotherapy for advanced hepatocellular carcinoma complicated by major portal vein thrombosis. Oncology 2002，62 Suppl 1：69-73.

[18] Yu SJ，Kim YJ. Effective treatment strategies other than sorafenib for the patients with advanced hepatocellular carcinoma invading portal vein. World J Hepatol，2015，7：1553-1561.

[19] Yang MY，Jeong SW，Kim DK，，et al. Treatment of hepatocellular carcinoma with portal vein thrombosis by sorafenib combined with hepatic arterial infusion chemotherapy. Gut Liver，2010，4：423-427.

[20] Yang J，Yan L，Wang W. Current status of multimodal & combination therapy for hepatocellular carcinoma. Indian J Med Res，2012，136：391-403.

[21] Ishikawa T，Imai M，Kamimura H，et al. Improved survival for hepatocellular carcinoma with portal vein tumor thrombosis treated by intra-arterial chemotherapy combining etoposide，carboplatin，epirubicin and pharmacokinetic modulating chemotherapy by 5-FU and enteric-coated tegafur/uracil：a pilot study. World journal of gastroenterology，2007，13（41）：5465.

[22] Do Seon Song S H B，Song M J，Lee S W，et al. Hepatic arterial infusion chemotherapy in hepatocellular

carcinoma with portal vein tumor thrombosis. World J Gastroenterol，2013，19（29）：4679-4688.

[23] Sakon M，Nagano H，Dono K，et al. Combined intraarterial 5‑fluorouracil and subcutaneous interferon‑α therapy for advanced hepatocellular carcinoma with tumor thrombi in the major portal branches［J］. Cancer，2002，94（2）：435-442.

[24] Choi W Y，Bae S H，Song M J，et al. PE-085：A Randomized，Prospective，Comparative Study about Effects and Safety of Sorafenib vs. Hepatic Arterial Infusion Chemotherapy for Advanced Hepatocellular Carcinoma Patients with Portal Vein Tumor Thrombosis［J］. 춘·추계 학술대회（KASL），2016，2016（1）：162-163.

[25] Han K，Kim J H，Ko G Y，et al. Treatment of hepatocellular carcinoma with portal venous tumor thrombosis：A comprehensive review［J］. World journal of gastroenterology，2016，22（1）：407.

[26] Zhang Z. The strategies for treating primary hepatocellular carcinoma with portal vein tumor thrombus. HPB，2016，18：e313.

[27] Qin S，Bai Y，Lim HY，et al. Randomized，multicenter，open-label study of oxaliplatin plus fluorouracil/leucovorin versus doxorubicin as palliative chemotherapy inpatients with advanced hepatocellular carcinoma from Asia. J ClinOncol，2013，31：3501-3508.

[28] Qin S，Cheng Y，Liang J，et al. Efficacy and safety of the FOLFOX4 regimen versus doxorubicin in Chinese patients with advanced hepatocellular carcinoma：a subgroup analysis of the EACH study. Oncologist，2014，19：1169-1178 .

第十五章
肝癌门静脉癌栓的局部治疗

局部治疗又称微创治疗，是近几年来发展迅速的肝癌治疗方法。包括前述的经导管肝动脉化疗灌注（TACE）、三维适形放疗及经皮无水酒精注射（PEI）等。近年来发展起来的新技术新方法如射频、微波、氩氦刀冷冻、激光、高功率聚焦超声、超声消融术等。

局部治疗根据是否结合手术，又分为术中局部治疗和体外局部治疗。根据不同途径又分为放射介入局部治疗和超声介入局部治疗。本章重点阐述超声介入局部治疗方法在门静脉癌栓中的应用，主要包括超声介入下的门静脉穿刺药物灌注，超声引导下的激光治疗，超声引导下的射频消融，超声引导下的高功率聚焦超声治疗以及门静脉带碘 125 粒子支架植入等。

第一节　超声引导下的经皮门静脉穿刺药物灌注

随着超声技术的发展，通过超声介入治疗已成为肝癌局部治疗的一个主要发展方向。超声介入的特点是简便、直观、经济、有效、可重复。

自 1983 年 Surgiural 首创应用超声引导下经皮肝穿刺瘤内无水酒精注射术（PEI）以来，该方法已广泛应用于肝癌的治疗。无水酒精注射治疗有效地保证了肝癌细胞的坏死性改变，尤其是彩色多普勒超声的广泛应用可清晰显示门静脉结构和血流情况，能直接引导穿刺门静脉及置管，其准确性明显优于普通灰阶二维超声（图 15-1）。

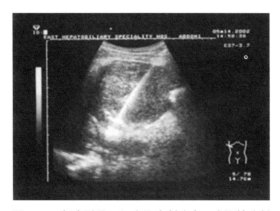

图 15-1　超声引导下经皮肝穿刺瘤内无水酒精注射

1990 年 Livraghi 等首次报道经皮肝穿刺注射无水酒精治疗 PVTT 获得成功。国内亦有 18 例肝癌门静脉癌栓经彩色多普勒超声引导肝门静脉穿刺注射无水酒精治疗的报道,15 例 (83.3%)有不同程度改善,其中 7 例(38.9%)癌栓消失,8 例(44.4%)表现为癌栓缩小或停止 发展,2 例(11.0%)左右支皆有癌栓者均无效,1 例(6.0%)因脑转移中断治疗。本方法主要 的副作用是部分患者有较明显疼痛,且对全身情况差、大量腹水、凝血功能不佳者应慎用。 因此强调掌握穿刺适应证、穿刺要点及必要的止痛是本技术的关键。

在超声引导下经皮肝直接穿刺 PVTT 多次注射无水酒精治疗后,相继有报道穿刺癌栓注射 白介素(IL-2)、碘油化疗药物混合液等进行治疗,均取得满意疗效,值得继续推广。对估计可手 术的患者术前行超声引导下经皮肝选择性门静脉栓塞化疗术(图 15-1),有助于预防术后复发和 减少术中出血,还可通过超声引导下经皮经肝选择性门静脉栓塞化疗术扩大手术切除的指征。

童颖等报道双重介入治疗 PVTT 1、2 年生存率分别为 75% 和 36.7%。经门静脉注药化 疗,不仅可以杀灭肝内残存的癌细胞,巩固局部治疗的效果,对影像学检查难以发现的门静 脉小分支内的癌栓亦有治疗作用,而且可以预防肝癌肝内的复发转移 。另一方面门静脉 血流缓慢,控制注药速度,肝内局部药物浓度高,可以提高化疗药物对肿瘤细胞的杀伤作 用,且全身反应小。徐国斌等回顾性研究 51 例肝癌门静脉主干癌栓患者,分别给予 TACE 联合 PEIT 治疗(26 例)和单纯 TACE 治疗(25 例),两组对癌栓的有效率 76.9% 对比 40% (P=0.019),中位生存时间为(12.85±6.02)个月 vs.(8.65±3.39)个月,结果提示对于肝癌门 静脉主干癌栓患者,TACE 联合癌栓 PEIT 治疗疗效优于单纯 TACE 治疗。因此临床上将 超声引导下瘤内注射无水酒精(PEI)多与肝动脉化疗栓塞术(TACE)联合应用治疗肝癌伴 PVTT,以取得更为理想的效果。

从肿瘤中心部位向外杀灭癌细胞的冷冻治疗和从外向内杀灭癌细胞的化疗联合应用可以 相互弥补各自的不足,在一定程度上有助于增强肿瘤效果,降低复发。对于形成门静脉癌栓者, 近期疗效亦令人满意。有报道采用 TACE+RF(射频)+SPVE+PEI 联合治疗 110 例中、晚期肝癌 门静脉癌栓患者,结果发现:门静脉癌栓消失 17 例,癌栓体积缩小、有血流通过或栓子缩小仅 占门脉管腔 1/2 以下者 57 例,有效率 67.3%,为门静脉癌栓的保守治疗开辟可一条新途径。

第二节　超声引导下的经皮激光消融治疗

利用激光的方向性和对组织的汽化作用,实施对门静脉癌栓的治疗,达到疏通门脉血 管,消除癌栓的作用。方法是:彩色多普勒超声仪显示清楚癌栓支门静脉后,分别定位左、 右及主干穿刺点,以 18G 穿刺针取与所需治疗癌栓门静脉干相对平行方向,行经皮、经肝门 静脉穿刺,穿刺针准确穿入癌栓的中心轴,直至癌栓的最前端,插入光纤到癌栓的前端,开 启半导体激光治疗仪(英国 DIOMED 公司),功率 30W,脉冲时间 0.3～0.4s,间隔 1s,脉冲 激光照射,直至整段癌栓被消融。一并缓慢退出穿刺针和光纤,在退出肝表面前于正常肝 组织内停留,并以 3w 功率激光光凝针道,达到止血。对有明显出血倾向者,于在针道内注 入创血封止血。东方肝胆外科医院陆正华报道了这种新技术的疗效,结果:108 例肝癌门静 脉癌栓患者行激光消融治疗后,1 年、2 年、3 年的生存率分别为 55.56%、35.20%、20.30%。 53 例 LA 治疗后生存满 1 年的患者,可观察到癌栓有 3 种不同的变化情况:①LA 后癌栓萎 缩,直至癌栓消失,20 例;②LA 后癌栓萎缩,门静脉呈蜂窝状变,18 例;③LA 后癌栓部缩小甚至继续生长,门静脉增宽,15 例。13 例癌栓部分阻塞者,癌栓的截面积在 6 个月时明显缩小。95 例术前门静脉癌栓支完全无血流信号的患者,行 LA 后第一天均再次观察到彩色血流信号,行 LA 后 1 月 76(95)例癌栓部位门静脉支观察到彩色血流信号,3 个月有 64(91)例,6 个月有 52(71)例,1 年有 32(42)例,2 年有 10(14)例,3 年有 3(5)例。接受治疗后患者临床症状、肝功能和腹水均得到不同程度的改善。

Sun B 回顾性分析了 43 例男性患者原发性肝癌合并 PVTT 患者,将患者随机分配到激光消融组和放疗组。激光消融组 21 例接受在超声引导下经皮激光消融同时注入门静脉化疗药物丝裂霉素和氟尿嘧啶。放射治疗组 22 例接受 x 射线在三维适形放疗(3D-CRT),每天一次,共 10 天。结果提示:与放疗相比,激光消融可以减少术后并发症如肢体疲劳、腹水、上消化道溃疡和出血等。激光消融组和放射治疗组肿瘤总缓解率[完全缓解(CR)+ 部分缓解(PR)]分别为 61.9%(13/21)和 31.8%(7/22)($P<0.05$),激光消融治疗疗效优于放疗组。我们也在离体实验中进行激光消融,认为在功率 25W 的条件下,经过 20 秒的消融时间效果比较确切(图 15-2)。因此认为肝癌门静脉癌栓的激光消融治疗是一种疗效可靠、技术安全的门静脉癌栓治疗新方法。

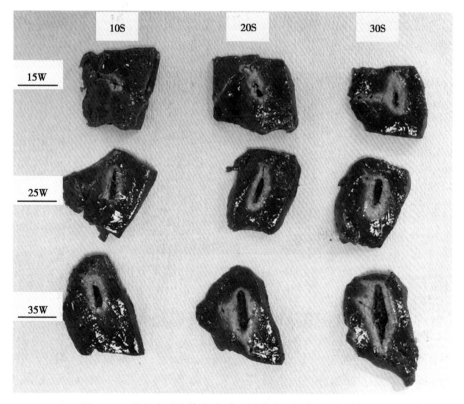

图 15-2　激光消融离体实验对不同功率不同作用时间的评估

第三节　超声引导下的射频消融

射频是一种频率达到每秒 15 万次的高频振动。人体是由许多有机和无机物质构成的复杂结构，体液中含有大量的电解质，如离子、水、胶体微粒等，人体主要依靠离子移动传导电流。在高频交流电的作用下，离子的浓度变化方向随电流方向为正负半周往返变化。在高频振荡下，两电极之间的离子沿电力线方向快速运动，由移动状态逐渐变为振动状态。由于各种离子的大小、质量、电荷及移动速度不同，离子相互摩擦并与其他微粒相碰撞而产生生物热作用。由于肿瘤散热差，使肿瘤组织温度高于其邻近正常组织，加上癌细胞对高热敏感，高热能杀灭癌细胞，而副作用不发生。目前临床上最常用的方法，是在 B 超引导下，将射频发生器产生的射频，经射频针定点发射到肿瘤中心，使肿瘤带电，在高频交流电作用下，瘤内离子往复高频振动，离子间摩擦产热，热度可达 40～60℃，肿瘤组织不比正常组织耐热，这样的温度足以使肿瘤细胞脱水，细胞内蛋白变性，细胞凝固、坏死。目前临床上报道对于肝脏内直径小于 5cm 的肿瘤，射频消融能够取得与手术相当的临床疗效。

Mizandari M 等报道使用血管内消融导管对门静脉癌栓进行射频消融。首先在 B 超引导下经皮穿刺将 0.035 英寸的导管引入肝内门静脉，后经引导导管行数字减影血管造影，血管内将射频设备插入。观察 6 例患者，均未观察到射频引起的并发症，如出血、穿孔或感染。术后门静脉造影术显示门静脉的部分再通率达 100%。我们也针对门静脉分支癌栓（Ⅰ、Ⅱ型）进行射频消融，未出现大出血、胆漏等重大并发症如图 15-3。因此射频消融门静脉癌栓是相对安全可行的。

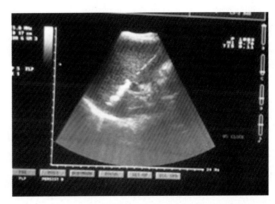

图 15-3　超声引导下门静脉癌栓射频消融治疗

第四节　高功率聚焦超声

高功率聚焦超声（high-intensity focused ultrasound）是一种既能定位又能瞬间产生高温的低创伤性新技术，HIFU 治疗肝癌的研究已有十余年历史。国内外的研究表明，HIFU 体外非创伤性治疗肝癌是一种有效、安全、可行的治疗手段。由于受到人体肋骨对超声的阻挡以及超声定位的限制，目前还有待于技术上的更大突破。高功率聚焦超声不需要穿刺，相对于射频、微波和冷冻而言，是一种更微创的技术，因此对不宜手术的肝癌患者是更理想的一种治疗手段，对门静脉癌栓治疗而言，理论上是一种更微创更有效的方法。

高强聚焦超声的治疗原理主要是应用超声的热效应和空化效应使局部感兴趣区发生凝固性坏死。对 PVTT 的治疗，可以取得明显疗效并缓解症状。黄宏等探讨了 HIFU 治疗肝癌门静脉癌栓的临床疗效。他们用 JC 型聚焦超声肿瘤治疗系统：频率 0.8MHz，焦域平均值：1.3mm，焦距 135mm，治疗功率 180～220w，治疗时间 4500～6000 秒。对 6 例门脉癌栓行 HIFU 治疗后观察患者治疗前后的临床症状，用影像学变化来评价 HIFU 的临床疗效。结果该组 6 例门脉癌栓经过 HIFU 治疗 1～2 周后，临床症状明显好转。4 周左右影像学复查均可显示癌灶明显缩小或消失，门脉的梗阻情况均明显改善，故认为 HIFU 治疗门脉癌栓是有效和可行的，为门脉癌栓的治疗提供了新的手段。

另有报道将 8 例合并门静脉癌栓的原发性肝癌的患者进行超声引导下穿刺在癌栓内注入碘油化疗药物混悬液并接受 HIFU 治疗，1 例患者由于初期经验不足出现肠系膜上静脉异位栓塞，但无其他相关并发症出现。全部患者 X 线摄片示门脉癌栓内碘油致密沉积，MRI 或 CT 检查示门脉癌栓血供消失，随访 4 例患者门脉癌栓缩小或消失。还有报道 26 例晚期肝癌合并 PVTT 患者的 33 支门静脉主干和（或）第 1 级门静脉分支内癌栓进行 HIFU 治疗，治疗前 6 例 8 支门静脉充满型癌栓的 CDFI 无血流信号，癌栓呈低或等回声，治疗 2～3 次后 7 支 PVTT 的癌栓转变为中等回声或强回声，癌栓体积较治疗前缩小 1/2～1/3，门静脉内见到血流信号；5 次治疗后，8 支门静脉癌栓内见到血流信号，肝功能、腹水及生活质量有不同程度的改善；20 例 25 支非充满型 PVTT 经过 3～5 次治疗后，癌栓回声没写增强，体积缩小至原来的 1/2～1/5，门静脉内见到连续稳定的再通血流信号。

超声引导下门脉癌栓内药物注射结合 HIFU 技术给门静脉癌栓的治疗提供了又一种相对安全的治疗方法，目前虽然尚需大量数据及临床资料验证，但不失为门静脉癌栓的治疗发展方向之一。同时有报道证明超声造影剂微泡存在的情况下可有效减少 HIFU 剂量，增加疗效，并减少 HIFU 副作用。

第五节　超声引导下门静脉内置入支架术

通过超声引导下经皮肝穿刺置入内支架也是目前门静脉癌栓的姑息治疗方法之一，超声可直接显示门静脉情况，癌栓范围，操作简单，安全，对患者损伤小。这种方法对肝癌的远处转移无治疗作用，但可以缓解门脉高压，减少消化道大出血，减缓腹水的形成。有报道 3 个月、6 个月、12 个月生存率分别为 43.8%、25.0%、12.54%。经皮穿刺至植入带有 [125]I 粒子的门静脉支架，在打通门脉的同时又针对癌栓给予内放射治疗，是近几年新兴的治疗门静脉癌栓的方法。广州中山大学附属医院曾回顾性分析 TACE 联合 [125]I 粒子门静脉支架治疗门静脉癌栓的临床疗效和安全性。该研究收集了 56 例晚期肝癌门静脉癌栓患者。患者分成两组：一组患者肝动脉化疗栓塞联合门静脉支架，另外一组患者肝动脉化疗栓塞治疗联合带有 [125]I 粒子门静脉支架植入。两组的平均生存时间（mOS）分别为 5.7 个月和 8.9 个月（$P<0.05$）。两组的中位肿瘤进展时间（mTTP）分别为 5.3 个月和 7.9 个月（$P<0.05$）。该研究结果表明，TACE 联合 [125]I 粒子门静脉支架能有效改善肝癌门静脉癌栓患者预后。Yang M 等报道 PVTT 患者门静脉植入 [125]I 粒子条和 TACE 联用，疗效优于单独 TACE，并可显著增加门静脉再通率。国外有应用钇 -90（Y90）微球治疗 PVTT 患者的报道，又称为经肝动脉放疗性栓塞（Transarterial arterial radio-embolization，TARE），其既可栓塞肿瘤血管又可通过定向放疗杀死肿瘤，总体疗效优于 TACE。但是，目前尚无内放射治疗的统一剂量标准。

第六节　门静脉局部栓塞术

门静脉栓塞术（portal vein embolization，PVE）可使栓塞侧肝叶萎缩，非栓塞侧肝代偿性增生，最先应用该技术主要是使不能直接手术切除的肝癌患者获得手术切除的机会，扩大了手术指征。

1986 年 Kinoskita 首次采用门静脉栓塞术来治疗原发性肝癌。由于 PVE 安全有效，后来才考虑应用于门静脉癌的单独和综合治疗。门静脉栓塞术常用的栓塞材料有：纤维蛋白胶（fibrin glue）、氰基丙烯酸＋碘油、吸收性明胶海绵＋凝血酶，弹簧圈，微粒（如 PvA 颗粒）等。PVE 的实施途径有经超声引导下经皮经肝门静脉栓塞术、经开腹手术中经回结肠静脉插管门静脉栓塞术和经腹腔镜下经回结肠静脉插管门静脉栓塞术。根据穿刺方法又可分为：同侧穿刺（穿刺与栓塞部位在同侧）和对侧穿刺（在穿刺的对侧栓塞），目前超声引导下经皮经肝门静脉栓塞术最为常用。文献报道 PVE 后行肝癌肝切除 5 年总存活率为 32.2%～55.6%。TACE 可增强 PVE 效果，TACE 结合 PVE 可增加患侧肝萎缩并提高肝癌坏死程度。PVE 治疗门静脉癌栓至今还没有大样本的文献报道，我们也开展了门静脉癌栓的 PVE 治疗（图 15-4），初步结果显示 PVE 对癌栓生长有较好的抑制作用。

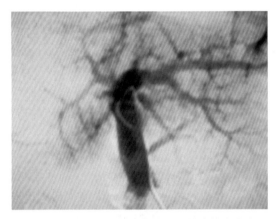

图 15-4　经皮肝穿刺门静脉行门静脉栓塞治疗

第七节　局部治疗的疗效评价

门静脉癌栓的局部治疗方法很多，技术层出不穷。即使如此，癌栓治疗的总体疗效仍不乐观。究其原因，主要有以下几个方面：①癌栓的发病机制还很不清楚，目前对癌栓的治疗仅局限于癌栓的标，远未及其发生发展的本，或癌栓的源头或"种子"；②由于现代影像技术的限制，对癌栓的范围、门静脉末支内的情况还不易显示，局部治疗只是治疗癌栓的冰山一角，远未彻底，导致局部治疗后残留或复发很高；③各种治疗方法各有特点，较难相互对照比较，目前还没有一种公认的癌栓治疗特别方法。总体而言，门静脉内无水酒精注射或化疗药物注射方法简单，对范围较小的癌栓（如 1～2cm 癌栓）是一种合理且有效的方法，值得推广，但缺点是易致门静脉阻塞。

　　门静脉激光消融虽可凝固癌栓，但因激光探头细，消融距离短，一次治疗也只能消融很小范围的癌栓，故也只能治疗范围较小的癌栓，而且如在操作时探头不慎指向门静脉内膜，易损伤门静脉内膜致癌栓细胞破壁穿透转移，临床运用也受到很大限制。高功率聚焦超声从原理来说应当高温凝固癌栓，不易疏通血管，在实践上又受到肋骨阻挡的干扰，且机器庞大，费用昂贵。又因临床报道样本少，缺乏严密的对照，因此很难对高功率聚焦治疗癌栓的疗效作一准确评估，还须临床进一步检验和观察。超声引导下门静脉内置入支架术就降低门静脉压力可能有一定的作用，但对癌栓的发展可能还须配合放疗或其他辅助治疗。门静脉局部栓塞术是控制和延缓癌栓发展的有效方法，且安全可靠，但一般应用于癌栓一级分支或二级分支内，对主干内癌栓可能无法操作或有一定的治疗风险。TACE 结合门静脉局部栓塞术可能是目前治疗癌栓行之有效的好方法，但还须进行 RCT 研究得以肯定。

　　总之，局部治疗发展很快，但对癌栓的疗效还很有限，目前只能消除或稳定较小范围内的癌栓。今后有必要创新新技术和新方法，研究超声消融、纳米微粒、生物导弹等对癌栓治疗的应用。从临床研究方面入手，有必要在癌栓分型标准基础上，进行更多前瞻性的随机对照研究，以评价目前现有技术、方法对癌栓治疗的价值，从中选择最佳的治疗方案。

（郭卫星）

参 考 文 献

[1] Uflacker R. Applications of percutaneous mechanical thrombectomy in transjugular intrahepatic portosystemic shunt and portal vein thrombosis. Tech Vasc lnterv Radiol，2003，6：59-69.

[2] 林礼务，何以牧，高上达，等 . 超声介入无水酒精治疗门静脉癌栓的探讨 . 中华超声影像学杂志，2001，10（2）：81-83.

[3] 陆正华，沈锋，袁国新，等 . 肝癌门静脉癌栓的经皮激光消融治疗 . 中华外科杂志，2004，42（9）：566-569.

[4] 龚高全，王小林，周康荣，等 . 肝癌伴门静脉癌栓的金属内支架治疗的初步研究 . 临床放射学杂志，2003，22（6）：498-500.

[5] 童颖，杨甲梅，徐峰，等 . 原发性肝癌伴门静脉癌栓的 TACE+PVC 联合治疗 . 中华现代外科杂志，2004，1（5）：402-404.

[6] 徐国斌，熊斌，龙清云 . 联合介入治疗对原发性肝癌合并门静脉主支瘤栓的疗效观察。中华肝脏病杂志，2013，21（5）：367-371.

[7] Sun B，Luo M，Lu Z，et al. Clinical studies of laser ablation in treatment of primary liver carcinoma-associated portal vein tumor thrombus. Clin Appl Thromb Hemost，2010，16（6）：694-697.

[8] Mizandari M.，Ao G.，Zhang Y.，et al. Novel percutaneous radiofrequency ablation of portal vein tumor thrombus：safety and feasibility.CardioVascular and Interventional Radiology，2013，36（1）：245-248.

[9] 黄宏，陈康成，陈冬花 . 高强度聚焦超声治疗门脉癌栓的初步观察 . 现代肿瘤杂志，2006，14（9）：1116-1118.

[10] 朱辉，陈文直，黎克全，等 . 超声引导药物注射结合高强度聚焦超声治疗门静脉癌栓的初步观察，中国超声医学杂志，2004，20（1）：73-75.

[11] 李娜，费兴波，周坤，等 . 高强度聚焦超声治疗门静脉癌栓 . 中华医学超声杂志，2005，2（3）：162-165.

[12] 吴孟超，程树群 . 肝癌微创外科治疗的现状和展望 . 中国微创外科杂志，2005，5：85-87.

[13] 程树群，周信达，汤钊猷，等 . 碘化油与高功率聚焦超声破坏肝组织的协同升温效应研究 . 中国超声医

学杂志，1997，13（4）：1-4.

[14] 程树群，周信达，汤钊猷，等．高功率聚焦超声高温破坏肝肿瘤的影像学检测．中华超声影像学杂志，1997，6（2）：4-7.

[15] Cheng SQ，Zhou XD，Tang ZY，et al. Iodized oil enhances the thermal effect of high-intensity focused ultrasound in the treatment of experimental liver cancer .J Cancer Res Clin Oncol，1997，123（12）：639-644.

[16] Cheng SQ，Zhou XD，Tang ZY，et al. Ultrastructural observation of liver tissue ablation induced by high-intensity focused ultrasound .Chin J New Gastroenterol. 1997，3（3）：134-136.

[17] 程树群，周信达，汤钊猷，等．碘化油协同高功率聚焦超声对肝癌的治疗作用．中华实验外科杂志，1998，15（1）：23-24.

[18] 程树群，周信达，汤钊猷，等．高功率聚焦超声破坏肝肿瘤的病理学改变．中华实验外科杂志，1996，13（3）：136-137.

[19] Cheng SQ，Zhou XD，Tang ZY，et al. Effects of high-intensity focused ultrasound and anti-angiogenic agents on the ablation of experimental liver cancer. Chin J Dig Dis，2000，1（1）：35-38.

[20] Chuan-Xing L，Xu H，Bao-Shan H，et al. Efficacy of therapy for hepatocellular carcinoma with portal vein tumor thrombus: chemoembolization and stent combined with iodine-125 seed. Cancer Biol Ther，2011，12（10）：865-871.

[21] Yang M，Fang Z，Yan Z，et al. Transarterial chemoembolisation（TACE）combined with endovascular implantation of an iodine-125 seed strand for the treatment of hepatocellular carcinoma with portal vein tumour thrombosis versus TACE alone: a two-arm，randomised clinical trial. J Cancer Res Clin Oncol，2014，140（2）：211-219.

[22] Lau WY，Sangro B，Chen PJ，et al. Treatment for hepatocellular carcinoma with portal vein tumor thrombosis: the emerging role for radioembolization using yttrium-90. Oncology，2013，84（5）：311-318.

[23] Abdalla EK，Hicks ME，Vauthey JN. Portal vein embolization: rationale，technique and future prospects. Br J Surg，2001，88：165-175.

[24] Hirohashi K，Tan aka H，Tsukamoto T，et al. Limitation of portal vein embolization for extension of hepatectomy indication in patients with hepatocellular carcinoma. Hepatogastroenterology，2004，51：108 1087.

[25] Aoki T，Imamura H，Hasegawa K，et al. Preoperative arterial and portal venous embolizations in patients with hepatocellular carcinoma. Arch Surg，2004，139：766-774.

[26] Kinoshita H，Sakai K，Hirohashi K，et al. Preoperative portal vein embolization for hepatocelular carcinoma. World J Surg，1986，10（5）：803-808.

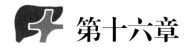

第十六章
肝癌门静脉癌栓的肝移植治疗

第一节 简 述

自从 1963 年 Starzl 在全球实施首例临床原位肝移植以来,其作为一种治疗终末期肝病的有效方法已得到普遍的认同并广泛应用。从理论上来说,肝移植既去除了肿瘤,同时又清除了产生肿瘤的土壤——肝实质本身,肝移植是最终也是唯一可能根治肝癌的治疗手段。

我国肝移植研究始于 1973 年,武汉同济医学院裘法祖、夏穗生教授率先在国内开展肝移植的动物实验。1977 年,上海瑞金医院开展了国内首例肝移植。至 1985 年,我国有 18 个医疗单位共实施肝移植 57 例,由于技术不成熟和受体多选择晚期肝癌等原因,移植疗效不佳。3 个月的存活率仅为 29%,最长存活时间不足 9 个月。之后,我国肝移植几乎处于停滞状态。20 世纪 80 年代后期,由于新一代免疫抑制剂环孢素及保存液(UW)的应用,全国再次掀起肝移植的研究热潮。至 1997 年,我国已有 24 个医疗单位开始实施临床肝移植,肝移植数逐年增加,1998 年有 78 例,1999 年有 115 例。至 2000 年,全国已有 30 个单位施行肝移植,当年移植总例数已经达到 258 例。进入 21 世纪后,我国肝移植呈高速发展态势,至 2005 年,我国内地年肝移植已达 2960 例,为肝移植手术的一个高峰,开展肝移植单位超过 200 个单位,围术期病死率已下降至 5% 以下。随后肝移植例数稍有下降且渐渐平稳,约每年 2000 例左右。至 2014 年,中国肝移植总例数已达 26 751 例。随着肝移植适应证的不断扩大,手术不断改进,对肝移植的疗效和并发症积累了较多经验,尤其是对肝移植适应证和疗效有了更客观的评价。

第二节 肝移植适应证及注意事项

一、适应证

在实际临床工作中,肝癌肝移植之后实际疗效并不乐观,肝移植后肿瘤又会在新肝上转移或复发,而且复发率也高。因此,国外对肝癌肝移植制定了非常严格的适应证,1996 年 Mazzaferro 等在国际上率先提出了 Milan 标准:①单个肿瘤结节直径≤5cm;②多结节者≤3 个,最大直径≤3cm;③无大血管浸润,无淋巴结或肝外转移。Milan 标准至今仍是使用范围最广、最常用的标准。随后,如 Pittsburgh 改良 TNM 标准、UCSF 标准等其他标准也相继被提出,均是在 Milan 标准的基础上进行补充或修改。但是,肝癌肝移植在总的肝移植例数中的比例一直处于较低水平。

二、注意事项

门静脉癌栓属于肝癌伴大血管侵犯，已超出 Milan 标准，属于肝移植治疗的禁忌证。

第三节　肝移植疗效

一、影响肝癌肝移植预后的危险因素

不论国内国外，肝癌行肝移植的适应证是采用 TNM 分期或 Milan 标准，门静脉癌栓都是决定肝移植预后的一个重要危险因素。Iwatsuki 通过对 334 例肝细胞癌肝移植患者的多因素分析，发现肿瘤最大径、双叶分布和血管侵犯是影响其预后的 3 个独立危险因素。

天津市第一人民医院报道 872 例肝癌肝移植的预后，发现影响术后累积生存率的独立因素有术前 AFP、肿瘤双叶分布、门静脉主干或分支癌栓等，影响术后无瘤生存率的独立危险因素有肿瘤的双叶分布、门静脉主干或分支癌栓、镜下微血管浸润以及合并淋巴结侵犯或远处转移等。复旦大学附属中山医院报道肝癌肝移植预后的独立危险因素为门静脉癌栓。由此可见，门静脉主干癌栓不仅反映了肝癌进展的晚期，同时决定了肝移植预后极差。

正因为此，国内多家移植中心积极探索制定符合中国国情的肝癌移植标准。如浙江大学医学院附属第一医院的"杭州标准"：①无大血管侵犯和肝外转移；②肿瘤累计直径≤8cm；或肿瘤累计直径>8cm，但术前 AFP≤400ng/，且组织学分级为高、中分化。郑树森教授团队通过对 6012 例肝癌肝移植患者的回顾性分析，发现杭州标准与 Milan 标准相比，不仅能够让更多的患者接受肝移植治疗，而且疗效近似。复旦大学肝癌研究所提出了"上海复旦标准"：单个肿瘤直径≤9cm，或多发肿瘤数目≤3 个且每个肿瘤直径均≤5cm，所有肿瘤直径总和≤9cm，无大血管侵袭、淋巴结转移及肝外转移。樊嘉等在对 948 例肝癌肝移植的病例资料进行分析，发现上海标准比 Milan 标准纳入了更多患者，且长期预后无显著差异。但是，上述两个中国标准都将门静脉癌栓列在肝移植手术适应证之外（表 16-1）。

表 16-1　肝移植治疗肝癌门静脉癌栓的疗效比较

通讯作者	例数	DFS（%）			OS（%）			期刊
		6 个月	1 年	2 年	6 个月	1 年	2 年	
郑树森	24	51.5	23.2	0	66.7	29.5	23.6	Hepatobiliary Pancreat Dis Int
沈中阳	128				78.1	51.6	29.7	中华器官移植杂志
王昌明	27	58.3	37.1	37.1	79.2	57.1	51.4	中华器官移植杂志
傅志仁	74				90.5	74.3		中华肝胆外科杂志

二、肝癌门静脉癌栓肝移植的疗效评价

虽然外界普遍认为肝癌门静脉癌栓肝移植的疗效极其有限，但国内多家移植中心还是做了大量的尝试，疗效报道不一。如郑树森报道了 24 例肝癌门静脉癌栓患者行肝移植，6

个月、1年、2年累积生存率分别为66.7%、29.5%和23.6%,均高于手术切除＋癌栓取出组(27例)的33.3%、22.2%和14.8%。沈中阳报道了128例肝癌门静脉癌栓患者行肝移植,6个月、1年、2年的累积生存率分别为78.1%、51.6%、29.7%。其中癌栓未累及门静脉主干(Ⅰ组)患者6个月、1年、2年的累积生存率分别为78.7%、57.3%、36.9%,而癌栓累及门静脉主干(Ⅱ组)患者6个月、1年、2年的累积生存率分别为77.4%、43.4%、18.9%,两组间比较有显著差异。王昌明报道了27例肝癌门静脉癌栓患者行肝移植,6个月、1年、2年的累积生存率分别为79.2%、57.1%、51.4%。傅志仁报道了肝癌不伴癌栓、肝癌伴门静脉癌栓Ⅰ、Ⅱ期及肝癌伴门静脉癌栓Ⅲ、Ⅳ期三组行肝移植,术后1年存活率分别为86.6%、84.0%及54.2%(表16-1)。我们不难发现,相对于门静脉主干癌栓,肝癌伴早期门静脉癌栓行肝移植治疗具有较好的效果。因此,国内专家建议,虽然肝癌门静脉癌栓肝移植总体疗效很不乐观,但在供体充足的情况下,肝癌伴Ⅰ、Ⅱ期门静脉癌栓可以考虑行姑息性肝移植治疗。

第四节　肝移植并发症

1. 出血并发症　是肝移植后早期最常见的并发症,包括腹腔内出血和消化道出血,发生率为10%～15%。

2. 感染并发症　是造成肝移植后早期死亡的重要原因,发生率为50%～75%,病死率高达65%。

3. 胆道并发症　是影响肝移植后近期及远期生存率的重要并发症,发生率仍高达10%～25%,以胆瘘、胆管狭窄最常见,约占70%。

4. 排斥反应　急性排斥通常发生在肝移植后一两周,发生率约为20%～50%;慢性排斥反应发生在肝移植后1年左右,发生率为2%～5%。

5. 急性肾衰竭　通常指发生在肝移植后30天以内,是肝移植后常见且严重的并发症,发生率达12%左右。

第五节　展　　望

肝移植局部更换了肝脏器官,但仍不能控制其术后复发或转移,尤其是门静脉有癌栓者,说明患者全身可能还隐藏着更细微的病灶。因此,术前配合化疗,术中注意无瘤操作,术后再配以综合治疗至关重要。目前已有报道术前、术后化疗有助于提高肝癌肝移植疗效。另外,还应注重生物免疫治疗、中医中药辅助治疗等。总之,提高肝癌肝移植疗效的途径仅依靠移植本身是不行的,全身治疗也非常重要。今后在临床上,还需要更大量的前瞻性随机对照研究以检验这些新技术和新方法的可行性、先进性。

(周　彬)

参 考 文 献

[1] 中国肝移植注册.1980～2010年中国肝移植总体情况.中华移植杂志(电子版),2011,5(4):267-269.

[2] 栗光明,邢冰琛.肝癌肝移植进展.肝癌电子杂志,2015,2(1):10-13.

[3] Vincenzo M,Enrico R,Roberto D,et al. Liver transplantation for the treatment of small hepatocellular

carcinomas in patients with cirrhosis. N Engl J Med, 1996, 334 (11): 693-699.

[4] Marsh J W, Dvorchik I, Bonham C A, et al. Is the pathologic TNM staging system for patients with hepatoma predictive of outcome? . Cancer, 2000, 88 (3): 538-543.

[5] Francis YY, Linda F, Nathan MB, et al. Liver transplantation for hepatocellular carcinoma: expansion of the tumor size limits does not adversely impact survival. Hepatology, 2001, 33 (6): 1394-1403.

[6] Iwatsuki S, Dvorchik L, Marsh J W, et al. Liver transplantation for hepatocellular carcinoma: a proposal of a prognostic scoring system. J Am Coll Surg, 2000, 191 (4): 389-394.

[7] 沈中阳, 朱志军, 郑卫薛, 等. 影响原发性肝癌患者肝移植预后的危险因素分析. 中华普通外科杂志, 2007, 22 (4): 241-245.

[8] 贺轶锋, 樊嘉, 周俭, 等. 影响肝癌肝移植预后的高危因素分析及诊治经验. 中华医学杂志, 2006, 86 (18): 1232-1235.

[9] Zheng S S, Xu X, Wu J, et al. Liver transplantation for hepatocellular carcinoma: Hangzhou Experiences. Transplantation, 2008, 85 (12): 1726-1732.

[10] Xu X, Lu D, Ling Q, et al. Liver transplantation for hepatocellular carcinoma beyond the Milan criteria. Gut, 2016, 65: 1035-1041.

[11] 樊嘉, 周俭, 徐泱, 等. 肝癌肝移植适应证的选择: 上海复旦标准. 中华医学杂志, 2006, 86 (18): 1227-1231.

[12] 樊嘉, 杨广顺, 傅志仁, 等. 肝癌肝移植适应证标准——验证及在思考. 器官移植, 2010, 1 (3): 155-157.

[13] Xu X, Zheng S S, Liang T B, et al. Orthotopic liver transplantation for patients with hepatocellular carcinoma complicated by portal vein tumor thrombi. Hepatobiliary Pancrear Dis Int, 2004, 3 (3): 341-344.

[14] 郑虹, 高伟, 朱志军, 等. 肝移植治疗肝细胞癌合并门静脉癌栓的疗效评价. 中华器官移植杂志, 2009, 30 (8): 484-486.

[15] 崔龙, 张同琳, 修典荣, 等. 原发性肝癌合并门静脉癌栓肝移植术后 27 例随访报告. 中国现代医药杂志, 2006, 8 (8): 10-12.

[16] 王海梁, 丁国善, 郭闻渊, 等. 癌栓分型对肝癌伴门静脉癌栓患者肝移植术预后的指导意义. 中华肝胆外科杂志, 2009, 15 (10): 745-747.

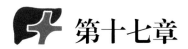 第十七章
肝癌门静脉癌栓的内科支持治疗

肝癌门静脉癌栓的内科支持治疗，主要是指对肝癌门静脉癌栓患者的非手术创伤性的支持性治疗，临床上以药物治疗为主，包括术前术后肝功能的保护治疗，对于病毒性肝炎的抗病毒治疗等内科治疗措施。

门静脉癌栓的内科支持治疗是以肝硬化和肝癌患者的内科治疗为基础，更加注意对肝功能的保护以及维持其他治疗前后的正常肝功能。肝癌患者多有慢性肝病基础，包括由病毒性肝炎，慢性酒精性肝炎，胆汁淤积，循环障碍，药物毒物作用，寄生虫感染，自身免疫病，遗传代谢性疾病，营养障碍以及病因未明所导致的肝硬化，肿瘤体积大小也会影响残余肝功能。肝癌患者发生门静脉癌栓后，一方面会导致方面导致门静脉高压，进而出现难治性腹水，胃底食管静脉曲张破裂出血，加速肝功能恶化，另一方面会导致肝癌肝内肝外广泛播散，难以控制。还有临床上对门静脉癌栓的治疗，外科手术、放化疗、放射介入治疗等均会导致严重的肝功能受损。根据门静脉癌栓的程氏分型，特别是其中的Ⅱ型，Ⅲ型，Ⅳ型等癌栓，阻塞门静脉左右支及主干，减少入肝血流，严重影响肝癌患者的预后。综上原因，门静脉癌栓的内科支持治疗显得尤为重要。

根据 2011 年卫生部发布《原发性肝癌诊疗规范》和《原发性肝癌规范性诊治专家共识》以及 2016 年巴塞罗那肝癌研究中心发布的肝癌治疗注意事项中，内科支持治疗作为肝癌患者的手术、放化疗以及局部治疗的辅助治疗，发挥重要的作用，提供良好的肝功能储备，使患者能够耐受其他治疗，到达临床最优的治疗效果。本章重点阐述门静脉癌栓的一般治疗，对因治疗，对症治疗，并发症治疗等。

第一节　一般治疗

1. 吸氧　①对于肝癌门静脉癌栓患者，术前吸氧可以提高手术的耐受力，术后常规吸氧 48～72 小时，目的是增加肝细胞供氧，促进正常肝细胞的再生和修复；②营养支持：饮食治疗是关键，肝癌患者可以根据病情需要，合理调整饮食，平时饮食以清淡为主，忌高能量高蛋白饮食，这样也可降低诱发肝性脑病的风险，也可给予胰酶助消化。当时患者合并门静脉癌栓时，肿瘤肝内外可能会有扩散，此时能量消耗更大，更应注意营养支持，但是过量营养会加速肝癌生长，因此对肝癌患者的饮食营养调理适量，务必不要过量。输入方式均以肠内营养为主，最好通过小口径的鼻胃管或鼻肠管输入。必要时肠外营养支持。肝功能衰竭或者发生肝性脑病先兆时，应限制蛋白质的摄入。

2. 药物 慎用损伤肝脏的药物,避免使用不必要和疗效不明确的药物,以减少肝脏的代谢负担。

3. 其他 患者注意休息,适量运动,严格禁酒,进食时不宜过快、过多,食物以柔软易消化,产气少为主,常吃蔬菜水果。肝癌门静脉癌栓患者以低盐饮食为主,要养成良好的个人卫生习惯,避免着凉及不洁饮食,避免感染。保持患者的水电解质平衡,对癌性疼痛要适当止痛。患者的情绪反应需要进行安抚和疏导,争取最有利的治疗时机,避免不必要的过度治疗。

第二节 对 因 治 疗

1. 抗病毒治疗 肝癌门静脉癌栓患者,大多数人有乙型肝炎、肝硬化病史。对于此类患者,复制活跃的乙型肝炎病毒是肝癌进展的最重要的危险因素之一。当病毒 DNA 阳性时,均应给予抗病毒治疗。对于乙型肝炎病毒感染的患者,在手术、局部治疗甚至肝移植前后均应口服抗病毒药物。常用的药物有拉米夫定,阿德福韦等抗病毒药物。研究表明如果肝癌患者特别是合并门静脉癌栓后,存在既往的肝硬化的失代偿期的临床表现,不宜使用干扰素。对于丙型肝炎病毒的治疗,最新的研究进展表明,采用利巴韦林联合聚乙二醇干扰素或者普通干扰素方案或者单用干扰素治疗均有效。目前已有新药索非布韦和来地帕韦的复方制剂来治疗丙肝,均取得良好的疗效。同样,失代偿期的丙肝、肝硬化患者不使用干扰素。

2. 靶向治疗 对于肝癌门静脉癌栓患者,目前治疗肝癌最为常用的分子靶向药物为索拉非尼,是一种口服的多激酶抑制剂,通过抑制血管内皮生长因子受体及血小板衍生生长因子受体的酪氨酸激酶,发挥抗肿瘤细胞增殖及抗血管生成的作用。目前已有 Bruix 报道称索拉非尼可延缓肝癌进展,明显延长晚期肝癌患者生存期。对于晚期肝癌门静脉癌栓患者,索拉非尼联合放疗和 TACE 达到一个较好的疗效。同样在肝功能评价中,Child-Pugh A 级的肝硬化合并进展期肝癌,门静脉癌栓形成的患者索拉非尼治疗 4 周后行经肝动脉化疗栓塞术,可以明显提高肿瘤反应和患者生存期。同样对于肝癌门静脉癌栓的患者,服用索拉非尼也可以对患者生存有利,可以提倡联合其他治疗。

第三节 对 症 治 疗

1. 降黄治疗 门静脉癌栓的患者发生黄疸,提示患者胆汁淤积或者肝功能受损,会限制患者的治疗方式,导致病情进展,进一步恶化。如果诊断患者是梗阻性黄疸,需要尽早解除梗阻,临床多采用 ERCP 或者 PTCD 的方式。如果肝癌患者同时合并胆管结石,需要通过微创方式取石治疗,肝功能 C 级患者尽量避免手术取石,避免对肝功能的进一步损伤。临床上可口服熊脱氧胆酸降低肝内鹅脱氧胆酸的比例,减少其对肝细胞膜的破坏。目前也有使用腺苷蛋氨酸,还原型谷胱甘肽,甘草酸二铵和多烯磷脂酰胆碱等药物。但是如果使用过多会加重肝脏负担,临床上以去除黄疸为宜,不提倡联合使用。

2. 降酶治疗 肝癌患者若合并门静脉癌栓,特别是程氏分型中的Ⅱ～Ⅳ型的主干癌栓,容易导致肝功能恶化,降酶的内科支持治疗尤为重要:①选择正确有效的降酶药物。治疗 AST 和 APT 转氨酶升高,有效的药物主要是中药及其有效成分提取物,一般选择含有水飞蓟素、五味子丙素、甘草酸、齐墩果酸等化学成分的药物。中药六味五灵片在祖国医学上具有益肝滋肾、解毒祛湿的功效,可用于治疗各种慢性肝炎转氨酶增高者以及肝硬化,肝癌甚至合并门静脉癌栓的患者,是新一代的保肝降酶治疗药,目前已广泛地应用于临床。只要患者正确使用以上降酶药物,转氨酶都可得到有效控制,而且降酶治疗效果持久稳定。②降酶疗程一定要保证。当转氨酶恢复正常后,应逐渐减少降酶药物的用量,切忌突然停药。使用降酶药物的疗程应在 1 年以上,即便是肝功复常也要维持在最低水平巩固治疗。临床上多使用静脉点滴甘利欣降酶,肝功正常后,可将每日输液改为隔日输液,之后隔两日输一次。如果改用口服降酶药物替代时,最好选用强效药物如六味五灵片等,顺利通过输液改为口服的交接转换。最后,在保肝降酶的同时,必须针对病因采取治本的措施。例如上文提到的治疗乙肝必须进行抗病毒及免疫调整治疗,治标的同时更需要治本。

第四节　并发症治疗

1. 腹水　肝癌患者合并门静脉癌栓会导致门静脉压力剧增,出现难以控制的腹水,限制患者的治疗,增加患者的死亡率和严重并发症的发生率。临床上对于门静脉癌栓的患者的腹水治疗:①限制水钠的摄入,尽量保持氯化钠在 1.2～2.0g/d,相当于钠盐 0.5～0.8g/d;②常规利尿治疗,目前常用联合使用保钾利尿药螺内酯和呋塞米,一般剂量为100mg/40mg;如果利尿效果不满意,可以对患者静注白蛋白,尽量保持在 30g 以上。需要注意的是,利尿速度不宜过快,以免诱发肝性脑病。目前新技术经颈静脉肝内门腔分流术(TIPS)的使用,在门静脉属支与肝静脉之间置入支架,降低门静脉压力,临床多应用于药物治疗效果不佳且肝功能为 B 级的患者;对于不能进行 TIPS 的门静脉癌栓的患者,可以排放腹水输注白蛋白治疗,一般排 1000ml 腹水输 80g 白蛋白。对于顽固性腹水,除了考虑肝癌患者合并门静脉癌栓外,还应考虑是否有自发性腹膜炎,一般选用肝毒性小的抗生素,例如喹诺酮类和头孢哌酮等,用药时间一般不少于 2 周。

2. 上消化道出血　对于肝癌门静脉癌栓患者临床上多采用预防上消化道出血的治疗策略。口服胃酸抑制剂 PPI 或者 H2 受体拮抗剂,β 受体拮抗剂普萘洛尔或卡维地洛;消化内科还可以进行内镜结扎治疗。肝癌患者合并门静脉癌栓容易突发导致门静脉压力升高,发生难以控制的大出血,临床要密切关注此类患者,若发生大出血,需及时治疗,患者预后很差。

3. 肝性脑病　门静脉癌栓的患者也容易发生肝性脑病。临床上治疗肝性脑病,需要及早去除肝性脑病的病因,纠正酸碱电解质平衡紊乱,若消化道出血需及时止血,服用乳果糖等清除肠道积血,选用第三代头孢类抗生素预防感染。其次此类患者的营养支持也很重要,优先选用优质植物蛋白,若是急性患者禁食蛋白质,还需要补充维生素。临床上需要减少肠内氮的吸收,服用乳果糖,口服抑制肠道产尿素酶细菌的抗生素,例如甲硝唑等,同时服用含双歧杆菌的益生菌制剂。目前研究表明,支链氨基酸制剂可以竞争性抑制芳香族氨基酸进入大脑,减少假性神经递质的形成;L- 鸟氨酸 -L- 天冬氨酸,谷氨酸钠,精氨酸等尿素循环的中间物也可以降血氨,但是疗效尚不确定。

目前来看,肝癌门静脉癌栓患者内科支持治疗,均以肝硬化,肝癌患者的肝功能的支持治疗为主,主要为患者在术前调整较好的手术耐受能力,术后促进患者的早期恢复,为门静脉癌栓的综合治疗,提供更有利的条件,降低患者因肝衰竭的死亡率。但是针对癌栓的精准治疗尚无更好的办法,需要临床和基础实验继续探索。

(张修平)

参 考 文 献

[1] Zhang ZM,Lai EC,Zhang C,et al. The strategies for primary hepatocellular carcinoma with portal vein tumor thrombus. Int J Surg,2015,20:8-16.

[2] 张修平,王康,程树群. 原发性肝癌合并门静脉癌栓非手术治疗进展. 中国实用外科杂志,2016,36 (6):702-705.

[3] Cheng SQ,Wu MC,Chen H,et al. Tumor thrombus types influence the prognosis of hepatocellular carcinoma with the tumor thrombi in the portal vein. Hepatogastroenterology,2007,54(74):499-502.

[4] Shi J,Lai EC,Li N,et al. A new classification for hepatocellular carcinoma with portal vein tumor thrombus. J Hepatobiliary Pancreat Sci,2011,18:74-80.

[5] 程树群,李楠,吴孟超. 门静脉癌栓分型与治疗选择. 中国普外基础与临床杂志,2012,19(3):40-242.

[6] 中华人民共和国卫生部. 原发性肝癌诊疗规范(2011 年版). 临床肿瘤学杂志,2011,16(10):929-946.

[7] 中国抗癌协会肝癌专业委员会,中国抗癌协会临床肿瘤学协作专业委员,中华医学会肝病学分会肝癌学组. 原发性肝癌规范化诊治的专家共识. 肿瘤,2009,29(4):295-304.

[8] Bruix J,Reig M,Sherman M. Evidence-Based Diagnosis,Staging,and Treatment of Patients With Hepatocellular Carcinoma,Gastroenterology,2016,150:835-853.

[9] Bruix J,RaoulJL,Sherman M,et al. Efficacy and safety of sorafenib in patients with advanced hepatocellular carcinoma:subanalyses of a phase Ⅲ trial. J Hepatol,2012,57(4):821-829.

[10] Su JY,Yoon JK. Effective treatment strategies other than sorafenib for the patients with advanced hepatocellular carcinoma invading portal vein[J]. World J Hepatol,2015,7(11):1553-1561.

[11] Nagai H,Mukozu T,Oqino YU,et al. Sorafenib and hepatic arterial infusion cemotherapy for advanced hepatocellular carcinoma with portal vein tumor thrombus[J]. Anticancer Res,2015,35(4):2269-2277.

[12] Martin F,Sprinz L,Peter R. Galle. Facing the dawn of immunotherapy for hepatocellular carcinoma. Journal of Hepatology,2013,59:9-10.

[13] Cheng SQ,Yang JM,Shen F,et al. Multidisciplinary management of hepatocellular carcinoma with portal vein tumor thrombus - Eastern Hepatobiliary Surgical Hospital consensus statement. Oncotarget,2016.

第十八章
肝癌门静脉癌栓的多学科联合治疗

肝癌门静脉癌栓因病情复杂,治疗比较困难。目前,国际上对门静脉癌栓(PVTT)的诊治标准仍未达成共识,欧美肝癌指南以巴塞罗那肝癌分期(Barcelona Clinic Liver Cancer Staging, BCLC)为标准,将肝癌合并 PVTT 归入进展期(BCLC C 期),此期患者推荐分子靶向药物索拉非尼(Sorafenib)作为唯一的治疗药物和方法。对此,包括我国在内的东南亚国家的专家尚存不同意见,认为单一的治疗往往不能达到彻底消除肿瘤或预防复发转移的目的,目前越来越多的临床中心开始采用多学科联合治疗模式(multidisciplinary team, MDT)治疗肝癌合并 PVTT。外科手术、肝动脉栓塞化疗、放疗以及联合多种治疗手段的多学科联合治疗可获得更为满意的疗效。

第一节　多学科联合治疗的重要性

对肿瘤门静脉癌栓而言,既要消除肿瘤病灶,同时又要清除癌栓,多学科联合治疗尤为重要。这是因为:①一般合并癌栓的肿瘤患者,多属于晚期,单一的治疗不能达到治愈的目的;②即使是能切除的肝癌门静脉癌栓患者,切除肝癌病灶又清除了癌栓,但术后癌栓或肝内转移复发者发生率极高,因此单纯手术切除远远不能达到治愈目的;③非手术治疗如介入化疗或微创局部治疗,一般仅对肝癌病灶有较强的杀伤力,但对门静脉内癌栓疗效较差,因为癌栓动脉供血少,且门静脉内有流动的血流,一般化疗栓塞剂很难存留于癌栓内,故对肝癌及癌栓,需用两种或两种不同方法分别治疗,这样才能达到治疗有效;④肿瘤的发生可能与全身有关,MDT 是目前肿瘤治疗的趋势,MDT 治疗可以达到事半功倍的效率。

第二节　肝癌合并 PVTT 多学科诊治流程及路径

MDT 自 20 世纪 90 年代始于美国后,已成为目前疾病诊治的趋势,通过多学科的协同诊疗,有利于最大限度地发挥各个学科的专业优势,使患者最大化获益。美国天普大学于 2007 年开始对肝癌患者进行多学科联合诊治,诊治团队从最初 2 位医生(肝胆科、介入放射科)组成的团队,逐步发展到各科室医生的加入和患者支持人员的配备,再到护理、协调人员与医生之间的配合,最后形成较为成熟的多学科团队,每周讨论案例达到 15 例。通过 MDT 使大部分肝癌患者延长了生存期(65% *vs.* 21%)。

按《2015 年美国国立综合癌症网络肝胆肿瘤临床实践指南》的要求,对于任何肝癌患者的优选初始治疗策略均应由多学科整体治疗协作组来进行评估。为规范肝癌合并 PVTT 的治疗，2016 年由第二军医大学东方肝胆外科医院牵头制定《肝细胞癌合并门静脉癌栓多学科诊治——中国专家共识》提出了肝癌合并 PVTT 治疗路径图（图 18-1）。首先评估 PVTT 患者肝功能状态，Child-Pugh A 级患者可根据肿瘤是否可切除、PVTT 类型及有无远处转移等选择相应的综合治疗。原发灶可切除的 PVTT Ⅰ/Ⅱ型患者首选手术治疗，PVTT Ⅲ型患者可根据情况选择直接手术、TACE、或经放疗加 TACE 降期后再手术切除；肝癌原发灶不能切除，则 PVTT Ⅰ、Ⅱ型患者首选放疗 +TACE，PVTT 为Ⅲ、Ⅳ型根据实际情况行放射治疗和系统药物治疗；肝功能 Child-Pugh B 级患者首先给予改善肝功能治疗，肝功能转为 Child-Pugh A 级则可行相应治疗，肝功能仍为 Child-Pugh B 级则不建议手术或 TACE 治疗；肝功能 Child-Pugh C 级 PVTT 患者仅行对症支持治疗；合并远处转移，Child-Pugh A 级和一般情况较好的 B 级 PVTT 患者可考虑行系统化疗或加局部治疗；索拉非尼适用于 Child-Pugh A 级和 B 级的各种类型 PVTT 患者。

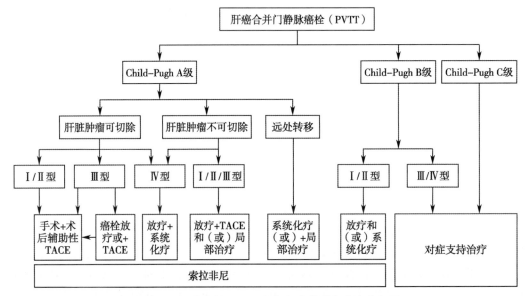

图 18-1　肝癌合并 PVTT 患者多学科联合诊治流程图

第三节　多学科联合治疗的联合模式及其疗效

过去用于肿瘤治疗的所有方法如手术、化疗、生物治疗，包括中医中药都曾用于肝癌门静脉癌栓的治疗，目前大家较公认的有效的 MDT 模式及其疗效主要有：

一、以外科治疗为中心的多学科联合治疗

手术切除针对肝癌门静脉癌栓的治疗具有一定的优点：首先手术是此类患者唯一能够获得根治机会的方法，同时切除原发灶及癌栓可降低门脉压力，在一定程度上可改善患者的肝功能和生活质量；对于一部分门脉癌栓的患者，通过放疗或介入等非手术治疗后，使肿瘤缩小或门静脉癌栓萎缩，达到降期效果，最终通过手术达到根治目的，详见诊治流程图

(图 18-1)。针对肝功能为 Child-Pough A 级,原发肿瘤可以切除,癌栓分型为Ⅰ/Ⅱ型的患者,我们推荐手术治疗。而Ⅲ型患者则通过放疗或介入后选择性的进行手术。

日本学者曾对 6474 肝癌合并 PVTT 患者进行了回顾性研究,结果发现手术疗效明显优于非手术治疗。我们的研究结果显示手术治疗效果优于 TACE,尤其是 PVTT Ⅰ/Ⅱ型较Ⅲ/Ⅳ型更适合手术治疗。但 PVTT 患者术后容易复发,因此其治疗方式应强调 MDT 模式,其主要的优势在于:①制定正确的初次治疗方案,初次治疗方案对于生存期较短的 PVTT 患者尤为重要,正确的方式往往能够使患者获得进一步的其他治疗方式,从而延长总体生存时间;② MDT 强调联合治疗,而 PVTT 患者治疗相对复杂,单个治疗手术往往不能取得理想效果,需要多个治疗方法结合治疗。第二军医大学门静脉癌栓诊治中心目前采用的 MDT 模式主要以外科为核心,通过联合介入、放疗、放射,肝内科为不同时期的肝癌 PVTT 患者制定适合其个人的个性化治疗方案,从而提高该患者的临床预后(图 18-2)。

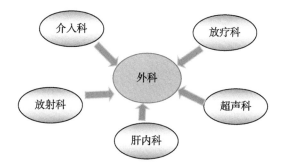

图 18-2　海军医科大学门静脉癌栓诊治中心采用 MDT 模式图

术后复发是影响 PVTT 患者预后的主要因素,为降低 PVTT 患者术后转移复发率,MDT 主要有以下措施:①术前放疗:我们的研究结果提示,术前小剂量放疗对部分 PVTT Ⅲ型患者(癌栓不超过门脉主干起始处 2cm)可实现 PVTT 降期,在降低复发率同时不增加手术风险及术后肝功能衰竭的发生率。通过放疗,降期比例为 86.6%(39/45),并发症无差异,2 年复发率由 69.0% 下降至 35.6%,2 年总体生存率由 0 提高到 20.4%;②术后辅助 TACE 可降低 PVTT 患者的术后复发率,2 年复发率由 63.8% 下降至 44.5%,延长生存时间;③术后早期预防性使用索拉非尼可以降低术后复发率,提高总体生存时间(15 *vs.* 10 月)。

二、以非外科治疗为主的多学科联合治疗

近年来,微创外科技术层出不穷,从早期的 TACE、无水酒精注射到现在广泛应用的体外微波、射频、激光、冷冻、高功率聚焦超声等,同时放射治疗对肝癌门静脉癌栓的治疗也取得一定的疗效,这些技术和方法创伤小,疗效明确,优势明显。有不少肝癌门静脉癌栓患者经过上述方法联合治疗后,带瘤生存时间明显延长,生活质量提高。对于非外科治疗方式,诊疗流程推荐如肿瘤未发生远处则行介入联合放疗,如果肿瘤发生远处转移则建议行系统化疗＋局部治疗(图 18-1)。

以放疗为主的联合治疗也强调几种方法的联合,如放射治疗因破坏肿瘤及门静脉癌栓的滋养血管,使得癌栓萎缩,门脉血流恢复,有利于患者肝功能的改善,为 TACE 治疗提供了机会。Yamada 曾报道 TACE 联合 3D-CRT 治疗肝癌伴门静脉主干癌栓 19 例,中位随访

期 23 个月，客观有效率为 57.6%，1 年、2 年生存率分别为 40.6% 和 10.2%，我们分析了东方肝胆外科医院 847 例肝癌门静脉癌栓患者，其中 TACE 联合放疗的为 112 例，单纯 TACE 为 735 例，联合治疗组总体生存时间明显高于单纯 TACE 组（11.0 个月 *vs.* 4.8 个月；*P*<0.001），尤其对于 II 型门静脉癌栓患者（12.5 个月 *vs.* 5.2 个月；*P*<0.001）和 III 型（8.9 个月 *vs.* 4.3 个月；*P*<0.001）。我们曾有 3 例癌栓患者行化疗（TACE）联合放疗，结果荷瘤生存率达 3 年之久（图 18-3），而且生活质量也不差。

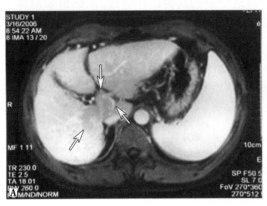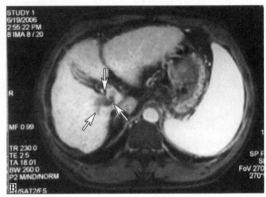

图 18-3　1 例病人经 TACE 结合适形放疗后门静脉癌栓明显消退

　　门静脉支架置入术（PVS）也是近年来治疗 PVTT 的一种常见方式。支架置入后可使闭塞的门静脉局部再通，有效缓解了门静脉高压，降低了患者上消化道出血风险，同时也增加了肝脏的门静脉供血，为 TACE、3D-CRT、^{125}I 等其他治疗争取了机会。Ishikawa 等报道尽管 PVS 不是一种治疗手段，但该治疗在促进肝功能恢复、预防门脉高压所致消化道出血及致命性肝衰竭发生等方面具有重要作用。Zhang 等报道了 45 例肝癌合并门静脉主干癌栓患者，所有患者行 PVS 后行 TACE 治疗，然后分为两组，16 例继续接受 3D-CRT 治疗，另外 29 例未接受放射治疗。结果显示，两组的支架平均通畅时间分别是 475±136 天和 199±61 天（*P*<0.01）；两组的 60 天、180 天、360 天生存率分别是 93.8% 和 86.2%、81.3% 和 13.8%、32.5% 和 6.9%（*P*<0.01）。提示 PVS-TACE-3DCRT 是针对肝癌合并门静脉主干 PVTT 的一项有效的联合治疗方式。

三、联合分子靶向药物的多学科治疗

　　近年来广大学者对肝癌患者的药物治疗进行了深入研究，其中分子靶向药物逐渐成为研究热点，目前应用于治疗肝癌的药物主要有索拉非尼。索拉非尼是一种口服多靶点、多激酶抑制剂，既可通过抑制血管内皮生长因子受体（VEGFR）和血小板源性生长因子受体（PDGFR）阻断肿瘤血管生成，又可通过阻断 RAF/MEK/ERK 信号转到通路抑制肿瘤细胞增殖，从而发挥双重抑制、多靶点抗肿瘤的作用。同时它也是 BCLC 分期系统对肝癌合并 PVTT 的推荐一线治疗手段，诊治流程图推荐索拉非尼是 PVTT 患者治疗的基本用药。然而，单一使用索拉非尼的实际疗效并不十分令人满意，随机、双盲、平行对照的国际多中心临床研究表明，使用索拉非尼患者的中位生存时间仅为 10.7 个月（SHARP 研究）和 6.5 个月（AP 研究）。因此有研究尝试将索拉非尼与其他治疗联用以使进展期肝癌患者获益更多。

Pan 等回顾性分析了 41 例行索拉非尼联合 TACE 治疗伴 PVTT 的肝癌患者,结果显示,中位生存时间及中位无进展生存时间分别为 13 个月及 7 个月。Zhu 等比较了索拉非尼联合 TACE 与单独使用 TACE 对伴不同类型肝癌患者的预后差异,发现索拉非尼联合 TACE 的中位生存时间较单独使用 TACE 明显增加(11 个月 *vs.* 6 个月,*P*<0.001)。索拉非尼与放射治疗联合也可以起到协同作用。在一项 II 期临床研究中,40 例进展期肝癌(包括 24 例伴 PVTT)患者接受外放射治疗同时或序贯使用索拉非尼,结果 55% 的患者获得完全或部分缓解,2 年总生存率为 32%。肝癌合并 PVTT 患者还可以通过索拉非尼治疗达到"降期"效果从而再获手术切除的机会。Irtan 等报道了 2 例肝癌合并 PVTT 患者服用索拉非尼 10～12 个月后肝癌癌灶明显缩小,PVTT 消失,AFP 恢复至正常值,而后通过手术顺利切除癌灶。Kermiche-Rahali 等也报道了 1 例经过索拉非尼单药治疗使门静脉癌栓消失,使肿瘤降级从而获得手术切除机会的病例。

2013 年 12 月,由第二军医大学东方肝胆外科医院程树群教授牵头,同时联合该院介入科、影像科、放疗科、肝内科等科室共同组建了国内首家 PVTT 多学科专病诊治中心——第二军医大学门静脉癌栓诊治中心成立。该中心同时开设线下/线上 MDT 门诊,联合国内 10 余家医院定期举办(1 次/周)PVTT 的网上多学科会诊,累计接诊肝癌合并 PVTT 患者 1300 余人。通过 PVTT 的 MDT,使 I/II 型 PVTT 患者手术治疗总体生存时间延长了 2.2～5.2 个月,III 型 PVTT 患者提升 3.8～8 月。同时为不同 PVTT 患者制订个体化治疗方案,提高了该部分患者的临床预后。

第四节　肝癌门静脉癌栓多学科联合治疗要点

肝癌门静脉癌栓多学科联合治疗中,有以下几点参考要点:

1. 不同病期要有不同的联合治疗方案　对可切除肝癌、肿瘤局部、余肝能代偿、癌栓集中于半肝而非弥漫分布于全肝者,原则上行肿瘤切除加癌栓清除术,术后主张行 TACE(一般为术后 1 个月)或免疫治疗(如干扰素或注射用胸腺肽等)。如果癌栓已侵入门静脉主干(III 型或 IV 型),一般主张先行放射治疗,使癌栓萎缩后再行手术切除治疗。但若肿瘤虽可切除,但肝功差,余肝不能代偿或癌栓已遍布左右肝,则不宜行手术治疗,这时宜行 TACE 或放疗。若肝功极差,或有腹水,则应先保肝,待肝功好转后,再考虑行 TACE 或放疗。

2. 要有专门针对癌栓的一个或几个治疗方案　对手术患者,术中应争取取净癌栓,除清除门静脉主干内癌栓外,还应仔细、耐心地用细吸引管吸净门静脉小分支内癌栓,除此之外,我们在取净癌栓后,还从门静脉内灌注入 5-Fu 500mg 或在肠系膜根部置入化疗缓释剂(如中人氟安,600mg 等),以利进一步清除癌栓。对不可切除肝癌患者,原则上先进行 TACE,以控制肝内主瘤生长,然后(一般为 1 周后)再行针对癌栓的局部放疗(有时行超声引导下门静脉穿刺化疗),这时癌栓在 TACE 和放疗双重作用下一般都能固化稳定,再过 1～2 个月后,若肝功情况允许,我们主张再次行 TACE,这种夹心面包式的综合治疗对不可切除肝癌非常有效,其荷瘤生存时间有时不亚于切除患者。

3. 索拉非尼是基础用药　在欧美国家针对肝癌合并 PVTT 患者,索拉非尼是治疗该类疾病的一线治疗手段。临床工作中,患者肝功能为 Child A-B 级,根据患者自身经济状况,鼓励患者使用索拉非尼,同时结合其他治疗手段,往往能够延长患者生存期。

4．避免过度治疗　对癌栓患者，一般多数为晚期，全身情况或肝功能储备都较差，不论是手术切除或多次 TACE，一定要掌握治疗"火候"。若手术切除后肝功恢复较慢，就不应急于术后 TACE，应先给予免疫或中医中药扶正治疗为上策。若不能手术切除，一次大剂量 TACE 或放疗后，应有 1～2 个月的恢复修整期，甚至更长时间调整，否则一意反复治疗，患者往往在短时间内出现大量腹水、黄疸，治疗效果适得其反。

5．术后复发强调非手术治疗　对有癌栓的患者，尤其是行手术切除后的患者，癌栓复发或肝内转移、复发较为常见，对这类患者一般不主张考虑再次手术，因体内可能还隐藏着更细小的癌灶，而应考虑行 TACE、局部进行酒精注射、射频微波或放疗等治疗。对门静脉内复发者，应先明确门静脉栓子是血栓或癌栓复发，结合 AFP 和影像学一般能鉴别，有时可口服阿司匹林等抗凝药物来判别。若判明癌栓复发，一般主张行 B 超下门静脉穿刺化疗或局部放疗照射，有时也能达到稳定癌栓生长的目的。

（郭卫星　李小龙）

参 考 文 献

[1] Bruix J，Sherman M，American association for the study of liver diseases. Management of hepatocellular carcinoma: an update. Hepatology，2011，53（3）：1020-1022.

[2] 广东省抗癌协会肝癌专业委员会等．肝细胞癌合并门静脉癌栓多学科团队综合治疗——广东专家共识（2015 版）．中华消化外科杂志，2015，14（9）：694-701.

[3] 程树群，杨甲梅，沈锋，等．肝细胞癌合并门静脉癌栓多学科诊治——东方肝胆外科医院专家共识．中华肝胆外科杂志，2015，21（9）：582-589.

[4] 程树群，陈敏山，蔡建强，等．肝细胞癌合并门静脉癌栓多学科诊治——中国专家共识．中华医学杂志，2016，96（18）：1399-1403.

[5] 中国医疗保健国际交流促进会肝脏肿瘤分会．肝细胞癌合并血管侵犯专家共识（讨论稿）．肝癌电子杂志，2015，3.

[6] Cheng S，Chen M，Cai J. Chinese expert consensus on multidisciplinary diagnosis and treatment of hepatocellular carcinoma with portal vein tumor thrombus：2016 edition. Oncotarget，2017，8（5）：8867-8876.

[7] Shi J，Lai EC，Li N，et al. Surgical treatment of hepatocellular carcinoma with portal vein tumor thrombus. Ann Surg Oncol，2010，17（8）：2073-2080.

[8] Wang K，Guo WX，Chen MS，et al. Multimodality treatment for hepatocellular carcinoma with portal vein tumor thrombus: A Large-Scale，Multicenter，Propensity Matching Score Analysis. Medicine（Baltimore），2016，95（11）：e3015.

[9] Chok KS，Cheung TT，Chan SC，et al. Surgical outcomes in hepatocellular carcinoma patients with portal vein tumor thrombosis. World J Surg，2014，38（2）：490-496.

[10] Li N，Wei XB，Feng S，et al. Down-staging resection after radiotherapy in the treatment of hepatocellular carcinoma with portal vein tumor thrombus in the main trunk: A nonrandomized prospective study. HPB（Oxford），2016.

[11] Peng BG，He Q，Li JP，et al. Adjuvant transcatheter arterial chemoembolization improves efficacy of hepatectomy for patients with hepatocellular carcinoma and portal vein tumor thrombus. Am J Surg，2009，

198（3）：313-318.

[12] Fan J，Zhou J，Wu ZQ，et al. Efficacy of different treatment strategies for hepatocellular carcinoma with portal vein tumor thrombosis.World J Gastroenterol，2005，11（8）：1215-1219.

[13] Li XL，Guo WX，Hong XD，et al. Efficacy of the treatment of transarterial chemoembolization combined with radiotherapy for hepatocellular carcinoma with portal vein tumor thrombus：A propensity score analysis. Hepatol Res，2016，46（11）：1088-1098.

[14] Cheng AL，Kang YK，Chen Z，et al. Efficacy and safety of sorafenib in patients in the Asia-Pacific region with advanced hepatocellular carcinoma：a phase Ⅲ randomised，double-blind，placebo-controlled trial. Lancet Oncol，2009，10（1）：25-34.

[15] Lovet JM，Ricci S，Mazzaferro V，et al. Sorafenib in advanced hepatocellular carcinoma. N Engl J Med，2008，359（4）：378-390.

[16] Pan T，Li XS，Xie QK，et al. Safety and efficacy of transarterial chemoembolization plus sorafenib for hepatocellular carcinoma with portal venous tumour thrombus. Clin Radiol，2014，69（12）：e553-e561.

[17] Zhu K，Chen J，Lai L，et al. Hepatocellular carcinoma with portal vein tumor thrombus：treatment with transarterial chemoembolization combined with sorafenib--a retrospective controlled study. Radiology，2014，272（1）：284-293.

[18] Chen SW，Lin LC，Kuo YC，et al. Phase 2 study of combined sorafenib and radiation therapy in patients with advanced hepatocellular carcinoma. Int J Radiat Oncol Biol Phys，2014，88（5）：1041-1047.

[19] Chow PK，Poon DY，Khin MW，et al. Multicenter phase II study of sequential radioembolization-sorafenib therapy for inoperable hepatocellular carcinoma.PLoS One，2014，9（3）：e90909.

[20] Ricke J，Bulla K，Kolligs F，et al. Safety and toxicity of radioembolization plus Sorafenib in advanced hepatocellular carcinoma：analysis of the European multicentre trial SORAMIC. Liver Int，2015，35（2）：620-626.

[21] Ishikawa T，Kubota T，Abe H，et al. Percutaneous transhepatic portal vein stent placement can improve prognosis for hepatocellular carcinoma patients with portal vein tumor thrombosis. Hepatogastroenterology，2014，61（130）：413-416.

[22] Zhang XB，Wang JH，Yan ZP，et al. Hepatocellular carcinoma with main portal vein tumor thrombus：treatment with 3-dimensional conformal radiotherapy after portal vein stenting and transarterial chemoembolization. Cancer，2009，115（6）：1245-1252.

[23] Wu LL，Luo JJ，Yan ZP，et al. Comparative study of portal vein stent and TACE combined therapy with or without endovascular implantation of iodine-125 seeds strand for treating patients with hepatocellular carcinoma and main portal vein tumor thrombus. Zhonghua Gan Zang Bing Za Zhi，2012，20（12）：915-919.

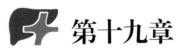

第十九章
肝腔静脉癌栓及胆管癌栓诊治进展

第一节 肝细胞癌合并肝静脉/下腔静脉癌栓的多学科诊治进展

肝细胞癌（以下简称肝癌）侵犯流出道可形成肝静脉（hepatic vein tumor thrombus，HVTT）、下腔静脉（inferior vena cava tumor thrombus，IVCTT）甚至右心房（right atrium tumor thrombus）癌栓，总发生率约为 0.7%～20%。既往认为肝癌合并 HVTT/IVCTT 是肝癌晚期的一个主要特征，预后极差，若不进行治疗其中位生存时间仅为 3 个月。近年来，HVTT/IVCTT 的诊治水平有了很大的提高，对其诊断、鉴别诊断、分型及相应的治疗方式有了体系性的诊疗概念，改变了过去认为 HVTT/IVCTT 是肝癌发展终末期的表现、在诊治上不够重视的观念。随着诊疗技术特别是以手术为主的综合治疗、放射治疗等的不断发展和 MDT 医学模式的推广，使部分患者得到了及时诊断与治疗，延长了整体生存时间。但是，总体来讲 HVTT/IVCTT 的治疗效果仍然很不理想，未来之路任重而道远。

一、诊断与分型

HVTT/IVCTT 是肝癌发生发展过程中的表现之一，对 HVTT/IVCTT 的诊断必须结合肝癌的诊断，若肝癌诊断明确，又有 HVTT/IVCTT 的征象，则肝癌合并 HVTT/IVCTT 的诊断成立。除癌栓完全阻塞下腔静脉出现布卡综合征外，HVTT/IVCTT 的临床表现与肝癌相似，其主要依靠影像学诊断。

HVTT/IVCTT 的影像学检查方法包括 B 超、CT 平扫及增强、MRI 的 T1WI/T2WI/DWI 及增强等，其中增强需包括动脉期、门静脉期及延迟期，即三期扫描，癌栓在门静脉及延迟期显示较为清楚。磁共振血管成像可全面了解肝静脉及下腔静脉走行，特别对 HVTT/IVCTT 的全貌显示较好。规范化的检查方法是全面了解肝癌及 HVTT/IVCTT 的技术保证，是正确诊断的基础。一般在肝癌诊断的基础上，若有下列影像学特征者，则 HVTT/IVCTT 的诊断成立：①B 超示血管内癌栓和主瘤灶的回声相似，多呈稍低或稍高回声，彩色多普勒测定示血管腔内有血流且呈动脉性频谱，但当癌栓较小或仅有血管壁侵袭时则较难判断；②CT 平扫提示肝静脉或下腔静脉内低密度或等密度病灶（图 19-1～图 19-3），少数可因癌栓内出血形成高密度病灶。增强检查的特征为肝静脉或下腔静脉内的低密度充盈缺损，癌栓无明显强化，下腔静脉壁可出现环形强化（"戒指"征）；③MRI 示血管占位性病变 T1 加权像中呈腔内等或低信号，质子像及 T2 加权像中呈条状高信号，增强示充盈缺损，表现与 CT 相似；磁共振血管成像及冠状部可观察 HVTT/IVCTT 侵犯范围及癌栓头部情况（图 19-4），为手术方法设计提供依据。部分下腔静脉癌栓向上生长可进入右心房,即右心房内结节样充盈缺损。

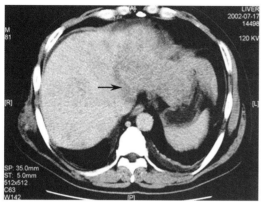

图 19-1　肝静脉癌栓

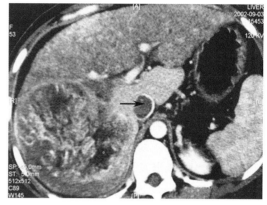

图 19-2　下腔静脉癌栓

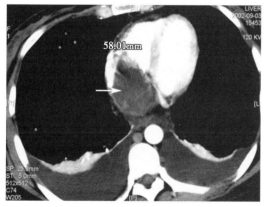

图 19-3　右心房癌栓

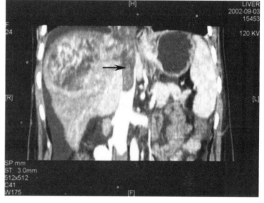

图 19-4　磁共振血管成像显示腔静脉癌栓

　　临床上依据癌栓近心端在下腔静脉内所处的解剖位置,将 HVTT/IVCTT 分为 4 型(图 19-5):①肝静脉型(Ⅰ型),即癌栓局限于肝静脉内;②肝后型(Ⅱ型):癌栓位于肝后下腔静脉内,但在横膈平面以下;③肝上型(Ⅲ型):癌栓已经越过膈肌平面的下腔静脉,但在心房外;④心内型(Ⅳ型):癌栓超过横膈水平的下腔静脉,进入右心房内。

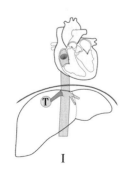
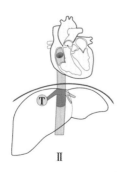
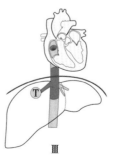
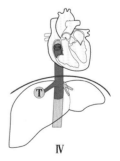

Ⅰ　　　　　　　　Ⅱ　　　　　　　　Ⅲ　　　　　　　　Ⅳ

图 19-5　肝腔静脉癌栓分型示意图

二、HVTT/IVCTT 的首次治疗

治疗原则：以肝功能基础为前提，尽可能去除肝癌原发病灶及 HVTT/IVCTT 或最大限度控制肝癌原发灶及 HVTT/IVCTT 的生长，以延长生存期。

（一）手术

手术切除是目前治疗 HVTT/IVCTT 的主要治疗方法，也是最有可能治愈的方法。手术可以达到既切除主瘤又同时清除癌栓的目的，即使不能完全清除癌栓，也可消瘤减负，解除流出道梗阻，提高生存质量。手术切除须严格掌握手术指征，但目前对手术指征尚无统一认识。一般来说，如患者一般状况良好，肝功能基本正常，肝脏原发肿瘤可切除，无远处转移，则可行外科手术切除，否则行肝动脉插管化疗栓塞或放疗治疗。根据我们的经验，只要主瘤局限可切除，肝功尚可，癌栓 Ⅰ 型、Ⅱ 型及部分 Ⅲ 型（癌栓位于心包外）均可行手术切除，但癌栓位于心包内的 Ⅲ 型及 Ⅳ 型不要盲目去尝试，通常需要体外转流，手术风险极大且治疗价值较小。

手术切除方式的选择主要依据癌栓的分型而定。Ⅰ型：即 HVTT，也是较为多见的类型，此种癌栓较易处理，肿瘤切除后仍在第一肝门阻断或全肝阻断基础上，在肝断面上的肝静脉内用卵圆钳或吸引器头伸入管腔内取癌栓组织栓，肝断面肝静脉用无损伤血管钳夹持，血管线连续缝合关闭；Ⅱ型：首先应游离肝上下腔静脉，在癌栓组织平面以上进行全肝静脉阻断，经肿瘤切除后的肝静脉断端用卵圆钳进行取栓，取尽后再用大量蒸馏水进行冲洗，缝闭肝静脉残端之前需探查确认全部肝静脉无癌栓残留；Ⅲ型：由于癌栓近端已超过膈肌平面，则需打开纵隔，甚至切开心包，于右心房下阻断肝上下腔静脉，切开下腔静脉才能完成取栓，此种手术风险较大，死亡率较高，应慎重考虑；Ⅳ型：常需要一般采用心肺转流的体外循环技术来完成直视下切除癌栓，文献报道病例数不多，风险极大且效果欠佳。

手术经验：手术中操作应轻柔，避免癌栓脱落造成肺栓塞，有条件可在下腔静脉内癌栓近心端放置一个能防止癌栓脱落的保护装置。目前多采用先切除肝肿瘤后处理癌栓的手术方式，可充分暴露肝后下腔静脉，增加手术安全性；当癌栓侵犯腔静脉壁范围较小时，可直接联合切除后行腔静脉修补术，若侵犯范围较大时可行腔静脉人工血管置换术，术后注意抗凝治疗；术后采用积极的综合治疗以减少肿瘤或癌栓复发的机会，控制肝内播散灶，有一定疗效。

手术切除对 HVTT/IVCTT 的疗效评价：即使行手术切除，癌栓患者的总体疗效仍欠佳，但与其他治疗组比较，癌栓患者的中位生存期有明显延长。文献报道手术疗效的差异较大，首先可能因为对癌栓没有进行分层分析，其次这些资料都是回顾性分析且例数较少，目前还缺乏前瞻性、大样本的随机对照研究结果。东方肝胆外科医院报道 56 例肝癌合并 HVTT/IVCTT 患者，25 例接受手术的癌栓患者的中位生存期达 19 个月，明显高于 20 例 TACE 治疗组的 4.5 个月（$P<0.05$）。

（二）非手术治疗

随着放疗、血管介入等技术的快速发展，使很多之前无法进行治疗的 HVTT/IVCTT 患者病情得到了有效控制，延长了生存时间。HVTT/IVCTT 的非手术治疗的目的在于控制肝内病灶及癌栓生长、解除肝脏流出道梗阻及防止癌栓脱落，适用于肝肿瘤不可切除、肝功能尚可、合并肝外转移或者部分 Ⅲ 型及 Ⅳ 型 IVCTT 的患者。由于肝癌合并 HVTT/IVCTT 患

者的病情复杂、预后差,任何一种非手术治疗方式都不是很理想,因此目前主张采取综合治疗或序贯治疗以提高疗效。

TACE 是介入治疗中应用最广泛的治疗方法之一,但其对肝癌合并 HVTT/IVCTT 患者的疗效并不理想,文献报道 TACE 多与放疗、索拉非尼等联用。HVTT/IVCTT 患者接受 TACE 治疗后的中位生存时间约为 4.5 个月,TACE 与放疗或索拉非尼等联合应用可延长患者生存时间,如 KOO 等报道单纯 TACE 组的中位生存时间为 4.7 个月,明显低于 TACE 联合放疗组的 11.7 个月;Zhang 等报道了 TACE 联合索拉非尼组的中位生存期为 14.9 个月,明显高于单纯 TACE 组的 6.1 个月。由于文献报道肝动脉不是 HVTT/IVCTT 的唯一动脉血供,特别当癌栓侵犯超过下腔静脉管腔直径的一半时,几乎 100% 都拥有额外动脉血供,因此 TACE 术中常需进行右侧膈动脉造影明确排除。

随着放疗技术如 3D-CRT、IMRT、PBT 等的相继出现,其在中晚期肝癌的综合治疗中作用日益凸显。放疗可以减缓癌栓生长,降低其脱落的风险,部分患者甚至可以达到癌栓降期,延长患者生存期,如 Zeng 等报道了 33 例肝癌合并 HVTT/IVCTT 患者,14 例放疗组的中位生存期达 22 个月,明显高于 19 例未接受放疗组的 4 个月。放疗除和 TACE 联合应用外,还有与腔静脉支架植入联合应用的报道,如杨维竹等报道了 26 例接受腔静脉支架联合放疗的 IVCTT 患者,其 1 年支架通畅率达 100%,而 22 例仅接受腔静脉支架的 IVCTT 患者的通畅率仅为 11.76%,证实腔静脉支架联合放疗是安全有效的。

第二节　肝细胞癌合并胆管癌栓的多学科诊治进展

肝癌在就诊时黄疸的发生率为 19%～40%,既往大多认为因肝硬化或肿瘤广泛破坏肝实质引起,而肝癌合并胆管癌栓(bile duct thrombi,BDT)引起的阻塞性黄疸则不常见。随着影像诊断技术的不断发展,肝癌合并 BDT 诊断阳性率有了明显升高,现认为其发生率在 1.2%～12.9%,以往此类患者均被认为已属晚期,多持消极态度或仅予以内科治疗,患者常因肝肾衰竭死亡。但是,近年来多有文献报道通过手术切除原发肿瘤及清除胆管内癌栓后可获得较好疗效,即使胆道引流解除阻黄后行非手术治疗如 TACE、放疗等亦可明显延长生命、提高生活质量。因此,目前认为如果肝癌合并 BDT 诊断明确,建议采取以手术为主的综合治疗方法以延长患者生存时间,改善患者生活质量。

一、诊断与分型

BDT 是肝癌发生发展过程中的表现之一,对 BDT 的诊断必须结合肝癌的诊断,若肝癌诊断明确,又有 BDT 的征象,则肝癌合并 BDT 的诊断成立。BDT 的临床表现除原发性肝癌的一般临床表现外,还可能包括梗阻性黄疸、突发腹痛及胆管炎表现等。BDT 的影像学检查方法包括 B 超、CT 平扫及增强、MRI 的 T1WI/T2WI/DWI 及增强等,其中增强需包括动脉期、门静脉期及延迟期,即三期扫描,MRCP 可全面了解肝内外胆道系统,特别对 BDT 的全貌显示较好。

规范化的检查方法是全面了解肝癌及 BDT 的技术保证,是正确诊断的基础。一般在肝癌诊断的基础上,若有下列影像学特征者,则 BDT 的诊断成立:①B 超示胆管内低回声、絮状回声、实质回声及肝脏占位等,在超声回声图像表现为"乳头状",并合并有胆管扩张等主要特征,彩色多普勒测定示胆管内占位性病变内有血流且呈动脉性频谱;② CT 提示局部胆管扩张,内可见到近圆形或椭圆形占位,且与胆管壁存在胆汁间隙,其 CT 值高于胆汁,与肝内占位的密度相近,增强时 BDT 与原发灶有相似的"快进快出"改变(图 19-6,图 19-7);③ MRI 示胆管占位性病变 T1 加权像中呈腔内等或低信号,质子像及 T2 加权像中呈条状高信号,增强示充盈缺损,表现与 CT 相似;MRCP 可观察 BDT 全貌,"膨胀性充盈缺损影"为其典型表现,阻塞远端的肝内胆管多呈"软藤征样扩张"表现,胆管内癌栓及胆管壁均较光滑,大部分合并有肝内原发灶。临床上,BDT 尚需与肝门部胆管癌进行鉴别。

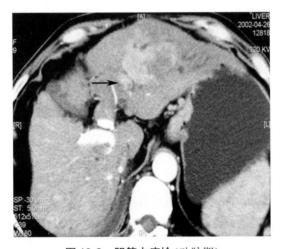

图 19-6　胆管内癌栓(动脉期)

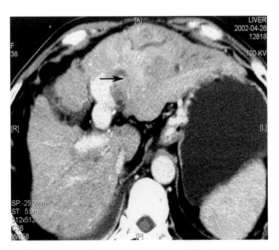

图 19-7　胆管内癌栓(门脉期)

为了便于指导临床治疗,Satoh 等简化了 Ueda 的临床分型,将 BDT 分为以下三个类型。Ⅰ型:癌栓位于胆道的一级分支,未到达左右肝管汇合部;Ⅱ型:癌栓延伸超过左右肝管汇合部;Ⅲ型:癌栓游离于原发肿瘤,在胆总管腔内生长。

东方肝胆外科医院结合外科手术需要及便于预后判断将其分五型(图 19-8),Ⅰ型与原发灶相连的癌栓侵入同侧二级胆管以上;Ⅱ型与原发灶相连的癌栓延伸至同侧一级胆管;Ⅲa 型与原发灶相连的癌栓延伸至肝外胆管内,Ⅲb 型癌栓延伸至对侧胆管内,致两侧肝内胆管均扩张；Ⅳa 型与原发灶不连的癌栓侵及同侧肝内或肝外胆管，Ⅳb 型癌栓延伸至对侧胆管内；Ⅴ型肝外胆管内孤立的癌栓，原发灶不明确。两种分型方法临床上均可使用。

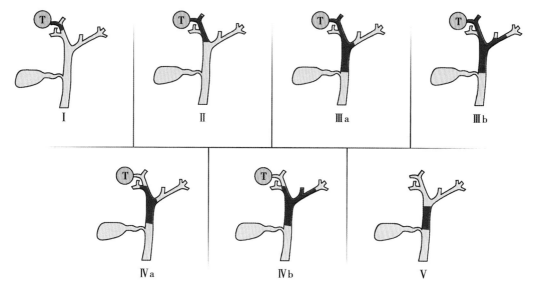

图 19-8　胆管癌栓分型示意图

二、BDT 的首次治疗

治疗原则：以肝功能基础为前提，尽可能去除肝癌原发病灶及 BDT 或最大限度控制肝癌原发灶及 BDT 的生长，以延长生存期。

（一）手术切除

手术切除是目前治疗 BDT 的主要治疗方法，也是最有可能治愈的方法。手术可以达到既切除主瘤又同时清除癌栓、解除胆道梗阻的目的，提高生存质量，文献显示肝癌合并 BDT 的中位生存时间可达 22 个月。手术切除须严格掌握手术指征，目前对手术指征尚无统一认识，一般来说，如患者一般状况良好，肝功能可耐受，肝脏原发肿瘤可切除，除外Ⅲb、Ⅳb 型侵犯对侧Ⅱ级以上胆管及无远处转移可考虑手术切除治疗。

目前常用的手术方式包括：①肝癌切除＋胆管断端取栓、胆管切开取栓术或胆管内膜剥脱术＋胆总管探查术：此为标准术式，在实施手术时应首先切除肝癌原发灶，胆管断端取栓或胆管内膜剥脱后与胆总管切开探查切口进行会师，以确保癌栓已取尽；②左（右）半肝切除＋肝门部（肝外）胆管切除＋胆管空肠吻合术：对于Ⅲ、Ⅳ及Ⅴ型侵犯肝外胆管的 BDT 患者，取栓后是否行肝外胆管切除胆肠吻合术仍存在争议，现一般认为 BDT 很少附壁且胆肠吻合大大增加手术风险，故此术式目前已很少应用；③姑息性手术：术中发现肿瘤无法切除或未见原发灶者，可切开胆总管取栓并放置 T 形管引流，可同时行肝动脉结扎，术后再行 TACE 或放射治疗。

文献报道根治性切除的肝癌患者的疗效类似于未侵犯胆管患者的疗效，明显优于非手术治疗的疗效。Peng BG 等报道 17 例肝癌合并 BDT 患者，接受手术切除后中位生存期可达 23.5 个月，Luo XG 等报道 184 例肝癌合并 BDT 患者，手术组的中位生存期达 37 个月，明显高于 TACE 治疗组的 11 个月（$P<0.05$）。

手术经验：①对于有黄疸的患者是否行胆道引流目前仍存在争议，一般认为若总胆红素高于 255µmol/L 则考虑行 PTCD 外引流,不建议行 ERCP 的原因在于其可能造成癌栓出血或肿瘤播散;②目前认为 BDT 患者行规则性肝切除或肿瘤局部切除的总体生存时间类似,因此可适当缩小切肝范围以保证术后肝功能恢复,且原则上术中均需切开胆总管探查以确保取尽癌;③术后行辅助性 TACE 可能对延长生存期有益。

(二)肝脏移植

目前国内外尚无肝癌合并 BDT 患者行肝脏移植手术的大宗病例报道,目前为数不多的资料显示,患者多数能够从肝移植中获益,且相当一部分获得了较长的生存期。如 Kim 等报道 8 例接受肝移植的肝癌合并 BDT 患者,1 年和 5 年的无病生存率为 37.5% 和 25%;Ha 等报道 14 例 BDT 患者,肝移植后的 1 年、3 年、5 年的总体生存率达 92.9%、57.1%、50.0%。现普遍认为 BDT 是肝移植术后复发的独立危险因素,亦并非绝对禁忌证,总的来说,目前还缺乏足够的资料以得出确切结论,但是肝移植作为无法接受常规手术的肝癌合并 BDT 的一种治疗方式值得探讨。

(三)姑息性治疗

由于就诊时多数肝癌合并 BDT 患者已不具备手术切除或肝移植条件,对于此类患者大多首先要进行胆道引流改善肝脏功能,然后再针对肿瘤及 BDT 进行治疗。

1. 胆道引流 胆道引流适用于无法根治的肝癌合并 BDT 伴阻塞性黄疸患者,可明显减轻临床症状、保护肝功能,改善全身情况,为下一步治疗创造条件。胆道引流包括内镜下胆道支架植入术(ERBD)和经皮肝穿刺胆道引流术(PTCD),其中 ERBD 还可以同时进行胆道取栓。文献报道 BDT 患者出现黄疸后其中位生存期仅为 3 个月,行胆道引流后可延长中位生存期至 3.6～5.4 个月。总之,胆道支架置入术对于失去了外科手术机会的中晚期肝癌性胆道梗阻患者是一种安全、有效的姑息治疗方法。

2. 非手术治疗 经胆道引流改善肝功能后,使很多之前无法进行治疗的肝癌合并 BDT 患者得到了治疗的机会,如接受 TACE、RFA、无水酒精注射、外放射或内置放射性粒子条治疗、服用索拉非尼等,延长了生存时间。BDT 的非手术治疗的目的在于控制肝内病灶及癌栓生长、防止癌栓脱落,适用于肝肿瘤不可切除、肝功能尚可、合并肝外转移者。由于肝癌合并 BDT 患者的病情复杂、预后差,任何一种非手术治疗方式都不是很理想,因此目前主张采取综合治疗或序贯治疗以提高疗效。文献报道 BDT 患者行胆道引流后,接受 TACE 或放射治疗,其中位生存期则可延长至 11～13.4 个月。

(孙居仙)

参 考 文 献

[1] Hashimoto T, Minagawa M, Aoki T, et al. Caval invasion by liver tumor is limited. J Am Coll Surg, 2008, 207(3): 383-392.

[2] Florman S, Weaver M, Primeaux P, et al. Aggressive resection of hepatocellular carcinoma with right atrial involvement. Am Surg, 2009, 75(11): 1104-1108.

[3] Liu J, Wang Y, Zhang D, et al. Comparison of survival and quality of life of hepatectomy and thrombectomy using total hepatic vascular exclusion and chemotherapy alone in patients with hepatocellular carcinoma and tumor thrombi in the inferior vena cava and hepatic vein. Eur J Gastroenterol Hepatol, 2012, 24(2): 186-194.

[4] Xi M, Zhang L, Zhao L, et al. Effectiveness of stereotactic body radiotherapy for hepatocellular carcinoma with portal vein and/or inferior vena cava tumor thrombosis. PLoS One, 2013, 8(5): e638-e664.

[5] Agelopoulou P，Kapatais A，Varounis C，et al.Hepatocellular carcinoma with invasion into the right atrium. Report of two cases and review of the literature.Hepatogastroenterology，2007，54（79）：2106-2108.

[6] Li A J，Zhou W P，Lin C，et al.Surgical treatment of hepatocellular carcinoma with inferior vena cava tumor thrombus: a new classification for surgical guidance. Hepatobiliary Pancreat Dis Int，2013，12（3）：263-269.

[7] Kokudo T，Hasegawa K，Yamamoto S，et al. Surgical treatment of hepatocellular carcinoma associated with hepatic vein tumor thrombosis.J Hepatol，2014，61（3）：583-588.

[8] Nuzzo G，Giordano M，Giuliante F，et al. Complex liver resection for hepatic tumours involving the inferior vena cava.Eur J Surg Oncol，2011，37（11）：921-927.

[9] Li AJ，Yuan H，Yin L，et al. Cavoatrial thrombectomy in hepatocellular carcinoma with tumor thrombus in the vena cava and atrium without the use of cardiopulmonary bypass. Ann Vasc Surg，2014，28（6）：1565.e5-e8.

[10] Wakayama K，Kamiyama T，Yokoo H，et al. Surgical management of hepatocellular carcinoma with tumor thrombi in the inferior vena cava or right atrium. World J Surg Oncol，2013，11：259.

[11] Wang Y，Yuan L，Ge RL，et al. Survival benefit of surgical treatment for hepatocellular carcinoma with inferior vena cava/right atrium tumor thrombus: results of a retrospective cohort study.Ann Surg Oncol，2013，20（3）：914-922.

[12] Koo JE，Kim JH，Lim YS，et al. Combination of transarterial chemoembolization and three-dimensional conformal radiotherapy for hepatocellular carcinoma with inferior vena cava tumor thrombus.Int J Radiat Oncol Biol Phys，2010，78（1）：180-187.

[13] Zhang YF，Wei W，Wang JH，et al. Transarterial chemoembolization combined with sorafenib for the treatment of hepatocellular carcinoma with hepatic vein tumor thrombus.Onco Targets Ther，2016，9：4239-4246.

[14] Chern MC，Chuang VP，Cheng T，et al. Transcatheter arterial chemoembolization for advanced hepatocellular carcinoma with inferior vena cava and right atrial tumors.Cardiovasc Intervent Radiol，2008，31（4）：735-744.

[15] Lee IJ，Chung JW，Kim HC，et al. Extrahepatic collateral artery supply to the tumor thrombi of hepatocellular carcinoma invading inferior vena cava: the prevalence and determinant factors.J Vasc Interv Radiol，2009，20（1）：22-79.

[16] Zeng ZC，Fan J，Tang ZY，et al. A comparison of treatment combinations with and without radiotherapy for hepatocellular carcinoma with portal vein and/or inferior vena cava tumor thrombus. Int J Radiat Oncol Biol Phys，2005，61（2）：432-443.

[17] 杨维竹，江娜，郑曲彬，等．内支架植入术联合伽马刀治疗肝细胞癌导致下腔静脉瘤栓的疗效分析．中国介入影像与治疗学，2008，5（6）：441-444.

[18] Qin LX，Tang ZY. Hepatocellular carcinoma with obstructive jaundice: diagnosis，treatment and prognosis. World J Gastroenterol，2003，9（3）：385-391.

[19] Xiangji L，Weifeng T，Bin Y，et al. Surgery of hepatocellular carcinoma complicated with cancer thrombi in bile duct: efficacy for criteria for different therapy modalities. Langenbecks Arch Surg，2009，394（6）：1033-1039.

[20] 孙婧璨，吴孟超，沈锋，等．原发性肝癌合并胆管癌栓的诊断．中华肝胆外科杂志，2001，7（11）：9-12.

[21] Meng K.W.，Dong M.，Zhang W.G.，et al. Clinical characteristics and surgical prognosis of hepatocellular carcinoma with bile duct invasion. Gastroenterol Res Pract. 2014；2014：604971.

[22] Huang J.F.，Wang L.Y.，Lin Z.Y.，et al. Incidence and clinical outcome of icteric type hepatocellular

carcinoma. J Gastroenterol Hepatol，2002，17：190-195.

[23] Oba A，Takahashi S，Kato Y，et al. Usefulness of resection for hepatocellular carcinoma with macroscopic bile duct tumor thrombus. Anticancer Res.，2014，34（8）：4367-4372.

[24] Liu QY，Zhang WD，Chen JY，et al. Hepatocellular carcinoma with bile duct tumor thrombus：dynamic computed tomography findings and histopathologic correlation.J Comput Assist Tomogr，2011，35（2）：187-194.

[25] Satoh S，Ikai I，Honda G，et al. Clinicopatholgic evaluation of hepatocellular carcinoma with bile duct thrombi. Surgery，2000，128（51）：779-783.

[26] Ueda M，Takeuchi T，Takayasu T，et al. Classification and surgical treatment of hepatocellular carcinoma （HCC）with bile duct thrombi.Hepatogastroenterology，1994，41（4）：349-354.

[27] Navadgi S，Chang CC，Bartlett A，et al. Systematic review and meta-analysis of outcomes after liver resection in patients with hepatocellular carcinoma （HCC）with and without bile duct thrombus.HPB （Oxford），2016，18（4）：312-316.

[28] Yamamoto S，Hasegawa K，Inoue Y，et al. Bile duct preserving surgery for hepatocellular carcinoma with bile duct tumor thrombus.Ann Surg，2015，261（5）：e123-e125.

[29] Wong TC，Cheung TT，Chok KS，et al. Outcomes of hepatectomy for hepatocellular carcinoma with bile duct tumour thrombus.HPB （Oxford），2015，17（5）：401-408.

[30] Peng BG，Liang LJ，Li SQ，et al. Surgical treatment of hepatocellular carcinoma with bile duct tumor thrombi.World J Gastroenterol，2005，11（25）：3966-3969.

[31] Cherqui D，Benoist S，Malassagne B，et al. Major liver resection for carcinoma in jaundiced patients without preoperative biliary drainage.Arch Surg，2000，135（3）：302-308.

[32] Shiomi M，Kamiya J，Nagino M，et al. Hepatocellular carcinoma with biliary tumor thrombi：aggressive operative approach after appropriate preoperative management. Surgery，2001，129：692-698.

[33] Kim JM，Kwon CH，Joh JW，et al. The effect of hepatocellular carcinoma bile duct tumor thrombi in liver transplantation. Hepatogastroenterology，2014，61（134）：1673-1676.

[34] Ha T-Y，Hwang S，Moon D-B，et al. Long-term survival analysis of liver transplantation for hepatocellular carcinoma with bile duct tumor thrombus. Transplant Proc，2014，46（3）：774-777.

[35] Tseng JH，Hung CF，Ng KK，et al. Icteric-type hepatoma：magnetic resonance imaging and magnetic resonance cholangiographic features.Abdom Imaging，2001，26（2）：171-177.

[36] Hu J，Pi Z，Yu MY，et al. Obstructive jaundice caused by tumor emboli from hepatocellular carcinoma.Am Surg，1999，65（5）：406-410.

[37] Okuda M，Miyayama S，Yamashiro M，et al. Sloughing of intraductal tumor thrombus of hepatocellular carcinoma after transcatheter arterial chemoembolization.Cardiovasc Intervent Radiol，2010，33（3）：619-623.

[38] Gao J，Zhang Q，Zhang J，et al. Radiofrequency Ablation of the Main Lesion of Hepatocellular Carcinoma and Bile Duct Tumor Thrombus as a Radical Therapeutic Alternative：Two Case Reports.Medicine （Baltimore），2015，94（27）：e1122.

[39] Foo ML，Gunderson LL，Bender CE，et al. External radiation therapy and transcatheter iridium in the treatment of extrahepatic bile duct carcinoma.Int J Radiat Oncol Biol Phys，1997，39（4）：929-935.

[40] Tanizaki H，Furuse J，Yoshino M，et al. Combination radiotherapy for hepatocellular carcinoma with intraductal tumor thrombus：a case report. Eur J Radiol，2001，38（3）：213-218.

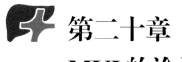

第二十章
MVI 的诊治进展

第一节 MVI 概述

微血管侵犯（microvascular invasion，MVI）是影响肝癌患者预后的重要因素之一，文献报道 MVI 发生率较高。Llovet 报道 MVI 与肿瘤直径成正比，直径 2cm 肿瘤的 MVI 发生率约为 20%，2～5cm 为 30%～60%，而大于 5cm 则高达 60%～90%。东方肝胆外科医院报道的 5524 例肝癌手术病例中，MVI 发生率高达 67.1%。

MVI 的定义为在显微镜下于内皮细胞衬覆的血管腔内见到癌细胞巢团，多见于癌旁肝组织内的门静脉小分支（含肿瘤包膜内血管），亦可见于肝静脉、肝动脉、胆管及淋巴管内。《原发性肝癌规范化病理诊断指南（2015 版）》已经对肝癌 MVI 的取材程序、诊断及分级标准做了详细说明，《指南》推荐了肝癌标本"7 点"基线取材方案，并经 MVI 进行了分级，即：M0：未发现 MVI；M1（低危组）：≤5 个 MVI，且发生于近癌旁肝组织区域（≤1cm）；M2（高危组）：>5 个 MVI，或 MVI 发生于远癌旁肝组织区域（>1cm）。

大量文献已经证实 MVI 是肝切除或肝移植患者术后复发的重要影响因素，荟萃分析显示 MVI 可降低肝移植术后 3 年及 5 年无瘤生存率（RR 分别为 3.41、2.41）和降低肝切除术后 3 年及 5 年无瘤生存率（RR 分别为 1.82、1.51）。因此，为了使肝癌患者的整体生存率有进一步突破性进展，我们需要更加重视 MVI 的研究，包括机制研究、如何预测及治疗等。

第二节 MVI 的预测

MVI 的发生机制十分复杂，临床上报道 MVI 相关影响因素很多，如包括体质指数、肿瘤直径、肿瘤个数、甲胎蛋白水平、异常凝血酶原水平、影像学特点等，但如何进行准确的预测仍是目前肝癌研究的热点与难点，至今未取得突破性进展。有创检查如肝穿刺活检因容易导致癌细胞针道转移及假阴性等缺点，临床上并不主张使用，因此，寻找通过影像学和血清学标志物等手段来预测 MVI 是今后研究的重点。

一、血清学标志物

（一）异常凝血酶原

目前临床上报道最多的 MVI 相关血清学标志物为异常凝血酶原（DCP），也被称为维生素 K 缺乏或抗凝血因子 II 诱导蛋白（PIVKA-II），可促进肝癌细胞的增殖与转移。文献显示高水平的 DCP 提示肝癌组织分化程度较低,容易发生血管侵犯。近年的许多研究均发现 DCP 与 MVI 相关,但 DCP 预测 MVI 的截断值尚未达成共识,如 Pote 等报道血清 DCP>90mAU/ml 是 MVI 的独立预测因子,敏感性和特异性分别为 73% 和 79%;而 Hirokawa 等报道 DCP>150mAU/ml 是 MVI 的独立预测因子,而另一项针对肝癌直径小于 2cm 的研究发现 DCP>100mAU/ml 是 MVI 的独立预测因子,将来尚需进一步研究确定。

(二)甲胎蛋白

甲胎蛋白(AFP)作为经典的肝癌标志物,亦被研究用于 MVI 的预测,但总体敏感性及特异性较差。Fan 等报道血清 AFP>100μg/l 可作为 MVI 的独立预测因子($P<0.004$),但更多的研究认为甲胎蛋白水平与 MVI 关联性不强,将来尚需进一步研究确定。

(三)其他血清学标志物

例如 lncRNA、GGT、IL-8、CTC 等与 MVI 的关系仍在初步研究阶段,尚需进一步研究明确。

二、影像学指标

文献报道与 MVI 相关的影像学指标较多,除肿瘤个数及直径外,多尚在论证阶段。如文献报道 60 例接受肝移植的肝癌患者,以磁共振成像(MRI)的特征,包括肝癌的大小、数量,T1 和 T2 信号强度,肿瘤边缘,包膜或假包膜,肿瘤与肝包膜的距离等,来评估 MVI 发生的可能性,结果发现除肿瘤直径与个数以外,没有其他的磁共振成像特点可以用来预测肝移植前 MVI 的存在。另一项对 102 例患者进行回顾性分析发现,计算机断层扫描(CT)显示肿瘤边缘平滑是 MVI 的独立预测因素(OR=13.8,$P<0.001$)。

另有文献报道 PET-CT 扫描是 MVI 的独立的预测因素(OR = 13.4;$P= 0.001$),其阳性和阴性预测值分别为 88.5% 和 87.5%。因此,PET 将来可能可以成为肝癌移植或切除术前常规预测微癌栓侵犯的工具。

三、系统预测

由于单因素预测 MVI 存在敏感性及特异性低等缺点,系统预测更具有临床实用价值,是将来 MVI 预测研究的主要方向。如 Cucchetti 等应用人工神经网络(artificial neural network,ANN)预测 MVI,预测因素包括 AFP 水平、肿瘤大小、个数及体积,成功率可达 91%;Kaibori 等报道年龄<65 岁、DCP>200mAu/ml 及肿瘤直径大于及肿瘤直径>5cm 等均是预测 MVI 的独立指标,且提出了其预测 MVI 的综合评分系统;Shirabe 等以肿瘤大小、血清 DCP 水平,SUVmax 值来绘制患者的特征曲线以预测微癌栓,发现肿瘤大小、血清 DCP 水平和 SUVmax 值的曲线下面积分别是 0.8652、0.8652 和 0.8027。而当肿瘤大小为 3.6cm,SUVmax 值为 4.2、血清 DCP 水平为 101mAu/ 时,预测达到最大敏感性和特异性,分别可达 100% 和 90.9%。将来,尚需更多的研究来进一步精准预测 MVI 的发生,为 MVI 的治疗打下坚实的基础。

第三节 MVI 对于临床治疗的意义

由于 MVI 阳性的肝癌患者术后复发率明显高于 MVI 阴性患者,而一旦复发造成治疗难度很大，因此，MVI 对于临床治疗的意义主要在于两个方面，即：①术后病理证实 MVI 的意义在于复发转移的监测和肝癌的术后辅助治疗；②而依据术前预测的 MVI 意义更为重大，我们可以术前给予相应治疗、术中注意手术方式及尽早进行预防复发的措施。

一、术后证实 MVI 患者的抗复发治疗

肝癌患者术后病理若诊断 MVI，提示其复发的可能性增加，术后需密切监测肿瘤标志物及影像学表现，并建议提前应用抗复发治疗以降低患者复发率。目前国内外针对术后病理证实 MVI 的治疗文献报道较少，东方肝胆外科医院回顾性分析了 322 例术后病理证实微血管癌栓患者，其中 137 例行了辅助性 TACE，经过随访观察，术后 TACE 组及空白对照组的 1 年、2 年、3 年、5 年无病生存率分别为 69.4%，55.6%，46.9%，34.9% 和 47.0%，36.3%，34.1%，30.4.%（$P=0.012$）（图 20-1）；1 年、2 年、3 年、5 年生存率分别为 94.1%，78.6%，71.3%，53.7% 和 79.1%，62.3%，54.3%，43.5%（$P=0.006$）。因此，建议术后病理提示 MVI 的肝癌患者行辅助性 TACE。索拉非尼作为治疗门静脉癌栓的基本药物，对肝癌伴微血管侵犯的治疗特别是术后抗复发治疗的效果尚在进一步研究当中。静脉化疗（如 FOFLOX4 方案）作为 MVI 术后抗复发的辅助治疗措施仍有待观察其疗效。术后针对术区的放射治疗尚在理论论证阶段。

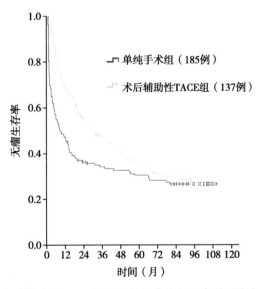

图 20-1 术后辅助性 TACE 可以延长肝癌伴 MVI 术后无瘤生存期（DFS）

二、术前预测 MVI 阳性患者的治疗

肿瘤的外周区域是 MVI 形成的高发区域，文献报道绝大多数 MVI 或卫星灶发生于距离主瘤 1cm 以内，因此对于术前预测 MVI 阳性的患者，术中保证切缘大于 1cm 对于降低术后复发率具有重要临床意义。文献报道肝癌的解剖性肝切除优于局部切除，因此对于术前预测 MVI 阳性特别是肿瘤无明显边界的肝癌患者，提倡进行解剖性肝切除。但解剖性肝切除可能会切除过多正常肝组织，因此对于伴肝硬化的肝癌患者行解剖性肝切除应十分谨慎，术前肝脏储备功能检查应完备如肝功能应在 Child-pugh A 级、ICG 15 应小于 10% 等。除需

改变手术方式外，术中的抗复发治疗亦在研究中，如一项临床随机对照试验显示肝癌术后术区植入 ^{125}I 粒子对比空白对照可显著延长无瘤生存期及总生存期，将来可能用于术前预测 MVI 阳性的患者。而新辅助放化疗治疗肝癌伴 MVI 阳性在理论上尚在论证阶段。

局部治疗如 PEIT、PMCT 或 PRFA 在小肝癌中的应用相当广泛，但文献显示对于直径小于 3cm 的小肝癌患者，MVI 阳性亦会增加局部复发率。因此，对于此部分患者其消融范围应超过肿瘤边缘 1cm 以上以消灭 MVI，达到降低局部复发率的目的。

肝移植是治疗早期肝癌特别对于合并肝硬化的肝癌患者的重要手段，即使筛选标准十分严格，但是其术后仍具有较高的复发率，文献报道其五年复发率仍高达 15%～30%。随着进一步研究发现，MVI 对于肝癌肝移植的重要性亦逐渐显现，文献显示 MVI 重要性已超过肿瘤直径及肿瘤个数，并对米兰标准提出了质疑，建议将 MVI 纳入肝癌肝移植的排除标准。最近的文献报道符合米兰标准的肝癌患者术后病理提示 MVI 的，肝切除和肝移植术后 5 年复发率相同，因此，若术前预测 MVI 阳性的患者建议首选肝切除。

（孙居仙）

参 考 文 献

[1] Llovet JM，Schwartz M，Mazzaferro V. Resection and liver transplantation for hepatocellular carcinoma. Semin Liver Dis，2005，25（2）：181-200.

[2] 吴孟超，陈汉，沈锋. 原发性肝癌的外科治疗 - 附 5524 例报告中华外科杂志，2001，39（1）：25-28.

[3] 中国抗癌协会等. 原发性肝癌规范化病理诊断指南（2015 版）. 临床与实验病理学杂志，2015，31（3）：241-246.

[4] Rodríguez-Perálvarez M，Luong TV，Andreana L，et al. A systematic review of microvascular invasion in hepatocellular carcinoma：diagnostic and prognostic variability.Ann Surg Oncol，2013，20（1）：325-339.

[5] Poté N，Cauchy F，Albuquerque M，et al. Performance of PIVKA-Ⅱ for early hepatocellular carcinoma diagnosis and prediction of microvascular invasion.J Hepatol，2015，62（4）：848-854.

[6] Hirokawa F，Hayashi M，Miyamoto Y，et al. Outcomes and predictors of microvascular invasion of solitary hepatocellular carcinoma.Hepatol Res，2014，44（8）：846-853.

[7] Yamashita Y，Tsuijita E，Takeishi K，et al. Predictors for microinvasion of small hepatocellular carcinoma <2 cm. Ann Surg Oncol，2012，19（6）：2027-2034.

[8] Fan LF，Zhao WC，Yang N，et al. Alpha-fetoprotein：the predictor of microvascular invasion in solitary small hepatocellular carcinoma and criterion for anatomic or non-anatomic hepatic resection. Hepatogastroenterology，2013，60（124）：825-836.

[9] Mínguez B，Hoshida Y，Villanueva A，et al. Gene-expression signature of vascular invasion in hepatocellular carcinoma.J Hepatol，2011，55（6）：1325-1331.

[10] Ren Y，Poon RT，Tsui HT，et al. Interleukin-8 serum levels in patients with hepatocellular carcinoma：correlations with clinicopathological features and prognosis.Clin Cancer Res，2003，9（16 Pt 1）：5996-6001.

[11] Chandarana H，Robinson E，Hajdu CH，et al. Microvascular invasion in hepatocellular carcinoma：is it predictable with pretransplant MRI？AJR Am J Roentgenol，2011，196（5）：1083-1089.

[12] Chou CT，Chen RC，Lin WC，et al. Prediction of microvascular invasion of hepatocellular carcinoma：preoperative CT and histopathologic correlation.AJR Am J Roentgenol，2014，203（3）：W253-259.

[13] Kornberg A, Freesmeyer M, Bärthel E, et al. ^{18}F-FDG-uptake of hepatocellular carcinoma on PET predicts microvascular tumor invasion in liver transplant patients.Am J Transplant, 2009, 9(3): 592-600.

[14] Cucchetti A, Piscaglia F, Grigioni AD, et al. Preoperative prediction of hepatocellular carcinoma tumour grade and microvascular invasion by means of artificial neural network: a pilot study.J Hepatol, 2010, 52(6): 880-888.

[15] Kaibori M, Ishizaki M, Matsui K, et al. Predictors of microvascular invasion before hepatectomy for hepatocellular carcinoma.J Surg Oncol, 2010, 102(5): 462-468.

[16] Shirabe K, Toshima T, Kimura K, et al. New scoring system for prediction of microvascular invasion in patients with hepatocellular carcinoma.Liver Int, 2014, 34(6): 937-941.

[17] Sun JJ, Wang K, Zhang CZ, et al. Postoperative adjuvant transcatheter arterial chemoembolization after R0hepatectomy improves outcomes of patients who have hepatocellular carcinoma with microvascular invasion.Ann Surg Oncol, 2016, 23(4): 1344-1351.

[18] Ueno S, Kubo F, Sakoda M, et al. Efficacy of anatomic resection vs nonanatomic resection for small nodular hepatocellular carcinoma based on gross classification.J Hepatobiliary Pancreat Surg, 2008, 15(5): 493-500.

[19] Cucchetti A, Qiao GL, Cescon M, et al. Anatomic versus nonanatomic resection in cirrhotic patients with early hepatocellular carcinoma.Surgery, 2014, 155(3): 512-521.

[20] Chen K, Xia Y, Wang H, et al. Adjuvant iodine-125 brachytherapy for hepatocellular carcinoma after complete hepatectomy: a randomized controlled trial.PLoS One, 2013, 8(2): e57397.

[21] Yamashita Y, Tsuijita E, Takeishi K, et al. Predictors for microinvasion of small hepatocellular carcinoma<2 cm. Ann Surg Oncol, 2012, 19(6): 2027-2034.

[22] Minami Y, Nishida N, Kudo M. Therapeutic response assessment of RFA for HCC: contrast-enhanced US, CT and MRI.World J Gastroenterol, 2014, 20(15): 4160-4166.

[23] Mazzaferro V, Llovet JM, Miceli R, et al. Predicting survival after liver transplantation in patients with hepatocellular carcinoma beyond the Milan criteria: a retrospective, exploratory analysis. Lancet Oncol, 2009, 10(1): 35-43.

[24] Vitale A, Cucchetti A, Qiao GL, et al. Is resectable hepatocellular carcinoma a contraindication to liver transplantation? A novel decision model based on "number of patients needed to transplant" as measure of transplant benefit. J Hepatol, 2014, 60(6): 1165-1171.

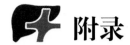

附录

www.impactjournals.com/oncotarget/   Oncotarget, 2017, Vol. 8, (No. 5), pp: 8867-8876

Review

附录一 Chinese expert consensus on multidisciplinary diagnosis and treatment of hepatocellular carcinoma with portal vein tumor thrombus: 2016 edition

Cheng Shuqun[1], Chen Minshan[2], Cai Jianqiang[3], and The National Research Cooperative Group for Diagnosis and Treatment of Hepatocellular Carcinoma with Tumor Thrombus

[1] Eastern Hepatobiliary Surgical Hospital, Second Military Medical University, Shanghai, China

[2] Department of Hepatobiliary Surgery, Sun Yat-sen University Cancer Center, Guangzhou, China

[3] Department of Hepatobiliary Surgery, Cancer Hospital, Chinese Academy of Medical Sciences, Beijing, China

Correspondence to: Cheng Shuqun, email: chengshuqun@aliyun.com

Chen Minshan, email: chminsh@mail.sysn.edu.cn

Cai Jianqiang, email: caijianqiang188@sina.com

Keywords: hepatocellular carcinoma; portal vein tumor thrombosis; consensus; China

Received: July 29, 2016   Accepted: October 14, 2016   Published: October 21, 2016

ABSTRACT

Hepatocellular carcinoma is the fourth leading cause of cancer-related morbidity and mortality in China. Portal vein tumor thrombus (PVTT) is common and it worsens prognosis of hepatocellular carcinoma (HCC). There is no internationally accepted consensus or guideline for diagnosis and treatment of HCC with PVTT. Based on existing evidences and common current practices, Chinese Experts on Multidisciplinary Diagnosis and Treatment of HCC with portal vein tumor thrombus met to develop a national consensus on diagnosis and treatment of HCC with PVTT. The meeting concluded with the First Edition (version 2016) of consensus statements with grades of evidence given as grades Ⅰa, Ⅰb, Ⅱa, Ⅱb, Ⅲ and Ⅳ, and ranking as Classes A, B,

C, D and I for quality of evidence and strength of recommendation by the United State Preventive Service Task Force, respectively. The consensus suggests recommended treatment to be based on patients' PVTT type and ECOG functional status; surgery being the preferred treatment for Child-Pugh A, PVTT type Ⅰ/Ⅱ, and ECOG PS 0-1; transcatheter arterial chemoembolization (TACE) for non-resectable PVTT Ⅰ/Ⅱ and Child-Pugh A; and radiotherapy for non-resectable PVTT Ⅰ/Ⅱ/Ⅲ and Child-Pugh A. Symptomatic treatment is recommended for Child-Pugh C, with massive ascites or gastrointestinal bleeding. By updating clinicians with treatment options for HCC with PVTT, the consensus statement aimed to prolong overall survival and to improve quality of life of patients with minimal treatment complication. Future treatment strategies for HCC with PVTT in China would depend on new evidences from more future clinical trials, especially studies defining the role of traditional Chinese medicine and clarifying molecular aspects of HCC.

INTRODUCTION

Hepatocellular carcinoma (HCC) is the sixth most prevalent cancer worldwide, and China accounts for more than half of new cases and deaths related to HCC every year [1]. The latest data indicated that the morbidity and mortality rates of HCC ranked the fourth and third, respectively, among all malignant tumors reported in China [2]. Given the advances in diagnosis and treatment strategies for different stages of HCC, the prognosis of HCC patients has improved. Unfortunately, 70% to 80% of patients are still diagnosed at an advanced stage as there are no obvious clinical symptoms at early stages. At present, the overall prognosis of HCC is not satisfactory.

Owing to the biological characteristics of liver cancer and the anatomical characteristics of the liver, HCC is prone to invade intrahepatic vessels, especially the portal venous system. In China, the incidences of portal vein tumor thrombus (PVTT) have been reported to range from 44% to 62.2% [3]. Once developed, PVTT progresses rapidly to cause portal hypertension, hepatocellular jaundice, and intractable ascites. The median survival of HCC patients with main PVTT is 2.7 months [4]. PVTT plays a major role in the prognosis and clinical staging of HCC [5, 6].

Table 1: Grades of Evidences

Grades of Evidences	Description
Ⅰa	Evidences are originated from the meta-analysis results of various RCTs
Ⅰb	Evidences are originated from the results of at least one well-designed RCT
Ⅱa	Evidences are originated from the results of at least one well-designed perspective non-RCT
Ⅱb	Evidences are originated from the results of at least one well-designed interventional clinical research of other type
Ⅲ	Evidences are originated from the well-designed non-interventional clinical researches, such as descriptive researches and relevant researches
Ⅳ	Evidences are originated from the reports made by committee of experts or the clinical reports of authoritative experts

Abbreviations: RCT, randomized controlled trial

Table 2: Ranking of Recommended Opinion

Grades of Evidences	Description
A	Favorable scientific evidences indicate that the medical treatment can provide clear and definite benefits to the patients; physicians are strongly recommended to administer the medical treatment to eligible patients.
B	Existing evidences indicate that the medical treatment may provide moderate benefits that outweigh the potential risks; physicians may suggest or patients may carry out the said medical treatment.
C	Existing evidences indicate that the medical treatment may provide only little benefits, or the benefits do not outweigh the risks; physicians may suggest or administer the said medical treatment selectively based on the patient's condition.
D	Existing evidences indicate that the medical treatment would not benefit the patients, or the potential risks would outweigh the benefits; physicians are recommended not to administer the said medical treatment in patients.
I	There are not enough scientific evidences, or the existing evidences cannot be used, to evaluate the benefits and risks of the said medical treatment; physicians should help the patients understand well the uncertainty of this medical treatment.

There have been no worldwide consensuses or guidelines on the diagnosis and treatment of HCC with PVTT. Guidelines in Europe and America follow the Barcelona Clinic Liver Cancer Staging (BCLC) and regard HCC with PVTT to be at BCLC Stage C. The guidelines also recommend treating HCC patients with PVTT with sorafenib alone [7]. On the contrary, experts from Southeast Asian countries opine that multidisciplinary therapy including surgery, transcatheter arterial chemoembolization (TACE), radiotherapy, and/or sorafenib should be considered to achieve more satisfactory outcomes [8]. Consequently, the Chinese National Research Cooperative Group for Diagnosis and Treatment of Hepatocellular Carcinoma with Tumor Thrombus was set up to arrive at a national consensus on the diagnosis and treatment of HCC with PVTT, based on the existing evidences published internationally and in China. The Chinese Expert Consensus on Multidisciplinary Diagnosis and Treatment of Hepatocellular Carcinoma with Portal Vein Tumor Thrombus was finally developed after repeated meetings and modifications of the draft by top Chinese experts on HCC with PVTT. This version (version 2016) is the first edition of consensus and it will be updated regularly as new evidences become available.

Based on internationally accepted practice, the grades of evidence we use are presented in Table 1 [9]. We also adopted the United States Preventive Service Task Force (USPSTF) recommendations to assign 5 alphabets (A, B, C, D, and I) to denote the strength of recommendation for clinical practice (Table 2) [10].

CONSENSUS RECOMMENDATIONS

Diagnosis and Classification of PVTT

PVTT is one of the most common complications of HCC [11]. A diagnosis of HCC is a prerequisite to diagnose PVTT [12]. The imaging features of PVTT include solid lesions within the portal vein in all the phases of intravenous enhanced three-phase computed tomography (CT), especially with enhancement of contrast in the arterial phase and washout in the portal venous phase of the procedure [13, 14]. Clinically, PVTT should be distinguished from portal vein thrombosis (PVT), which occurs as a complication of cirrhosis or after splenectomy. PVT is not enhanced in the arterial phase. It occasionally disappears or improves after anticoagulant therapy [15].

The extent of PVTT is closely related to prognosis of HCC. The HCC staging systems that are commonly used today are the TNM staging, BCLC staging, and Japanese integrated staging (JIS) systems. All these staging systems accept the importance of PVTT. However, they do not further define the extent of PVTT. At present, there are two classifications for PVTT: the Japanese V_P classification [16], and the Cheng's classification as suggested by Professor Cheng Shuqun of China [17-19].

The Cheng's classification comprises four levels based on the extent of tumor thrombus in the portal vein shown on medical imagings: type I, tumor thrombus involving segmental or sectoral branches of the portal vein or above; type II, tumor thrombus involving the right/left portal vein; type III, tumor thrombus involving the main portal vein; and type IV, tumor thrombus involving the superior mesenteric vein. Type I_0, tumor thrombus found only under microscopy. Many studies have supported that the Cheng's classification to be more applicable than the V_P classification for disease assessment, treatment selection, and prognostic judgment in patients with PVTT [18-20], and hence it is recommended to be used for classifying the extent of PVTT.

MULTIDISCIPLINARY THERAPY (MDT) PATH FOR HCC WITH PVTT

A multidisciplinary team to coordinate diagnosis and treatment of HCC patients with PVTT provides maximal benefits to patients. The therapeutic plan for the treatment of HCC with PVTT formulated by the National Research Cooperative Group for Diagnosis and Treatment of Hepatocellular Carcinoma with Tumor Thrombus is presented in Figure 1. Patients with Child-Pugh A liver function can undergo any treatment according to the PVTT type. When the lesion is resectable and when there is no extrahepatic metastasis, patients with type I/II PVTT should undergo surgical resection of the PVTT en bloc with the primary HCC. For patients with PVTT type III, the treatment choices include surgery, radiotherapy, and/or TACE depending on the patient's preference. For unresectable lesions, patients with type I/II PVTT should receive radiotherapy combined with TACE as the primary treatment, and patients with type III and IV PVTT should receive radiotherapy or systemic therapy. Patients with Child-Pugh B liver function should first receive antiviral treatment for HCC secondary to hepatitis B or C infections. If the liver function improves to Child-Pugh A, then these patient subgroups can be treated as mentioned above. Surgery and TACE are not recommended for Child-Pugh B patients. Child-Pugh C patients should only receive supportive care. Child-Pugh A and Child-Pugh B patients who have extrahepatic metastases can receive systemic chemotherapy and/or local treatment. Sorafenib can be used for patients with all extents of PVTT with Child-Pugh A and B liver function.

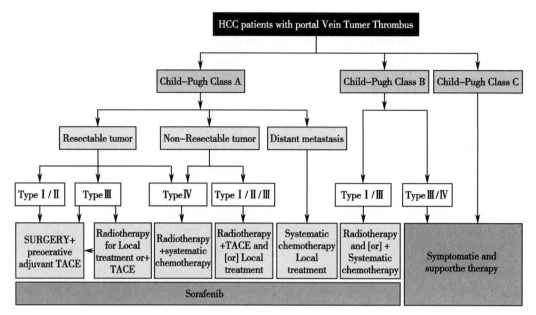

Figure 1: Diagnosis and treatment of HCC with PVTT

Recommended first-line treatment options for PVTT

The treatment of HCC patients with PVTT is based on the patients' liver function, the stage of hepatic lesion, and the extent of PVTT. A strategy that can either eliminate or control HCC with PVTT using multimodality therapy can extend survival and improve quality of life of the patient.

SURGERY

Recommendations

- Surgery is the preferred treatment in patients with Child-Pugh A, PVTT type I/II, and ECOG PS 0-1 (Evidence level IIb, Recommendation A); type III PVTT patients can undergo surgery directly or after tumor downsizing using radiotherapy and/or TACE (Evidence level IIb, Recommendation B).

Surgical treatment is considered to be potentially curative and is the preferred treatment option for HCC patients with type I/II PVTT. En bloc resection of the primary HCC and PVTT provides a potential for cure. Many studies reported that patients who had undergone surgery had better prognosis than those treated with TACE [12, 21, 22].

Type I/II PVTT are more suitable for resection than type III/IV (Evidence level IIb) [18, 23]. En-bloc resection can be performed in type I/II PVTT patients with partial hepatectomy or hemi-hepatectomy[11]. For type III PVTT patients, as the PVTT has extended to the main portal vein, partial hepatectomy has to be combined with thrombectomy or main portal vein resection followed by reconstruction. At present, studies have revealed that there is no significant difference in prognosis among these surgical procedures (Evidence level IIb) [24]. Thrombectomy is by far the most commonly used surgical procedure. In the study based on the findings of the Japanese registry, patients with type III/IV PVTT (extended to the main portal vein or the contralateral branch) and beyond had no significant improvement in survival after surgical treatment. On the other hand, patients with I/II PVTT had significantly improved mean survival when compared to patients not undergoing surgical treatment (2.87 years vs. 1.10 years; diff: 1.77 years, $P < 0.001$) [25]

The following are the recommendations for reducing recurrence rates and metastasis after surgery: (1) Pre-operative small-dose radiotherapy has been reported to downstage some type III PVTT patients, reduce recurrence rate without increasing surgical risks, and reduce postoperative hepatic failure rates (Evidence level IIa) [26]. (2) Although adjuvant TACE after surgery has been reported to reduce recurrence rates and prolong survival of PVTT patients in a randomized controlled trial [27] and in a retrospective study [28], the Japanese nationwide survey failed to support the use of adjuvant TACE [25].

Other treatment recommendations that are controversial include the following: (1) Pre-operative TACE has been reported to improve postoperative survival, but it may increase operative risks (Evidence level IIb) [29]. (2) There is a lack of high-level evidence for adjuvant radiotherapy or chemotherapy.

NONSURGICAL THERAPIES

Transhepatic Arterial Infusion (TAI) or TACE

Recommendations

• Patients with non-resectable primary tumor, type I/II PVTT, and Child-Pugh A liver function may receive TACE (Evidence level IIb, Recommendation B) alone or in combination with radiotherapy (Evidence level IIb, Recommendation A).

• Patients with Child-Pugh B liver function or type III/IV PVTT are not recommended to receive TACE (Evidence level IIb, Recommendation C).

TACE/TAI is one of the most commonly used techniques to manage nonresectable HCC with PVTT [22]. Despite the possible benefit of TACE in prolonging overall survival (4-7 months) in patients with HCC and PVTT type III/IV, the use of TACE in patients is controversial due to the risk of liver infarction and hepatic failure [30]. At present, TACE is considered for PVTT patients with good liver function with adequate collateral circulation around the obstructed portal vein [31, 32]. The overall survival rate varies greatly among patients with PVTT after TACE. The patient survival rates decreased from 82% at 3-months to 71% at 6 months and 47% at 12 months, with a median survival of 10 months. Patients with Child-Pugh A liver function had better median survival when compared to patients with Child-Pugh B (15 months vs. 13 months) [33], and the complete remission rate (CR), partial remission rate (PR), and stable disease rate (SD) were reported to be 0, 19.5% to 26.3%, and 42.5% to 62.7%, respectively[34, 35, 36]. Lipiodol and gelatin sponge are common embolizing agents used in TACE [37]. Some reports have suggested that TACE, when combined with lipiodol, is more effective than TAI or conservative treatment [22, 38]. The effectiveness of the embolizing agents depends on their size. The smaller the diameter of an embolizing agent, the better is the effect on PVTT patients and the lower is its adverse side effects [39, 40]. The use of super-selective catheterization improves therapeutic effects and reduces damages to the normal liver when compared with conventional TACE. Recently, TACE with drug-eluting beads has been introduced into clinical application; however, its effects on HCC patients with PVTT are controversial [41].

Radiotherapy (RT)

External beam radiation therapy

Recommendations

- Patients with nonresectable HCC with all types of PVTT, with Child-Pugh A or B liver function, are recommended to receive RT with the target region containing both the primary tumors and PVTT - 3DCRT or IMRT 95% PTV 40-60 Gy/2-3 Gy (Evidence level IIb, Recommendation B) or SBRT 36-40 Gy/5-6 Gy (Evidence level IIb, Recommendation A).

- Patients with Child-Pugh A liver function and type I, II, and III PVTT are recommended to receive combined radiotherapy and TACE (Evidence level IIb, Recommendation A). The radiotherapy target region includes the primary tumor and PVTT or only the PVTT.

With development of newer technologies such as three-dimensional conformal radiotherapy (3DCRT), intensify-modulated radiotherapy (IMRT), and three-dimensional oriented radiotherapy (SBRT), radiation dosage to the targeted regions can be increased while giving better protection to the adjacent healthy tissues [42-44]. This allows the maximum use of radiotherapy technologies and enables their use in HCC patients with all types of PVTT. The use of radiotherapy alone or in combination with other treatment such as TACE improved survival and quality of life in HCC patients with PVTT [44].

Target localization suggests the use of CT and MRI image fusion technology based on the area of lipiodol deposition after TACE. The clinical target volume (CTV) is 5 to 10 mm larger than the diameter of the tumor area. The plan target volume (PTV) should be determined on the basis of a moving target, set-up error, and random error. The designation of the irradiation area is still controversial, which should be determined individually. The hepatic lesion and PVTT should be irradiated simultaneously if the hepatic lesion is small and PVTT is nearby. If the volume of the primary tumor is large or PVTT is distant to the primary tumor, only the PVTT should receive irradiation [45].

There is not enough evidence to determine the best radiation and fraction doses. The existing evidence suggests a positive correlation between total radiation dose and tumor response [46]. However, multivariate analysis only showed response to radiotherapy to be associated with survival [46, 47].

Radiation-induced liver disease (RILD) or radiation hepatitis is a subacute form of liver injury, which occurs due to over exposure of the liver to radiation [48]. The key to prevent RILD is to keep the total dose within the tolerance range limit when designing the radiotherapy plan [48]. As most HCC patients in China have a cirrhotic background, the radiation tolerance dose of the liver in these patients is lower than that in patients from other countries. The liver tolerance dose (average dose of the liver) is 23 Gy for Child-Pugh A patients and only 6 Gy for

Child-Pugh B patients [49]. The most common risk factors of RILD include pre-existing poor liver function, high irradiation volume, coexisting PVT and acute liver toxicity due to other causes [48, 49]. Evidence from clinical studies has shown a combination of radiotherapy and TACE produces better clinical outcomes than TACE or radiotherapy alone. The time interval between TACE and radiotherapy should not exceed 1 month [50]. When TACE is combined with radiotherapy, the order of the treatments given should be decided clinically. As the effect on liver function is less in patients receiving radiotherapy first than those receiving TACE first, with similar treatment outcomes, radiotherapy should be given before TACE [44].

Internal Radiation Therapy

Recommendations

- Patients with nonresectable primary tumors; type I, II, and III PVTT; and Child-Pugh A liver function should be treated with TARE (Evidence level IIb, Recommendation B) or portal veins I^{125} seed implantation (Evidence level IIb, Recommendation B).

Patients treated with I^{125} particle seeds implanted in the portal vein and TACE have been reported to have better survival outcomes when compared to patients treated with TACE alone. This combination therapy also improved the reperfusion rate of portal vein significantly [51]. Another study showed I^{125} seeds followed by TACE significantly improved the median survival and progression free survival rates when compared to I^{125} alone ($P = 0.037$ and 0.002, respectively) [52]. Transarterial arterial radio-embolization (TARE) with yttrium-90 (Y90) microspheres is considered to be a viable treatment option in HCC patients with PVTT. TARE has been shown to produce better long-term survival outcomes than TACE [53]. Furthermore, patients treated with TARE required shorter periods of hospitalization when compared to TACE [54]. However, there is no uniform dosage standard at present for internal radiation therapy.

Systematic Therapy

Recommendations

- Nucleoside analogs are recommended in patients with PVTT with positive HBV-DNA (Evidence level 1a, Recommendation A). Re-activation of HBV is of high importance in patients detected with negative HBV-DNA.
- Sorafenib is recommended as the basic drug for PVTT patients (Evidence level Ib, Recommendation A).
- Chemotherapy is recommended in PVTT patients (Evidence level IIb, Recommendation B) with extrahepatic metastasis and Child-Pugh A or B liver function.

Persistent HBV infection is an important poor risk factor for occurrence, progression, recurrence, and death in patients with HCC secondary to HBV infection. Antiviral therapy reduces postoperative recurrence and improves survival of HCC patients [55]. Antiviral therapy should also be given to PVTT patients[56, 57].

Sorafenib is a universally accepted therapy that effectively prolongs survival in patients with advanced HCC (Evidence level Ib) [58]. Sorafenib has been listed by the China Food and Drug Administration (CFDA) as the first-line treatment option in patients with advanced HCC. The STORM, was a phase 3, double-blind, randomized, placebo-controlled study, which evaluated the effectiveness of sorafenib as adjuvant therapy to surgery. When compared to placebo, sorafenib did not show any significant improvement in the median recurrence-free survival (33.3 months vs. 33.7 months, $P = 0.26$), suggesting that adjuvant sorafenib to be ineffective [59]. The effectiveness of Sorafenib and TACE combination has also been controversial [25, 60, 61].

The EACH study demonstrated that FOLFOX 4 (an oxaliplatin-containing chemotherapy) provided partial cure in patients with advanced HCC (including PVTT patients). FOLFOX 4 might be administered in patients with good liver function and tolerance (Evidence level Ib) [62].

Local Treatment

Recommendations

- Local ablation therapies should be recommended in PVTT patients with caution; further studies are warranted (Evidence level III, Recommendation C). Local ablation therapies may be combined with TACE (Evidence level IIb, Recommendation B).

Local treatment of PVTT includes local ablation therapies and portal venous stenting. The local ablation therapies include percutaneous ethanol injection (PEIT), radiofrequency ablation (PRFA), and laser ablation (LA). These therapies may be adopted to reduce tumor load and recanalization of portal vein. However, local therapies must be used cautiously as there is a risk of damaging the portal vein wall and bile duct. In addition, a high recurrence rate of PVTT has been reported within a short period of time (Level III evidence) [63, 64]. Portal vein stenting may be adopted to recanalize blood flow in the portal veins of PVTT patients, with resultant increase in blood flow to the liver, but without reducing the tumor load. In patients with PVTT, portal vein stenting can result in improved liver functions, reduced portal vein pressure, and at the same time, win time for other therapies such as radiotherapy and TACE to act (Evidence level III) [65].

Symptomatic and Supportive Treatment

Recommendations

- Symptomatic and supportive treatment is recommended in patients with Child-Pugh C liver function, with massive ascites or gastrointestinal bleeding due to esophageal varices and hepatic encephalopathy (Evidence level Ia, Recommendation A).

Most complications of PVTT result from portal hypertension. The common complications include upper gastrointestinal hemorrhage, ascites, hypersplenism, hepatorenal syndrome, and hepatic failure. For therapeutic methods, please refer to the article on treatment of portal hypertension [66].

FUTURE OUTLOOK

It is necessary to develop a treatment consensus in China as HCC patients with PVTT in China are different from those in Europe and America in terms of etiology and biological behavior. Although treatment of HCC patients with PVTT is still controversial, new evidences are being gathered. Similar to the multidisciplinary approach of HCC treatment in the United States (the American Association for the Study of Liver Diseases practice guidelines) and Europe (the European Association for the Study of the Liver - European Organization for Research and Treatment of Cancer) for HCC management, we have adopted a multidisciplinary approach for HCC with PVTT. This treatment approach when combined with early diagnosis, will enable a larger number of patients to receive an appropriate treatment based on the stage of the disease.

In our consensus meetings, the following principles in clinical practice are emphasized: (1) Multidisciplinary treatment should be used in HCC patients with PVTT to achieve better results. (2) Prolongation of overall survival is the most important target and the chance of cure is low. Emphasis should also be given to the quality of life of these patients. The treatment complication rate should be kept at a minimum. (3) Local treatment should be combined with systemic treatment to provide better long-term survival for these patients.

More RCTs should be conducted in HCC patients with PVTT. The molecular mechanisms underlying the genesis and development of PVTT also need to be studied to lay the foundation of more future effective treatment. The role of Chinese traditional medicine in the treatment of PVTT as an adjuvant to other therapeutic options such as surgical treatment, TACE, or radiotherapy should be evaluated.

ACKNOWLEDGMENTS

The authors would like to acknowledge Prof. Lau Wan-Yee for providing writing support and technical assistance in developing the English version of this consensus.

CONFLICTS OF INTEREST

None declared.

Author contributions

All the authors planned the study and contributed to the interpretation of the data, revisions, and gave input at all stages of the study. All the authors have approved the final version of the manuscript.

Members of the National Research Cooperative Group for Diagnosis and Treatment of Hepatocellular Carcinoma with Tumor Thrombus*

Cheng Shuqun; Chen Minshan; Cai Jianqiang; Wu Mengchao; Tang Zhaoyou; Lau WanYee; Wang Xuehao; Zheng Shusen; Chen Xiaoping; Wang Hongyang; Bi Xinyu; Bie Ping; Cai Xiujun; Cao Jianping; Chen Guihua; Chen Jisheng; Chen Yajin; Cheng Hongyan; Cong Wenming; Dai Chaoliu; Dong Jiahong; Dou Kefeng; Fan Jia; Fang Chihua; Geng Xiaoping; Guo Rongping; Han Guohong; Hong Defei; Huo Feng; Jia Weidong; Jiang Hongchi; Jin Jing; Li Gong; Li Lequn; Li Bin; Li Bo; Li Huai; Li Jun; Li Qiang; Li Zhiyu; Liang Lijian; Liu Jingfeng; Liu Lianxin; Liu Yingbin; Lu Shichun; Ma Kuansheng; Mao Yilei; Meng Qinghua; Meng Yan; Meng Zhiqiang; Peng Baogang; Peng Shuyou; Peng Zhihai; Qin Lunxiu; Qiu Yudong; Ren Zhenggang; Shen Feng; Sun

Juxian; Teng Gaojun; Wang Lu; Wang Yi; Wen Tianfu; Wu Liqun; Xia Feng; Xia Jinglin; Xing Baocai; Xu Li; Xu Xiao; Yang Dinghua; Yang Guangshun; Yang Jiamei; Yang Lianyue; Yang Yang; Yang Yefa; Ye Shenglong; Ying Mingang; Zeng Zhaochong; Zhang Bixiang; Zhang Qi; Zhao Hong; Zheng Yaxin; Zhou Aiping; Zhou Jian; Zhou Jie; Zhou Weiping; Zhou Xinda.

GRANT SUPPORT

This work is supported by the grants of the Science Fund for Creative Research Groups (No: 81221061); the State Key Project on Diseases of China (2012zx10002016016003); the China National Funds for Distinguished Young Scientists (No: 81125018); Chang Jiang Scholars Program (2013) of China Ministry of Education; the National Key Basic Research Program "973 project" (No: 2015CB554000); the New Excellent Talents Program of Shanghai Municipal Health Bureau (No: XBR2011025); Shanghai Science and Technology Committee (No: 134119a0200); SMMU Innovation Alliance for Liver Cancer Diagnosis and Treatment (2012).

REFERENCES

1. Torre LA, Bray F, Siegel RL, Ferlay J, Lortet-Tieulent J, Jemal A. Global cancer statistics, 2012. CA Cancer J Clin. 2015;65:87-108.

2. Chen W, Zheng R, Baade PD, Zhang S, Zeng H, Bray F, Jemal A, Yu XQ, He J. Cancer statistics in China, 2015. CA Cancer J Clin. 2016;66:115-132.

3. Zhang ZM, Lai EC, Zhang C, Yu HW, Liu Z, Wan BJ, Liu LM, Tian ZH, Deng H, Sun QH, Chen XP. The strategies for treating primary hepatocellular carcinoma with portal vein tumor thrombus. Int J Surg. 2015;20:8-16.

4. Pawarode A, Voravud N, Sriuranpong V, Kullavanijaya P, Patt YZ. Natural history of untreated primary hepatocellular carcinoma: a retrospective study of 157 patients. Am J Clin Oncol. 1998;21:386-391.

5. Li SH, Wei W, Guo RP, Shi M, Guo ZX, Chen ZY, Xiao CZ, Cai MY, Zheng L. Long-term outcomes after curative resection for patients with macroscopically solitary hepatocellular carcinoma without macrovascular invasion and an analysis of prognostic factors. Med Oncol. 2013;30:696.

6. Li SH, Guo ZX, Xiao CZ, Wei W, Shi M, Chen ZY, Cai MY, Zheng L, Guo RP. Risk factors for early and late intrahepatic recurrence in patients with single hepatocellular carcinoma without macrovascular invasion after curative resection. Asian Pac J Cancer Prev. 2013;14:4759-4763.

7. Bruix J, Sherman M; American Association for the Study of Liver Diseases. Management of hepatocellular carcinoma: an update. Hepatology. 2011 Mar;53:1020-1022.

8. Cheng S, Yang J, Shen F, Zhou W, Wang Y, Cong W, Yang GS, Cheng H, Hu H, Gao C, Guo J, Li A, Meng Y, et al. Multidisciplinary management of hepatocellular carcinoma with portal vein tumor thrombus - Eastern Hepatobiliary Surgical Hospital consensus statement. Oncotarget. 2016; 7:40816-40829. doi: 10.18632/oncotarget.8386.

9. Ryder SD. British Society of Gastroenterology. Guidelines for the diagnosis and treatment of hepatocellular carcinoma (HCC) in adults. Gut. 2003;52 Suppl 3:iii1-8.

10. U.S. Preventive Services Task Force. Grade Definitions and Suggestions for Practice. http://www.uspreventiveservicestaskforce.org/Page/Name/grade-definitions. Accessed 20 May 2016.

11. Shaohua L, Qiaoxuan W, Peng S, Qing L, Zhongyuan Y, Ming S, Wei W, Rongping G. Surgical Strategy for

Hepatocellular Carcinoma Patients with Portal/Hepatic Vein Tumor Thrombosis. PLoS One. 2015;10:e0130021.

12. Wang K, Guo WX, Chen MS, Mao YL, Sun BC, Shi J, Zhang YJ, Meng Y, Yang YF, Cong WM, Wu MC, Lau WY, Cheng SQ. Multimodality treatment for hepatocellular carcinoma with portal vein tumor thrombus: a large-scale, multicenter, propensity mathching score analysis. Medicine (Baltimore). 2016;95:e3015.

13. Qin S; Primary Liver Cancer Diagnosis and Treatment Expert Panel of the Chinese Ministry of Health. Guidelines on the diagnosis and treatment of primary liver cancer (2011 edition). Chin Clin Oncol. 2012;1:10.

14. Hennedige T, Venkatesh SK. Advances in computed tomography and magnetic resonance imaging of hepatocellular carcinoma. World J Gastroenterol. 2016;22:205-20.

15. Ponziani FR, Zocco MA, Campanale C, Rinninella E, Tortora A, Di Maurizio L, Bombardieri G, De Cristofaro R, De Gaetano AM, Landolfi R, Gasbarrini A. Portal vein thrombosis: Insight into physiopathology, diagnosis, and treatment. World J Gastroenterol. 2010;16:143-55.

16. Ikai I, Yamamoto Y, Yamamoto N, Terajima H, Hatano E, Shimahara Y, Yamaoka Y. Results of hepatic resection for hepatocellular carcinoma invading major portal and/or hepatic veins. Surg Oncol Clin N Am. 2003;12:65-75.

17. Shuqun C, Mengchao W, Han C, Feng S, Jiahe Y, Guanghui D, Wenming C, Peijun W, Yuxiang Z. Tumor thrombus types influence the prognosis of hepatocellular carcinoma with the tumor thrombi in the portal vein. Hepatogastroenterology. 2007; 74):499-502.

18. Shi J, Lai EC, Li N, Guo WX, Xue J, Lau WY, Wu MC, Cheng SQ. Surgical treatment of hepatocellular carcinoma with portal vein tumor thrombus. Ann Surg Oncol. 2010;17:2073-2080.

19. Shi J, Lai EC, Li N, Guo WX, Xue J, Lau WY, Wu MC, Cheng SQ. A new classification for hepatocellular carcinoma with portal vein tumor thrombus. J Hepatobiliary Pancreat Sci. 2011;18:74-80.

20. Niu ZJ, Ma YL, Kang P, Ou SQ, Meng ZB, Li ZK, Qi F, Zhao C. Transarterial chemoembolization compared with conservative treatment for advanced hepatocellularcarcinoma with portal vein tumor thrombus: using a new classification. Med Oncol. 2012;29:2992-2997.

21. Peng ZW, Guo RP, Zhang YJ, Lin XJ, Chen MS, Lau WY. Hepatic resection versus transcatheter arterial chemoembolization for the treatment of hepatocellular carcinoma with portal vein tumor thrombus. Cancer. 2012;118:4725-4736.

22. Xue TC, Xie XY, Zhang L, Yin X, Zhang BH, Ren ZG. Transarterial chemoembolization for hepatocellular carcinoma with portal vein tumor thrombus: a meta-analysis. BMC Gastroenterol. 2013;13:60.

23. Chen XP, Qiu FZ, Wu ZD, Zhang ZW, Huang ZY, Chen YF, Zhang BX, He SQ, Zhang WG. Effects of location and extension of portal vein tumor thrombus on long-term outcomes of surgical treatment for hepatocellular carcinoma. Ann Surg Oncol. 2006;13:940-946.

24. Chok KS, Cheung TT, Chan SC, Poon RT, Fan ST, Lo CM. Surgical outcomes in hepatocellular carcinoma patients with portal vein tumor thrombosis. World J Surg. 2014;38:490-496.

25. Kokudo T, Hasegawa K, Matsuyama Y, Takayama T, Izumi N, Kadoya M, Kudo M, Ku Y, Sakamoto M, Nakashima O, Kaneko S, Kokudo N; Liver Cancer Study Group of Japan. Survival benefit of liver resection for hepatocellular carcinoma associated with portal vein invasion. J Hepatol. 2016 pii: S0168-8278(16)30258-6, doi: 10.1016/j.jhep.2016.05.044

26. Li N, Feng S, Xue J, Wei XB, Shi J, Guo WX, Lau WY, Wu MC, Cheng SQ, Meng Y. Hepatocellular carcinoma with main portal vein tumor thrombus: a comparative study comparing hepatectomy with or

without neoadjuvant radiotherapy. HPB (Oxford). 2016;18:549-556.

27. Peng BG, He Q, Li JP, Zhou F. Adjuvant transcatheter arterial chemoembolization improves efficacy of hepatectomy for patients with hepatocellular carcinoma and portal vein tumor thrombus. Am J Surg. 2009;198:313-318.

28. Bai T, Chen J, Xie ZB, Wu FX, Wang SD, Liu JJ, Li LQ.The efficacy and safety of postoperative adjuvant transarterial embolization and radiotherapy in hepatocellular carcinoma patients with portal vein tumor thrombus.Onco Targets Ther. 2016 Jun 27;9:3841-8. doi: 10.2147/OTT.S104307. eCollection 2016.

29. Yoshidome H, Takeuchi D, Kimura F, Shimizu H, Ohtsuka M, Kato A, Furukawa K, Yoshitomi H, Miyazaki M. Treatment strategy for hepatocellular carcinoma with major portal vein or inferior vena cava invasion: a single institution experience. J Am Coll Surg. 2011;212:796-803.

30. Chan SL, Chong CC, Chan AW, Poon DM, Chok KS. Management of hepatocellular carcinoma with portal vein tumor thrombosis: Review and update at 2016. World J Gastroenterol. 2016;22:7289-300

31. Chung GE, Lee JH, Kim HY, Hwang SY, Kim JS, Chung JW, Yoon JH, Lee HS, Kim YJ. Transarterial chemoembolization canbe safely performed in patients with hepatocellular carcinoma invading the main portal vein and may improve the overall survival. Radiology. 2011;258:627-634.

32. Kim HC, Chung JW, Lee W, Jae HJ, Park JH. Recognizing extrahepatic collateral vessels that supply hepatocellular carcinoma to avoid complications of transcatheter arterial chemoembolization. Radiographics. 2005;25 Suppl 1:S25-39.

33. Ajit Y, Sudarsan H, Saumya G, Abhishek A, Navneet R, Piyush R, Anil A, Arun G. Transarterial chemoembolization in unresectable hepatocellular carcinoma with portal vein thrombosis:a perspective on survival. Oman Med J. 2014;29:430-436.

34. Liu L, Zhang C, Zhao Y, Qi X, Chen H, Bai W, He C, Guo W, Yin Z, Fan D, Han G. Transarterial chemoembolization for the treatment of advanced hepatocellular carcinoma with portal vein tumor thrombosis: prognostic factors in a single-center study of 188 patients. Biomed Res Int. 2014;2014:194278.

35. Jang JW, Bae SH, Choi JY, Oh HJ, Kim MS, Lee SY, Kim CW, Chang UI, Nam SW, Cha SB, Lee YJ, Chun HJ, Choi BG, et al. A combination therapy with transarterial chemo-lipiodolization and systemic chemo-infusion for large extensive hepatocellular carcinoma invading portal vein in comparison with conservative management. Cancer Chemother Pharmacol. 2007;59:9-15.

36. Luo J, Guo RP, Lai EC, Zhang YJ, Lau WY, Chen MS, Shi M. Transarterial chemoembolization for unresectable hepatocellular carcinoma with portal vein tumor thrombosis: a prospective comparative study. Ann Surg Oncol. 2011;18:413-20.

37. Liu YS, Ou MC, Tsai YS, Lin XZ, Wang CK, Tsai HM, Chuang MT. Transarterial Chemoembolization Using Gelatin Sponges or Microspheres Plus Lipiodol-Doxorubicin versus Doxorubicin-Loaded Beads for the Treatment of Hepatocellular Carcinoma. Korean J Radiol. 2015;16:125-32.

38. Liu YM, Qin H, Wang CB, Fang XH, Ma QY. [Comparision of different interventional therapies for primary liver cancer]. Zhonghua Zhong Liu Za Zhi. 2007;29:232-5.

39. Chern MC, Chuang VP, Liang CT, Lin ZH, Kuo TM. Transcatheter arterial chemoembolization for advanced hepatocellular carcinoma with portal vein invasion: safety, efficacy, and prognostic factors. J Vasc Interv Radiol. 2014;25:32-40.

40. Tsochatzis EA, Fatourou E, O'Beirne J, Meyer T, Burroughs AK. Transarterial chemoembolization and bland

embolization for hepatocellular carcinoma. World J Gastroenterol. 2014;20:3069-77.

41. Brown KT, Do RK, Gonen M, Covey AM, Getrajdman GI, Sofocleous CT, Jarnagin WR, D'Angelica MI, Allen PJ, Erinjeri JP, Brody LA, O'Neill GP, Johnson KN. Randomized trial of hepatic artery embolization for hepatocellular carcinoma using doxorubicin eluting microspheres compared with embolization with microspheres alone. J Clin Oncol. 2016;34:2046-2053.

42. Hsieh CH, Liu CY, Shueng PW, Chong NS, Chen CJ, Chen MJ, Lin CC, Wang TE, Lin SC, Tai HC, Tien HJ, Chen KH, Wang LY, et al Comparison of coplanar and noncoplanar intensity-modulated radiation therapy and helical tomotherapy for hepatocellular carcinoma. Radiat Oncol. 2010;5:40.

43. Tang QH, Li AJ, Yang GM, Lai EC, Zhou WP, Jiang ZH, Lau WY, Wu MC. Surgical resection versus conformal radiotherapy combined with TACE for resectable hepatocellular carcinoma with portal vein tumor thrombus: a comparative study. World J Surg. 2013;37:1362-70.

44. Kang J, Nie Q, DU R, Zhang L, Zhang J, Li Q, Li J, Qi W. Stereotactic body radiotherapy combined with transarterial chemoembolization for hepatocellular carcinoma with portal vein tumor thrombosis. Mol Clin Oncol. 2014;2:43-50.

45. Yu JI, Park HC. Radiotherapy as valid modality for hepatocellular carcinoma with portal vein tumor thrombosis. World J Gastroenterol. 2016;22:6851-63.

46. Huang BS, Tsang NM, Lin SM, Lin DY, Lien JM, Lin CC, Chen WT, Chen WY, Hong JH. High-dose hypofractionated X-ray radiotherapy for hepatocellular carcinoma: Tumor responses and toxicities. Oncol Lett. 2013;6:1514-20.

47. Xi M, Zhang L, Zhao L, Li QQ, Guo SP, Feng ZZ, Deng XW, Huang XY, Liu MZ. Effectiveness of stereotactic body radiotherapy for hepatocellular carcinoma with portal vein and/or inferior vena cava tumor thrombosis. PLoS One. 2013;8:e63864.

48. Benson R, Madan R, Kilambi R, Chander S. Radiation induced liver disease: A clinical update. J Egypt Natl Canc Inst. 2016; 28:7-11.

49. Liang SX, Zhu XD, Xu ZY, Zhu J, Zhao JD, Lu HJ, Yang YL, Chen L, Wang AY, Fu XL, Jiang GL. Radiation-induced liver disease in three dimensional conformal radiation therapy for primary liver carcinoma: the risk factors and hepatic radiation tolerance. Int J Radiat Oncol Biol Phys. 2006;65:426-434.

50. Li XL, Guo WX, Hong XD, Yang L, Wang K, Shi J, Li N, Wu MC, Cheng SQ. Efficacy of the treatment of transarterial chemoembolization combined with radiotherapy for hepatocellular carcinoma with portal vein tumor thrombus: A propensity score analysis. Hepatol Res. 2016. doi: 10.1111/hepr.12657.

51. Yang M, Fang Z, Yan Z, Luo J, Liu L, Zhang W, Wu L, Ma J, Yang Q, Liu Q. Transarterial chemoembolisation (TACE) combined with endovascular implantation of an iodine-125 seedstrand for the treatment of hepatocellular carcinoma with portal vein tumour thrombosis versus TACE alone: a two-arm, randomised clinical trial. J Cancer Res Clin Oncol. 2014;140:211-219.

52. Li WW, Dai ZY, Wan HG, Yao LZ, Zhu J, Li CL, Wang XJ, Pan J, Chen LZ. [Endovascular implantation of iodine-125 seeds strand and portal vein stenting followed by transcatheter arterial chemoembolization combined therapy with sorafenib for hepatocellular carcinoma with main portal vein tumor thrombus]. Zhonghua Yi Xue Za Zhi. 2016;96:1838-42.

53. Lau WY, Sangro B, Chen PJ, Cheng SQ, Chow P, Lee RC, Leung T, Han KH, Poon RT. Treatment for

hepatocellular carcinoma with portal vein tumor thrombosis: the emerging role for radioembolization using yttrium-90. Oncology. 2013;84:311-318.

54. Moreno-Luna LE, Yang JD, Sanchez W, Paz-Fumagalli R, Harnois DM, Mettler TA, Gansen DN, de Groen PC, Lazaridis KN, Narayanan Menon KV, Larusso NF, Alberts SR, Gores GJ, . Efficacy and safety of transarterial radioembolization versus chemoembolization in patients with hepatocellular carcinoma. Cardiovasc Intervent Radiol. 2013;36:714-23.

55. Yin J, Li N, Han Y, Xue J, Deng Y, Shi J, Guo W, Zhang H, Wang H, Cheng S, Cao G. Effect of antiviral treatment with nucleotide/nucleoside analogs on postoperative prognosis of hepatitis B virus-related hepatocellular carcinoma: a two-stage longitudinal clinical study. J Clin Oncol. 2013;31:3647-3655.

56. Tsuda Y, Kobayashi S, Tomimaru Y, Akita H, Hama N, Wada H, Kawamoto K, Eguchi H, Umeshita K, Doki Y, Mori M, Nagano H. [Long-term survival of a patient with hepatocellular carcinoma with portal vein tumor thrombus treated with interferon- and 5-fluorouracil combination therapy]. Gan To Kagaku Ryoho. 2013;40:1804-6.

57. Huang G, Lai EC, Lau WY, Zhou WP, Shen F, Pan ZY, Fu SY, Wu MC. Posthepatectomy HBV reactivation in hepatitis B-related hepatocellular carcinoma influences postoperative survival in patients with preoperative low HBV-DNA levels. Ann Surg. 2013;257:490-505.

58. Bruix J, Raoul JL, Sherman M, Mazzaferro V, Bolondi L, Craxi A, Galle PR, Santoro A, Beaugrand M, Sangiovanni A, Porta C, Gerken G, Marrero JA, et al. Efficacy and safety of sorafenib in patients with advanced hepatocellular carcinoma: subanalyses of a phase III trial. J Hepatol. 2012 Oct;57:821-829.

59. Bruix J, Takayama T, Mazzaferro V, Chau GY, Yang J, Kudo M, Cai J, Poon RT, Han KH, Tak WY, Lee HC, Song T, Roayaie S, et al. Adjuvant sorafenib for hepatocellular carcinoma after resection or ablation (STORM): a phase 3, randomised, double-blind, placebo-controlled trial. Lancet Oncol. 2015;16:1344-54.

60. Zhu K, Chen J, Lai L, Meng X, Zhou B, Huang W, Cai M, Shan H. Hepatocellular carcinoma with portal vein tumor thrombus: treatment with transarterial chemoembolization combined with sorafenib a retrospective controlled study. Radiology. 2014;272:284-293.

61. Lencioni R, Llovet JM, Han G, Tak WY, Yang J, Guglielmi A, Paik SW, Reig M, Kim do Y, Chau GY, Luca A, del Arbol LR, Leberre MA, et al. Sorafenib or placebo plus TACE with doxorubicin-eluting beads for intermediate stage HCC: The SPACE trial. J Hepatol. 2016;64:1090-8.

62. Qin S, Bai Y, Lim HY, Thongprasert S, Chao Y, Fan J, Yang TS, Bhudhisawasdi V, Kang WK, Zhou Y, Lee JH, Sun Y. Randomized, multicenter, open-label study of oxaliplatin plus fluorouracil/leucovorin versus doxorubicin aspalliative chemotherapy in patients with advanced hepatocellular carcinoma from Asia. J Clin Oncol. 2013;31:3501-3508.

63. Zheng JS, Long J, Sun B, Lu NN, Fang D, Zhao LY, Du N. Transcatheter arterial chemoembolization combined with radiofrequency ablation can improve survival ofpatients with hepatocellular carcinoma with portal vein tumour thrombosis: extending the indication forablation? Clin Radiol. 2014;69:e253-263.

64. Lu ZH, Shen F, Yan ZL, Li J, Yang JH, Zong M, Shi LH, Wu MC. Treatment of portal vein tumor thrombus of hepatocellular carcinoma with percutaneous laser ablation. J Cancer Res Clin Oncol. 2009;135:783-789.

65. Vibert E, Azoulay D, Cunha AS, Adam R, Samuel D, Castaing D. Portal stenting for hepatocellular carcinoma extending into the portal vein in cirrhotic patients. J Surg Oncol. 2013;107:696-701.

66. de Franchis R; Baveno VI Faculty. Expanding consensus in portal hypertension: Report of the Baveno VI Consensus Workshop: Stratifying risk and individualizing care for portal hypertension. J Hepatol. 2015;63:743-752.

附录二　肝细胞癌合并门静脉癌栓多学科诊治中国专家共识（2016年版）

全国肝癌合并癌栓诊治研究协作组

原发性肝癌（以下简称肝癌）在全球恶性肿瘤发病率排第6位，每年新发的肝癌病例和死亡病例有50%以上发生在中国[1]。我国有肿瘤登记地区的最新数据表明，肝癌发病率居恶性肿瘤第4位，病死率居恶性肿瘤第3位[2]。随着现代医学科技的发展，肝癌的治疗取得了巨大进步。但是，因为早期肝癌临床症状并不明显，70%~80%患者就诊时病情已为进展期。目前，肝癌的治疗总体预后仍不理想。

由于肝癌的生物学特性和肝脏解剖学特点，肝癌细胞易侵犯肝内的脉管系统尤其是门静脉系统，形成门静脉癌栓（PVTT），文献报道其发生率达44%~62.2%[3]。肝癌患者一旦出现PVTT，病情发展迅速，短时间内即可发生肝内外转移、门静脉高压、黄疸、腹水，平均中位生存时间仅为2.7个月[4]。PVTT是肝癌预后的主要不良因素之一，在肝癌的临床分期系统中占有重要的权重影响[5-6]。

目前，国际上对PVTT的诊治标准仍未达成共识，欧美肝癌指南以巴塞罗那分期（BCLC）为标准，将肝癌合并PVTT归入进展期（BCLC C期），此期患者推荐分子靶向药物索拉非尼（Sorafenib）作为唯一的治疗药物和方法[7]。对此，包括我国在内的东南亚国家的专家尚存不同意见，认为外科手术、肝动脉栓塞化疗（TACE）、放疗以及联合多种治疗手段的综合治疗可获得更为满意的疗效[8-10]。为此，全国肝癌合并癌栓诊治研究协作组基于现有的循证医学证据，尤其是我国学者对肝癌合并PVTT取得的临床研究结果，编写了《肝细胞癌合并门静脉癌栓多学科诊治中国专家共识（2016年版）》。随着新的循证医学证据不断出现，作为初始版本，该共识仍有待全国同行的不断更新和完善。

共识中的证据等级分为6级，推荐意为5级，分别基于6个证据等级[11-12]，见表1，2。

表1　证据等级

证据级别	描述
Ⅰa	证据源于对多项随机对照研究的荟萃分析结果
Ⅰb	证据源于至少一项设计良好的随机对照研究结果
Ⅱa	证据源于至少一项设计良好的前瞻性非随机对照研究结果
Ⅱb	证据源于至少一项设计良好的其他类型干预性临床研究结果
Ⅲ	证据源于设计良好的非干预性研究，如描述性研究，相关性研究等
Ⅳ	证据源于专家委员会报告或权威专家的临床经验报道

DOI: 10.3760/cma.j.issn.0376-2491.2016.18.003

通信作者：程树群，200438上海，第二军医大学东方肝胆外科医院，Email: chengshuqun@aliyum.com；陈敏山，510080广州，中山大学肿瘤防治中心，Email: chminsh@mail.sysn.edu.cn；蔡建强，100021北京，中国医学科学院肿瘤医院，Email: caijianqiangl88@sina.com

表 2　推荐意见级别

证据等级	描述
A	良好的科学证据提示该医疗行为带来明确获益；建议医师对患者实施该医疗行为。
B	现有证据表明该医疗行为可带来中度获益，超过其潜在风险；医师可建议或对患者实施该医疗行为。
C	现有证据表明该医疗行为可能获益较小，或获益与风险接近；医师可根据患者个体情况有选择地向患者建议和实施该医疗行为。
D	现有证据表明该医疗行为无获益，或其潜在风险超过获益；医师不宜向患者实施该医疗行为。
I	缺乏科学证据，或现有证据无法评价该医疗行为的获益与风险；医师应帮助患者理解该医疗行为存在的不确定性。

一、PVTT 的诊断及分型

PVTT 是肝癌发生发展过程中的表现之一，对 PVTT 的诊断必须结合肝癌的诊断。若肝癌诊断明确，又有 PVTT 的征象（各期门静脉内出现实性占位病变，动脉期部分可见强化，门静脉期充盈缺损），则肝癌合并 PVTT 的诊断成立。临床上，PVTT 需与门静脉血栓相鉴别，后者多继发于严重肝硬化或近期有脾脏切除和涉及门静脉系统的手术史，动脉期无强化，部分抗凝治疗后可消退或好转。

PVTT 发生的部位、范围与治疗预后密切相关，国际上常用的肝癌分期如 TNM 分期、BCLC 分期、日本综合分期（JIS）等分期都认可 PVTT 的重要性，但都未进一步细化分型。目前针对 PVTT 的分型标准有日本的 V_p 分型[13]和中国程树群教授提出的程氏分型[14-15]。程氏分型依据 PVTT 侵犯门静脉范围分为：I 型，癌栓侵犯肝叶或肝段的门静脉分支；II 型，癌栓侵犯至门静脉左支或右支；III 型，癌栓侵犯至门静脉主干；IV 型，癌栓侵犯至肠系膜上静脉；术后病理诊断微血管癌栓为 I_0 型。我国学者的研究表明，程氏分型较日本 V_p 分型更适于中国 PVTT 患者的病情评估、治疗选择和预后判断[16-18]，因此本共识推荐程氏分型作为 PVTT 的中国分型标准。

二、肝细胞癌合并 PVTT 多学科诊治（MDT）流程及路径

多学科综合治疗协作组（MDT）通过多学科的协同诊疗，有利于最大限度地发挥各个学科的专业优势，使患者最大化获益。肝癌合并 PVTT 的诊治最需要通过 MDT 制订诊治方案，本编写组专家经多次讨论后推出了肝癌合并 PVTT 治疗路径图（图 1）。如图 1 所示，首先评估 PVTT 患者肝功能状态，Child-Pugh A 级患者可根据肿瘤是否可切除、PVTT 类型及有无远处转移等选择相应的综合治疗。原发灶可切除的 PVTT I/II 型患者首选手术治疗，PVTT III 型患者可根据情况选择手术、TACE 或放疗加 TACE 降期后再手术切除；肝癌原发灶不能切除则 PVTT I、II 型患者首选放疗 +TACE，PVTT 为 III、IV 型根据实际情况行放射治疗和系统药物治疗；肝功能 Child-Pugh B 级患者首先给予改善肝功能治疗，肝功能转为 Child-Pugh A 级则可行相应治疗，肝功能仍为 Child-Pugh B 级则不建议手术或 TACE 治疗；肝功能 Child-Pugh C 级 PVTT 患者仅行对症支持治疗；合并远处转移，Child-Pugh A 级和一般情况较好的 Child-Pugh B 级 PVTT 患者可考虑行系统化疗或加局部治疗；索拉非尼适用于 Child-Pugh A 级和 B 级的各种类型 PVTT 患者。

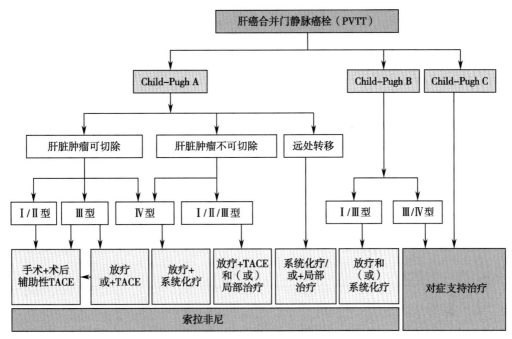

图 1　肝细胞癌合并门静脉癌栓诊治路径图

三、PVTT 的首次治疗方法推荐

治疗总原则，肝癌合并 PVTT 的治疗应以肝功能基础为前提，根据肿瘤情况和 PVTT 分型，首次治疗尽量选择能最大可能去除或控制肝癌原发病灶及 PVTT 的方法，强调通过联合多学科的综合治疗手段，延长生存期和改善生活质量。

1. 手术治疗

推荐 1. 肝功能 Child-Pugh A 级、原发病灶可切除、PVTT Ⅰ、Ⅱ型、ECOG PS 0～1 分的患者首选手术切除（Ⅱb，A）；原发病灶可切除、PVTT Ⅲ型患者可根据癌栓情况选择手术、TACE 或放疗加 TACE 降期后行手术切除（Ⅱb，B）。

推荐2. 合并 PVTT 患者建议术后行辅助性 TACE（Ⅱa，A）。

手术切除是肝癌合并Ⅰ、Ⅱ型 PVTT 患者的首选并有可能获得根治机会的方法，切除原发灶及癌栓同时还可降低门脉压力，后者在一定程度上可改善患者的肝功能和生活质量，文献显示手术治疗效果优于 TACE[19-22]，尤其是 PVTT Ⅰ/Ⅱ型较Ⅲ/Ⅳ更适合手术治疗[16,23]（证据级别Ⅱb）。对于Ⅰ/Ⅱ型 PVTT 患者，可以通过肝叶或半肝切除将 PVTT 及受累门静脉一并切除；对于Ⅲ型患者，切除原发病灶后，PVTT 的手术方式包括经肝断面门静脉断端取栓术、PVTT 及受累门静脉切除后行门静脉重建和门静脉断端取栓并门静脉内膜剥脱术，这3 种手术方式的预后无明显差别[24]（证据级别Ⅱb）。目前最常用的是肝断面门静脉断端取栓术，手术过程应特别注意防止医源性肿瘤播散，如果技术可行，应采取阻断门静脉主干和对侧门静脉分支，取 PVTT 后开放血流冲洗断端等措施。

降低 PVTT 患者术后转移复发率主要有以下措施：(1) 术前放疗：术前小剂量放疗对部分 PVTT Ⅲ型患者可实现 PVTT 降期，在降低复发率同时不增加手术风险及术后肝功能衰竭的发生率[25]（证据级别Ⅱa）。(2) 术后辅助 TACE 可降低 PVTT 患者的术后复发率，延长生存时间[26]（证据级别Ⅰb）。（3）术后行门静脉药物办理注系统（DDS）泵化疗可能对预防复发有效[27]（证据级别Ⅱb）。

存在争议的其他辅助治疗手段。（1）术前 TACE 可能使 PVTT 患者获益[28]（证据级别Ⅱb），但可能增加手术风险；（2）术后口服索拉非尼可能有助于延缓复发，但尚需大样本临床研究证实；（3）术后辅助全身静脉化疗或放疗，尚缺乏高级别证据。

2．非手术治疗

（1）肝动脉灌注化疗（TAI）或 TACE

推荐 3. 原发灶不能切除、PVTTⅠ、Ⅱ型、肝功能为 Child-Pugh A 级的患者可行 TACE 治疗（Ⅱb，B），或联合放疗（Ⅱb，A）。

推荐 4. 肝功能为 Child-Pugh B 级或 PVTTⅢ/Ⅳ型的患者慎用 TACE 治疗（Ⅱb，C）。

TAI 是治疗不可切除肝癌合并 PVTT 的常用方法，但是否可用于 PVTTⅢ/Ⅳ型患者尚有争议，因其可能导致肝功能衰竭。目前认为只要肝功能尚可，且肝门区已经存在门静脉侧支循环即可考虑 TACE 治疗[29]。TACE 治疗 PVTT 的疗效差异大[30]，完全缓解率（CR）为 0，部分缓解率（PR）为 19.5%～26.3%，稳定率（SD）为 42.5%～62.7%。对 TACE 有应答的患者中位生存期为 13 个月，无应答的患者中位生存期为 5 个月；肝功能 Child-Pugh A 患者中位生存期为 15 个月，Child-Pugh B 仅为 5 个月。因此，建议 TACE 与其他治疗方法联合应用。

国内常用栓塞剂为碘油或明胶海绵，文献显示使用栓塞剂的 TACE 疗效优于仅行 TAI 或内科治疗[21]，栓塞剂直径越小对 PVTT 患者效果越好、不良反应越小[31]，术中超选可提高疗效并减少正常肝脏损伤。近年来，临床逐步开展载药微球栓塞治疗肝癌，但其疗效尚需进一步验证[32]。

（2）放射治疗：A．外放射治疗

推荐 5. 原发灶不能切除、PVTT 所有类型、肝功能为 Child-Pugh A 级或 B 级的患者可行放射治疗（Ⅱb，B）。放疗技术和剂量：靶区包括原发灶和 PVTT 以及三维适形放疗（3DCRT）/调强放疗（IMRT）95% PTV 40～60 Gy，每次 2～3 Gy；立体定向放疗（SBRT）36～40 Gy/5～6 Gy（Ⅱb，A）。

推荐 6. 肝功能为 Child-Pugh A 级，PVTTⅠ、Ⅱ、Ⅲ型建议放疗联合 TACE（Ⅱb，A），放疗靶区可包括原发灶和 PVTT 或仅 PVTT。

随着放疗技术的进步，三维适形放疗（3DCRT）、调强放疗（IMRT）和立体定向放疗（SBRT）的发展可以使靶区剂量提高的同时，最大限度的保护正常组织，可适用于所有类型肝癌合并 PVTT 患者。靶区定位建议采用 CT 和 MRI 图像融合技术，或结合 TACE 后的碘油沉积来确定肝癌大体肿瘤（GTV）的范围。临床肿瘤体积（CTV）为 GTV 外加 5～10mm。计划靶区（PTV）应结合内靶区移动度、各中心摆位误差以及随机误差确定。放疗的范围目前尚存争议，应视情况决定靶区。对于原发灶小并且紧邻 PVTT，放疗应包括原发灶和 PVTT，总有效率可达 45.5%～50%。如果原发灶体积大或远离 PVTT，则考虑单独进行 PVTT 放疗。放疗最佳的剂量和分割目前尚无足够证据。回顾性队列研究发现，不论分割如何，放疗总剂量与预后呈正相关[33]。放疗相关重要的损伤为放射性肝病（RILD）。避免 RILD 发生关键是在设计放疗计划时，把正常肝脏受照剂量限制在耐受范围内。因为我国肝癌患者多数具有肝硬化的基础，肝脏的放射耐受剂量显著低于国外的报道，肝脏耐受剂量（全肝平均剂量）是：Child A 级患者为 23 Gy，Child B 级患者仅为 6 Gy[34]。RILD 高危因素包括原有的肝脏功能差；正常肝脏的受照体积大、剂量高；患者同时伴发血管的癌栓等。

目前，临床上多支持 3D-CRT 联合 TACE 治疗，疗效优于单独 TACE 或放疗[35]，并建议 TACE 和放疗的间隔时间不超过 1 个月。放疗联合 TACE 时，何者为先目前认为不影响治疗效果，但先放疗对肝功能的影响小于先行 TACE 者[36]。

B．内放射治疗

推荐 7. 原发灶不能切除、PVTT Ⅰ、Ⅱ、Ⅲ型、肝功能为 Child-Pugh A 级的患者可行经肝动脉放疗性栓塞（TARE）（Ⅱb，B）或门静脉 125I 粒子植入术。

目前国内报道最多的为碘 -125（125I）粒子，PVTT 患者门静脉植入 125I 粒子条和 TACE 联用疗效优于单独 TACE，并可显著增加门静脉再通率[37]。国外有应用钇 -90（Y90）微球治疗 PVTT 患者的报道[38]，其既可栓塞肿瘤血管又可通过定向放疗杀死肿瘤，总体疗效优于 TACE。但目前尚无内放射治疗的统一剂量标准。

（3）系统治疗

推荐 8. PVTT 患者检测 HBV-DNA 阳性，应给予核苷类似物（NAs）抗病毒治疗，并选择强效高耐药屏障药物（Ⅰa，A）；检测 HBV-DNA 阴性者应高度重视 HBV 重新激活。

推荐 9. 索拉非尼可作为 PVTT 患者的基本药物（Ⅰb，A），并可与其他治疗方法如手术、TACE 等联用（Ⅱb，B）。

推荐 10. 全身化疗适用于合并肝外转移的，肝功能 Child-Pugh A 级或 B 级的肝癌合并 PVTT 患者（Ⅱb，B）。

HBV 持续感染是乙肝相关肝癌发生发展、复发的重要危险因素，更是肝癌患者死亡的危险因素。抗病毒治疗有助于减少术后复发及改善肝癌患者生存[39]。PVTT 虽已是肝癌发展的中晚期阶段，抗病毒治疗仍不容忽视。如何选用药物及时机已在《HBV/HCV 相关性肝细胞癌抗病毒治疗专家共识》[40]中有详细论述。索拉非尼是目前唯一公认可延长晚期肝癌患者生存期的分子靶向药物[41]（证据级别Ⅰb）。已经被我国国家食品药品监督管理总局（CFDA）列为中晚期 HCC 患者治疗的基本药物。索拉非尼联合 TACE 较单纯 TACE 明显延长肝癌合并 PVTT 患者生存期[42]（证据级别Ⅱb）。

EACH 研究结果显示，含奥沙利铂的化疗方案对晚期肝癌（含 PVTT 患者）可获得部分客观疗效，患者耐受性尚好，一般情况较好的患者可考虑应用[43]（证据级别Ⅰb）。

（4）局部治疗

推荐 11. 无水乙醇注射（PEIT）、射频消融（PRFA）、激光消融（LA）等局部消融治疗可能成为 PVTT 的治疗选择之一，但目前仍局限于单臂研究，尚需进一步研究证实（Ⅲ，C）。局部消融治疗可与 TACE 联用（Ⅱb，B）。

PVTT 的局部治疗包括局部消融治疗、门静脉支架等方法。目前临床上报道的局部消融治疗方法包括 PEIT、PRFA、LA 等，局部消融治疗可以快速减少肿瘤负荷并实现门脉血流再通，但是有损伤门静脉壁及胆管、短期内 PVTT 复发率高等缺点，因此需谨慎使用[44-45]（证据级别Ⅲ）。门静脉支架置入术可使 PVTT 患者的门静脉血流再通而增加肝脏门静脉供血，但不减少肿瘤负荷，因此门静脉支架植入术在改善 PVTT 患者肝功能及降低门静脉压力同时可为其他治疗方法如放疗、TACE 等争取机会[46]（证据级别Ⅲ）。

3．对症支持治疗

推荐 12. 对于肝功能 Child C 级，合并大量腹腔积液或消化道出血、肝性脑病表现的患者，建议仅行最佳支持治疗（Ⅰa，A）。PVTT 的并发症多为门静脉高压所致，常见的有上消化道出血、腹水、脾功能亢进、肝肾综合征、肝功能衰竭等，其治疗方法可以参考门静脉高压症相关并发症的处理[47]。

四、展望

由于我国肝癌合并 PVTT 在病因、肿瘤生物学行为等方面与欧美患者存在差异，有必要制定适合我国国情的规范化治疗方案。目前对肝癌合并 PVTT 的治疗尚存在较大争议，新的循证医学证据还在不断出现和补充，与 PVTT 相关的随机对照（RCT）研究正在进行中。但以下几点原则在临床实践中应引起重视：（1）MDT 是肝癌治疗的必然趋势，通过积极有效的多学科综合治疗，肝癌合并 PVTT、患者仍有望获得相对满意的预后；（2）在肝癌合并 PVTT 难以获得根治的条件下，应将延长患者总体生存时间作为疗效评价的最重要的指标，在带瘤生存的同时努力提高患者生命质量，预防并及时处理各种并发症；（3）应协调好针对 PVTT 的局部治疗和全身治疗的辩证关系，积极的局部治疗可为患者提供根治机会，而合并 PVTT 的患者病情已属晚期，有效的全身治疗是远期疗效的保证。

我国肝癌合并 PVTT 患者数量多，病情复杂，因此，今后应充分利用我国的病例资源，开展更多的 RCT 研究。同时加大对 PVTT 发生发展内在的相关分子机制的研究，为更精准有效的治疗提供更多依据。重视我国中医药辩证论治整体治疗观在肝癌合并 PVTT 中的应用，探讨中医药配合外科、TACE 或放疗改善 PVTT 患者症状和生活质量的作用。对肝癌合并肝静脉/下腔静脉癌栓、胆管癌栓及微血管侵犯还需建立更科学的分型标准，为今后建立共识奠定基础。

《肝细胞癌合并门静脉癌栓多学科诊治中国专家共识》编写组

名誉组长　吴孟超（第二军医大学东方肝胆外科医院）

组长　程树群（第二军医大学东方肝胆外科医院）

副组长　陈敏山（中山大学肿瘤防治中心），蔡建强（中国医学科学院肿瘤医院）

顾问　汤钊猷（复旦大学附属中山医院），刘允怡（香港中文大学），王学浩（南京医科大学第一附属医院），郑树森（浙江大学第一附属医院），陈孝平（华中科技大学附属同济医院），王红阳（第二军医大学东方肝胆外科医院）

委员（按姓氏拼音排列）

毕新宇（中国医学科学院肿瘤医院），别平（第三军医大学附属西南医院），蔡建强（中国医学科学院肿瘤医院），蔡秀军（浙江大学附属邵逸夫医院），曹建平（苏州大学医学部放射医学与防护学院），陈规划（中山大学第三附属医院），陈积圣（中山大学第二附属医院），陈敏山（中山大学附属肿瘤防治中心），陈亚进（中山大学第二附属医院），程红岩、程树群、丛文铭（第二军医大学东方肝胆外科医院），戴朝六（中国医科大学附属盛京医院），董家鸿（清华大学北京长庚医院），窦科峰（第四军医大学附属西京医院），樊嘉（复旦大学附属中山医院），方驰华（南方医科大学附属珠江医院），耿小平（安徽医科大学附属第二医院），郭荣平（中山大学肿瘤防治中心），韩国宏（第四军医大学西京消化病医院），洪德飞（浙江省人民医院），霍枫（解放军广州总医院），英卫东（安徽省立医院），姜洪池（哈尔滨医科大学第一附属医院），金晶（中国医学科学院肿瘤医院），黎功（武警总医院），黎乐群（广西医科大学附属肿瘤医院），李滨（厦门大学附属第一医院），李波（四川大学华西医院），李槐（中国医学科学院肿瘤医院），李君（广州医科大学附属第一医院），李强（天津医科大学附属肿瘤医院），李智宇（中国医学科学院肿瘤医院），梁力健（中山大学第一附属医院），梁廷波

（浙江大学附属第二医院），刘景丰（福建医科大学第一附属医院），刘连新（哈尔滨医科大学第一附属医院），刘颖斌（上海交通大学附属新华医院），卢实春、马宽生（解放军总医院），毛一雷（中国医学科学院北京协和医院），孟庆华（首都医科大学附属北京佑安医院），孟岩（第二军医大学东方肝胆外科医院），孟志强（复旦大学附属肿瘤医院），彭宝岗（中山大学附属第一医院），彭淑牖（浙江大学附属第二医院），彭志海（上海市第一人民医院），钦伦秀（复旦大学附属华山医院），仇毓东（南京大学医学院附属鼓楼医院），任正刚（复旦大学附属中山医院），沈锋（第二军医大学东方肝胆外科医院），滕皋军（东南大学附属中大医院），王鲁（复旦大学附属肿瘤医院），王义（第二军医大学东方肝胆外科医院），文天夫（四川大学华西医院），吴力群（青岛大学医学院附属医院），夏锋（第三军医大学西南医院），夏景林（复旦大学附属中山医院），邢宝才（北京大学肿瘤医院），徐立（中山大学肿瘤防治中心），徐骁（浙江大学附属第一医院），杨定华（南方医科大学附属南方医院），杨广顺、杨甲梅（第二军医大学东方肝胆外科医院），杨连粤（中南大学湘雅医院），杨扬（中山大学第三附属医院），杨业发（第二军医大学东方肝胆外科医院），叶胜龙（复旦大学附属中山医院），应敏刚（福建省肿瘤医院），曾昭冲（复旦大学附属中山医院），张必翔（华中科技大学附属同济医院），张琪（中山大学附属第三医院），赵宏（中国医学科学院肿瘤医院），郑亚新（第二军医大学东方肝胆外科医院），周爱萍（中国医学科学院附属肿瘤医院），周俭（复旦大学附属中山医院），周杰（南方医科大学附属南方医院），周伟平（第二军医大学东方肝胆外科医院），周信达（复旦大学附属中山医院）

执笔：孙居仙，郭荣平，毕新宇

参 考 文 献

[1] Torre LA，Bray F，Siegel RL，et al.Global cancer statistics 2012[J].CA Cancer J Clin，2015，65（2）：87-108.DOI：10.3322/caac.21262.

[2] Chen W，Zheng R，Baade PD，et al.Cancer statistics in China，2015.CA Cancer J Clin[J]，2016，66（1）.DOI：10.3322/caac.21338.

[3] Zhang ZM，Iai EC，Zhang C，et al.The strategies for treating primary hepatocellular carcinoma with portal vein tumorthrombus[J].Int J Surg，2015，20：8-16.DOI：10.1016/j.ijsu.2015.05.009.

[4] Pawarode A，Voravud N，Sriuranpong V，et al Natural history of untreated primary hepatocellular carcinoma：a retrospective study of 157 patients[J].Am J Clin Oncol，1998，21（4）：386-391.

[5] Li SH，Wei W，Guo RP，et al.Long-term outcomes after curative resection for patients with macroscopically solitary hepatocellular carcinoma without macrovascular invasion and an analysis of prognostic factors[J].Med Oncol，2013，30（4）：696.DOI：10.1007/s12032-013-0696-3.

[6] Li SH，Guo ZX，Xiao CZ，et al.Risk factors for early and late intrahepatic recurrence in patients with single hepatocellular carcinoma without macrovascular invasion after curative resection[J].Asian Pac J Cancer Prev，2013，14（8）：4759-4763.

[7] Bruix J，Sherman M.American Association for the Study of Liver Diseases.Management of hepatocellular carcinoma：an update[J].Hepatology，2011，53（3）：1020-1022.DOI：10.1002/hep.24199.

[8] 广东省抗癌协会肝癌专业委员会等.肝细胞肝癌合并门静脉癌栓多学科团队综合治疗广东专家共识（2015版）[J].中华消化外科杂志，2015，14（9）：694-701.DOI：10.3760/cma.j.issn.1673-9752.2015.09.002.

[9] 程树群，杨甲梅，沈锋，等.肝细胞癌合并门静脉癌栓多学科诊治-东方肝胆外科医院专家共识[J].中华肝胆外科杂志，2015，21（9）：582-589.DOI：10.3760/cma.j.issn.1007-8118.2015.09.003.

[10] 中国医疗保健国际交流促进会　肝脏肿瘤分会.肝细胞癌合并血管侵犯专家共识（讨论稿）.肝癌电子

杂志，2015，3.

[11] Ryder SD and British Society of Gastroenterology.Guidelines for the diagnosis and treatment of hepatocellular carcinoma（HCC）in adults［J］.Gut，2003，52 Suppl 3：iiil-8.

[12] U.S.Preventive Services Task Force. Grade Definitions and Suggestions for Practice. 2012；Available from：http：//www.uspreventiveservicestaskforce.org/Page/Name/gradedefinitions.

[13] Ikai I，Yamamoto Y，Yamamoto N，et al.Results of hepatic resection for hepatocellular carcinoma invading major portal and/or hepatic veins［J］.Surg Oncol Clin N Am，2003，12（1）：65-75，ix.

[14] 程树群，吴孟超，陈汉，等 . 肝癌门静脉癌栓分型的影像学意义［J］. 中华普通外科杂志，2004，19（4）4：200-201.

[15] Shuqun C，Mengchao W，Han C，et al.Tumor thrombus types influence the prognosis of hepatocellular carcinoma with the tumor thrombi in the portal vein［J］.Hepatogastroenterology，2007，54（74）：499-502.

[16] Shi J，Lai EC，Li N，et al.Surgical treatment of hepatocellular carcinoma with portal vein tumor thrombus［J］. Ann Surg Oncol，2010.17（8）：2073-2080.DOI：10.1245/s10434-010-0940-4.

[17] Shi J，Lai EC，Li N，et al.A new classification for hepatocellular carcinoma with portal vein tumor thrombus ［J］.J Hepatobiliary Pancreat Sci，2011，18（1）：74-80.DOI：10.1007/s00534-010-0314-0.

[18] Niu ZJ，Ma YL，Kang P，et al.Transarterial chemoembolization compared with conservative treatment for advanced hepatocellular carcinoma with portal vein tumor thrombus：using a new classification［J］.Med Oncol，2012，29（4）：2992-2997.DOI：10.1007/s12032-011-0145-0.

[19] Wang K，Guo WX，Chen MS，et al.Multimodality Treatment for Hepatocellular Carcinoma With Portal Vein Tumor Thrombus：A Large-Scale，Multicenter，Propensity Matching Score Analysis［J］.Medicine （Baltimore），2016，95（11）：e3015.DOI：10.1097/MD.0000000000003015.

[20] Peng ZW，Guo RP，Zhang YJ，et al.Hepatic resection versus transcatheter arterial chemoembolization for the treatment of hepatocellular carcinoma with portal vein tumor thrombus［J］.Cancer，2012，118（19）：4725-4736.DOI：10.1002/cncr.26561.

[21] Xne TC，Xie XY，Zhang L，et al.Transarterial chemoembolization for hepatocellular carcinoma with portal vein tumor thrombus：a meta-analysis［J］.BMC Gastroenterol，2013，13：60.DOI：10.1186/1471-230X-13-13.

[22] 陈孝平，张志伟，张必翔，等 . 肝细胞癌伴门静脉癌栓的基础与临床研究［J］. 腹部外科，2003，16（6）：343-346.

[23] Chen XP，Qiu FZ，wu ZD，et al.Effects of location and extension of portal vein tumor thrombus on long-term outcomes of surgical treatment for hepatocellular carcinoma.Ann Surg Oncol，2006，13（7）：940-946.

[24] Chok KS，Cheung TT，Chan SC，et al.Surgical outcomes in hepatocellular carcinoma patients with portal vein tumor thrombosis［J］.World J Surg，2014，38（2）：490-496.DOI：10.1007/s00268-013-2290-4.

[25] Nan Li，Shuang Feng，Jie Xue，et al.Hepatocellular carcinoma with main portal vein tumor thrombus：A comparative study comparing hepatectomy with or without neoadjuvant radiotherapy. HPB（Oxford），2016. ［Epub ahead of print］

[26] Peng BG，He Q，Li JP，et al.Adjuvant transcatheter arterial chemoembolization improves efficacy of hepatectomy for patients with hepatocellular carcinoma and portal vein tumor thrombus［J］.Am J Surg，2009，198（3）：313-318.DOI：10.1016/j.amjsurg，2008.09.026.

[27] Fan J，Zhou J，wu ZQ，et al.Efficacy of different treatment strategies for hepatocellular carcinoma with

portal vein tumor thrombosis[J].World J Gastroenterol，2005，11（8）：1215-1219.

[28] Yoshidome H，Takeuchi D，Kimura F，et al.Treatment strategy for hepatocellular carcinoma with major portal vein or inferior vena cava invasion：a single institution experience[J].J Am Coll Surg，2011，212（5）：796-803.DOI：10.1016/j.jamcollsurg.2011.01.002.

[29] Chung GE，Lee JH，Kim HY，et al.Transarterial chemoembolization can be safely performed in patients with hepatocellular carcinoma invading the main portal vein and may improve the overall survival[J].Radiology，2011，258（2）：627-634.DOI：10.1148/radiol.10101058.

[30] Ajit Y，Sudarsan H，Saumya G，et al.Transarterial chemoembolization in unresectable hepatocellular carcinoma with portal vein thrombosis：a perspective on survival[J].oman Med J，2014，29（6）：430-436. DOI：10.5001/omj.2014.114.

[31] Chem MC，Chuang VP，Liang CT，et al.Transcatheter arterial chemoembolization for advanced hepatocellular carcinoma with portal vein invasion：safety，efficacy，and prognostic factors[J].J Vasc Interv Radiol，2014，25（1）：32-40.DOI：10.1016/j.jvir.2013.10.013.

[32] Woo HY，Heo J.Transarterial chemoembolization using drug eluting beads for the treatment of hepatocellular carcinoma：Now and future[J].Clin Mol Hepatol，2015，21（4）：344-348.DOI：10.3350/cmh.2015.21.4.344.

[33] Xi M，Zhang L，Zhao L，et al.Effectiveness of stereotactic body radiotherapy for hepatocellular carcinoma with portal vein and/or inferior vena cava tumor thrombosis[J].PLoS One，2013，8（5）：e63864.DOI：10.1371/journal.pone.0063864.

[34] Liang SX，Zhu XD，Xu ZY，et al.Radiation-induced liver disease in three-dimensional conformal radiation therapy for primary liver carcinoma：the risk factors and hepatic radiation tolerance[J].Int J Radiation Oncology Biol Phys，2006，65（2）：426-434.

[35] Li XL，Guo WX，Hong XD，et al.Efficacy of the treatment of transarterial chemoembolization combined with radiotherapy for hepatocellular carcinoma with portal vein tumor thrombus：A propensity score analysis [J].Hepatol Res，2016 Jan 19.DOI：10.1111/hepr.12657.[Epub ahead of print]

[36] Kang J，Nie Q，DU R，et al.Stereotactic body radiotherapy combined with transarterial ehemoembolization for hepatocellular carcinoma with portal vein tumor thrombosis[J].Mol Clin Oncol，2014，2（1）：43-50.

[37] Yang M，Fang Z，Yan Z，et al.Transarterial chemoembolisation（TACE）combined with endovascular implantation of an iodine-125 seed strand for the treatment of hepatocellular carcinoma with portal vein tumour thrombosis versus TACE alone：a two-arm，randomised clinical tria[J].J Cancer Res Clin Oncol，2014，140（2）：211-219.DOI：10.1007/s00432-013-1568-0.

[38] Lau WY，Sangro B，Chen PJ，et al.Treatment for hepatocellular carcinoma with portal vein tumor thrombosis：the emerging role for radioembolization using yttrium-90[J].Oncology，2013，84（5）：311-318.DOI：10.1159/000348325.

[39] Yin J，Li N，Han Y，et al.Effect of antiviral treatment with nucleotide/nucleoside analogs on postoperative prognosis of hepatitis B virus-related hepatocellular carcinoma：a two-stage longitudinal clinical study[J].J Clin Oncol，2013，31（29）：3647-3655.DOI:10.1200/JCO.2012.48.5896.

[40] 肝细胞癌抗病毒治疗专家组 .HBV/HCV 相关性肝细胞癌抗病毒治疗专家共识[J]. 肿瘤，2014，34（4）：295-302.

[41] Bruix J，Raoul JL，Sherman M，et al.Efficacy and safety of sorafenib in patients with advanced

hepatocellular carcinoma: subanalyses of a phase Ⅲ trial[J].J Hepatol, 2012, 57(4): 821-829.DOI: 10.1016/j.ihep.2012.06.014.

[42] Zhu K, Chen J, Lai L, et al.Hepatocellular carcinoma with portal vein tumor thrombus: treatment with transarterial chemoembolization combined with sorafenib--a retrospective controlled study[J].Radiology, 2014, 272(1): 284-293.DOI: 10.1148/radio1.14131946.

[43] Qin S, Bai Y, Lim HY, et al.Randomized, multicenter, open-label study of oxaliplatin plus fluorouracil/ leucovorin versus doxorubicin as palliative chemotherapy in patients with advanced hepatocellular carcinoma from Asial[J].J Clin Oncol, 2013, 31(28): 350l-3508.DOI: 10.1200/JCO.2012.44.5643.

[44] Zheng JS, Long J, Sun B, et al.Transcatheter arterial chemoembolization combined with radiofrequency ablation can improve survival of patients with hepatocellular carcinoma with portal vein tumour thrombosis: Extending the indication for ablation? [J].Clin Radiol, 2014, 69(6): e253-263.DOI: 10.1016/ j.crad.2014.01.015.

[45] Lu ZH, Shen F, Yan ZL, et al.Treatment of portal vein tumor thrombus of hepatocellular carcinoma with percutaneous 1aser ablation[J].J Cancer Res Clin Oncol, 2009, 135(6): 783-789.DOI:10.1007/s00432- 008-0513-0.

[46] Vibert E, Azoulay D, Cunha AS, et al.Portal stenting for hepatocellular carcinoma extending into the portal vein in cirrhotic patients[J].J Surg Oncol, 2013, 107(7): 696-701.DOI: 10.1002/jso.23306.

[47] 中华医学会外科学分会门静脉高压症学组.肝硬化门静脉高压症食管、胃底静脉曲张破裂出血诊治专家共识(2015)[J].中国实用外科杂志, 2015, 35(10): 1086-1090.

索引